Sucht zwischen Krankheit und Willensschwäche

Tübinger Studien zur Ethik
Tübingen Studies in Ethics

2

Herausgegeben vom Internationalen Zentrum
für Ethik in den Wissenschaften (IZEW)

Robert Bauer

Sucht zwischen Krankheit und Willensschwäche

francke
VERLAG

Bibliografische Information der Deutschen Nationalbibliothek

Die Deutsche Bibliothek verzeichnet diese Publikation in der Deutschen Nationalbibliografie; detaillierte bibliografische Daten sind im Internet über http://dnb.dnb.de abrufbar.

Dischingerweg 5 · D-72070 Tübingen

Gedruckt auf chlorfrei gebleichtem und säurefreiem Werkdruckpapier.

Internet: www.francke.de
E-Mail: info@francke.de

Printed in Germany

ISBN 978-3-7720-8471-3

Inhaltsverzeichnis

1 Vorwort

Sucht ist ein altes Phänomen und die Theorien darüber Legion. Die Hoffnung auf die richtige Theorie, welche Sucht erklärt und sinnvolle Handlungsanweisungen für den Umgang damit gibt, ist wohl fast ebenso alt. Wenig verwunderlich ist es daher, dass mit Beginn der Neuzeit und dem Aufstieg soziologischer und sozialpsychologischer Analysen menschlichen Handelns auch die Reflexion über Sucht auf eine Metaebene gehoben wurde. Die Gründe für den Wechsel oder Fortbestand bestimmter Theorien über Sucht, i.e. Suchtverständnisse, wurden erforscht und begründet und scharf gegeneinander gestellt. Dabei ist aber auffällig, dass eine Trennung deskriptiver von normativen Aspekten kaum stattfindet. Bei aller Brillanz der einzelnen Positionierungen kann dies den Diskurs über Sucht entrationalisieren. Werden die Prämissen der Konstruktion von Suchtverständnissen nicht expliziert und selbst zur Diskussion gestellt, folgen Ideologisierung und Tabubildung. Mit dem Aufstieg der Neuro-Ethik zur philosophischen Teildisziplin beginnt sich dies zu ändern, jedoch wird auch in dieser Richtung Sucht gerne nur als Beispiel zur Untermauerung einer Ansicht zur Willensfreiheit verwendet und dabei simplifiziert gebraucht.

Meine Doktorarbeit verortet sich in diesem Diskussionsspektrum und ist bemüht um eine Rationalisierung der Diskussion über Suchtverständnisse. Dem eiligen Leser sei dabei der ausführliche Schluss empfohlen, indem die Hauptergebnisse und Überlegungen zusammengefasst wurden. Für die Forschungsarbeit war es zuerst nötig, sich in dem Dickicht verschiedener Theorien zum Suchtverständnis zurechtzufinden. Die generellen Anmerkungen sowie das Kapitel zum Forschungsstand wurden zu einem Überblick über Theorien und empirische Befunde zum Suchtverständnis zusammengestellt, wie er bisher in der Literatur noch nicht zu finden ist. Die Zusammenfassung mündet in einem Entwurf für eine integrative Theorie des Suchtverständnisses. Gemeinsam mit Natalie Eppler und Julia Wolf wurde andernorts mit mir als Erstautor ein Überblick über Theorien zum Suchtverständnis publiziert (vgl. Bauer et al. 2009).

Die Doktorarbeit wurde zudem in zwei große Kapitel geteilt, eines zur Empirie des Suchtverständnisses, das zweite zur Ethik des Umgangs mit Rückfälligkeit. Diese explizite Trennung von Ethik und Empirie betont die Eigenständigkeit der jeweiligen Forschungsfragen und unterstützt durch den drastischen Methodenwechsel die angemessene Diskussion der deskriptiven und normativen Seiten des Suchtverständnisses. Gemeinsam mit Sebastian Schleidgen und Michael Jungert wurde andernorts ein allgemein gehaltener Artikel zum Verhältnis von Empirie und Ethik publiziert (vgl. Schleidgen et al. 2009), der als metaethische und begriffliche Begründung

für diese scharfe Trennung zu verstehen ist. Die Begründung wird auch in dieser Arbeit dargelegt und zudem um die Besprechung professionsethischer und -theoretischer Aspekte erweitert. Die Überlegungen zur Bündelung von Entscheidungen bauen zudem auf einen eigenen Vortrag in Utrecht auf.
Die empirische Forschungsarbeit beschäftigt sich mit der Fallstrukturgesetzlichkeit, durch die professionelle Mitarbeiter/-innen in der deutschen Suchthilfe zu Entscheidungen und Urteilen über Abhängigkeit im Generellen kommen. Diese Fallstrukturgesetzlichkeit wurde als Einstellung konzipiert und untersucht. Dazu wurde ein Fragebogen entworfen und an Mitarbeiter/-innen bayerischer Suchthilfeeinrichtungen versendet. Die Antworten wurden mit Methoden der klassischen und probabilistischen Testtheorie ausgewertet sowie deskriptiv-statistisch dargestellt. Damit ist die empirische Arbeit die erste deutsche interprofessionelle Untersuchung zum Suchtverständnis von Suchthilfemitarbeiter/innen. Vorherige deutsche Studien waren auf Allgemein- und Klinikärzte begrenzt. Die empirischen testtheoretischen Befunde lassen sich als Argument gegen das Vorliegen einer Fallstrukturgesetzlichkeit Einstellung verstehen. Stattdessen findet eine explorative Analyse statt und alternative Deutungsmuster werden nahegelegt.
Die ethische Forschungsarbeit beschäftigt sich mit der Zuschreibung von Schuld an Abhängige für einen Rückfall. Dabei orientiert sie sich formal an einer konstruktivistischen, empirienahen Metaethik und positioniert sich dadurch gegen metaphysische Schuldkonzeptionen. Die Zerlegung der Forschungsfrage in Teilfragen (Darf, kann und soll Abhängigen für einen Rückfall Schuld zugeschrieben werden) und deren schrittweise Behandlung ermöglichen ein Maximum an Explikation. Durch diese Herangehensweise unterscheidet sich die Besprechung drastisch von anderen programmatischen Arbeiten, und meiner Ansicht nach durch ein Plus an Rationalität. Sie legt deutlich dar, unter welchen Umständen Abhängigen für einen Rückfall Schuld zugeschrieben werden darf. Sie erörtert, wie sich diese Schuldzuschreibung ausgestalten kann und unter welchen kontextuellen Anforderungen Praktiker/-innen bei der Urteilsbildung über eine Handlungsentscheidung in Reaktion auf einen Rückfall stehen. Dabei mündet die Erörtung in der normativen Forderung nach prinzipienbasierter Abwägung im Einzelfall.
Die Erstellung dieser Doktorarbeit wäre ohne die finanzielle und strukturelle Unterstützung durch ein Stipendium der DFG am Graduiertenkolleg „Bioethik“ am Internationalen Zentrum für Ethik in den Wissenschaften (IZEW) nicht möglich gewesen. Besonderer Dank sei dabei an Prof. Dr. Eve-Marie Engels, PD Dr. Thomas Potthast sowie Dr. Cordula Brand, die als Sprecherin, stellvertretender Sprecher und Koordinatorin die Führung des Graduiertenkollegs innehatten und uns stets mit Rat zur Seite standen.

Die fachwissenschaftliche Betreuung erfolgte durch Prof. Rainer Treptow, PD Dr. Thomas Potthast und Prof. Dr. Michael Diehl, denen ich für ihre geopferte Zeit und Gedankenkraft sowie manchen kritischen Einwand äußerst dankbar bin. Besonders bin ich Prof. Rainer Treptow und PD Dr. Thomas Potthast für die Bereitschaft zur Begutachtung dankbar. Ohne ihren Zuspruch auf den letzten Metern hätte die Arbeit wohl noch länger gebraucht. Prof. Dr. Bühringer und Sarah Forberger bin ich dankbar für die Schaffung der European Post-Graduate School in Addiction Research an der Universität Dresden, an der ich während meiner Doktorarbeit von internationalen Experten auf aktuellem Niveau über Sucht lernen durfte. Prof. Dr. Georg Hörmann und Prof. Dr. Dollinger danke ich für das Anfeuern meines Interesses an disziplinenübergreifender Forschung bereits während meines Studiums und die kritischen Reflexion des gesellschaftlichen Umgangs mit abweichendem Verhalten. Meinen Bürokollegen Sebastian Schleidgen und Michael Jungert bin ich dankbar für die vielen Diskussionen über Feinheiten der Metaethik und ihren analytischen Scharfsinn. Ich danke zudem Natalie Eppler, mit der ich hinsichtlich des Suchtverständnisses in starker Korrespondenz stand sowie Dr. Julia Wolf, deren vor meiner Zeit am IZEW veröffentlichen Dissertation „Auf dem Weg zu einer Ethik der Sucht" mich vielfältig inspiriert hat (Wolf 2003). Noch immer befindet sich die Ethik der Sucht auf diesem Weg. Ich hoffe, mit dieser Arbeit ein Stück des Wegs ausgeleuchtet zu haben.

2 Einleitung

"Suchtmittelkonsum [...] kann zur Abhängigkeit führen. Sucht ist Krankheit, die es zu akzeptieren, zu lindern, zu bessern und zu heilen gilt. [...] Suchtmittelabhängige sind krank" (DHS 1999, S. 2) stellte die Deutsche Hauptstelle für Suchtfragen 1999 emphatisch fest. Andere sehen solcherart Behauptungen kritischer: "addiction cannot be classified as a literal disease [...]. The person, a moral agent, chooses to use drugs or refrains from using drugs because he or she finds meaning in doing so" (Schaler 2000, S. 20). Diese mindestens seit den 1920ern andauernde Debatte lässt sich so vor allem als Konflikt zwischen einem moralisch-volitionalen und einem biologisch-pathologischen Verständnis von Sucht begreifen - wobei dazugehörige, aber unausgesprochen bleibende, metaphysische, anthropologische, ethische und politische Vorstellungen im Hintergrund die Weichen stellen. Rauschmittelkonsumenten stehen solchen in ihr Leben wirkenden Beschreibungssystemen relativ hilflos entgegen. Es gibt daher nicht zu Unrecht eine andauernde Debatte über das rechte Verständnis von Sucht und welche Implikationen daraus für den Umgang mit Süchtigen folgen. Ein kurzer Blick auf die Titel solcher akademischer Streitschriften stellt die Kontroverse fest: „Addiction is a choice" schreibt Jeffrey Schaler (Schaler 2000) als Schüler und in der Tradition von Thomas Szasz stehend, welcher wiederum in „Our right to drugs" (Szasz 1992) und „Ceremonial Chemistry" (Szasz 1974) Abhängigkeit allenfalls als Gewohnheit betrachten mag. Dem stehen die Leiter einflussreicher Gesundheitsbehörden entgegen. Diese vertreten die Ansicht: „Addiction is a brain disease, and it matters" (Leshner 1997) oder "a disease of compulsion and drive" (Volkow, Fowler 2000) und werden dabei auch von der WHO unterstützt (die ja im ICD explizit die Möglichkeit von Abhängigkeit als Krankheit einräumt) (WHO 2007). Dazu gesellen sich Autoren, die Abhängigkeit als Mythos verstehen: „The myth of addiction" (Davies 2006) oder einfach behaupten: „Addiction Is Not An Affliction: Addictive Desires Are Merely Pleasure-Oriented Desires" (Foddy, Savulescu 2007).

Die Doktorarbeit will einen Beitrag zu dieser Diskussion um das „rechte" Suchtverständnis liefern, indem sie sich einerseits theoretisch mit dem Suchtverständnis auseinandersetzt, das Suchtverständnis von professionellen Mitarbeiter/-innen in der Suchthilfe empirisch untersucht und eine ethische Analyse der Rolle der Schuldzuschreibung im Umgang mit Rückfälligkeit liefert. Das Vorgehen ist dabei interdisziplinär, d.h. es wird auf Wissensbestände verschiedener Disziplinen von Ethik über Sozialwissenschaften und Neurobiologie Bezug genommen.

2.1 Eine alte Debatte

Morse fasst die Hauptargumente der Disputanten zusammen: „Treating people as sick rather than bad can tend to produce kinder, more understanding treatment. The medical model also is likely to spawn research that might identify the causes of undesirable behaviors and the types of ex ante and ex post interventions that may reduce the frequency of such behavior. On the other hand, applying the medical model to intentional behavior can lead to unwarranted demeaning of the dignity and personhood of human agents and unwanted parentalistic treatment. Unless carefully used, it may create injustice by treating responsible agents as not responsible. The moral model has the great virtue of treating people as subjects, as people, rather than as objects and thus endowing them with dignity and respect. Also, if justice demands that people be held responsible, only a moral model can properly do this. On the other hand, moral models can become harshly moralistic or punitive because those who offend morals and the law can be demonized as sinful "others" who deserve whatever harsh treatment they receive. Moreover, their application can blind people to the virtues of more rehabilitative approaches to aberrant behavior"(Morse 2004, S. 456).
Diese Argumente werden meist nur wiedergekäut und begegnen einem immer wieder in der Debatte, ob von kritischen, gesundheitspolitischen oder neuroethischen Disputanden. Den meisten Professionellen sind die Argumente und Konsequenzen verschiedener Suchtverständnisse wohl bekannt, denn die Argumente dafür und dagegen haben sich im Laufe der mindestens letzten hundert Jahre (also seit dem Aufkommen eines institutionalisierten Suchtverständnisses) kaum geändert. Der Ursprung der Debatte lässt sich, wie Szasz anregt, tatsächlich noch weit hinter Industrialisierung, „Branntwein-Pest" und „Confessions" (de Quincey 2009) zwischen dem 18. und 19. Jahrhunderts (vgl. Spode 1993, S. 123, Spode 1997) verschieben. Lange vor der Neubewertung der Sucht durch pietistisch geprägte Mediziner als „einem Mittelding zwischen Laster und Krankheit" (Spode 1993, S. 127) an denen die akademische Beschäftigung mit Suchtgeschichte üblicherweise ihren Anfang nimmt (vgl. Wiesemann 2000), formulierte Aristoteles bereits treffende Worte über den tadelnswerten Unmäßigen und trifft damit das Phänomen Abhängigkeit: „Sie haben ihre Freude entweder an Dingen, die nicht die rechten, [...] oder wenn man sich auch an dergleichen freuen darf, so tun sie es doch mehr als man darf oder in gemeiner Weise. [...] Der Unmäßige heißt darum so, weil es ihn mehr als recht ist schmerzt, das Lustbringende entbehren zu müssen, so dass die Lust selbst ihm Schmerz verursacht [...]. Der Mäßige [...] begehrt mit Maß und wie es recht ist, [...], soweit es nicht diesem hinderlich oder ungeziemend ist oder seine Vermögensverhältnisse übersteigt." (Aristoteles 1995,

S. 69f). Tatächlich haben das Phänomen Sucht und Reflektion darüber also bereits Jahrtausende hinter sich.

2.2 Die offizielle Dominanz der Biomedizin

Die hohe Stigmatisierung von Abhängigen durch die Bevölkerung (vgl. Angermeyer et al. 1995b, Angermeyer et al. 1995a; Weiner 1995) und die Legitimation einer Finanzierung von Hilfe und Forschung sind die beiden für Professionelle wohl wichtigsten Gründe, um zumindest offiziell für ein Verständnis von Abhängigkeit als Krankheit einzutreten: „Die Vorteile, süchtiges Verhalten als ‚krank' zu bezeichnen und anzuerkennen, überwiegen aus meiner Sicht die Nachteile" (Lexow 1997, S. 145). In Deutschland wurde mit einer Entscheidung des Bundessozialgerichts am 18. Juni 1968 die rechtliche Basis für die Etikettierung von Abhängigkeit als Krankheit geschaffen, indem der „regelwidrige Körper- oder Geisteszustand [...] im Verlust der Selbstkontrolle und in der krankhaften Abhängigkeit vom Suchtmittel, im Nicht-mehr-aufhören-Können" (Krasney 2005, S. 544) bestehe. Die Finanzierung fast aller Leistungen des deutschen Suchthilfesystems fußt auf dieser Interpretation. Die Anerkennung des Bundessozialgerichts, welche das Fundament für die Finanzierung der Suchthilfe gelegt hat (vgl. Krasney 2005) ist mittlerweile auch zum ethischen Postulat der Suchthilfe geworden: „Sucht ist Krankheit, die es zu akzeptieren, zu lindern, zu bessern und zu heilen gilt. [...] Suchtmittelabhängige sind krank. Für sie gelten dieselben Regelungen wie für jede andere chronische Krankheit" (DHS 1999, S. 2) formuliert die DHS in ihren „Ethische[n] Prinzipien in der professionellen Suchtkrankenhilfe".

Diese Position ist aber nicht unumstritten und die Nachteile einer solchen Sicht werden ebenfalls formuliert: „the thesis that addiction is a chronic brain disease [...] secured increased research funding but with costs that are only now becoming apparent" (Hall et al. 2003, S. 867). Obwohl „die Krankheitsdefinition die Formen der Drogenarbeit erweitert und eine Therapiefinanzierung erst möglich macht, so bleibt sie dennoch verbunden mit nachteiligen Effekten auf die Arbeit, weil sie gerade die Reflexion und Entwicklung einer subjektiven Kontroll- und Entscheidungskompetenz als Element des eigenverantwortlichen (Drogen-)Handelns in Frage stellt" (Reinl 2008, S. 209). Die Dominanz des Krankheitskonzepts geht soweit, das Abhängigkeit sogar ein entschuldigender Grund für einen Verstoß gegen etwaige Mitwirkungspflichten sein kann und das Bundessozialgericht bisher in allen Entscheidungen davon ausgegangen ist, dass Abhän-

gigkeit keine vorsätzlich zugezogene Krankheit sei (vgl. Krasney 2005).[1] Ein Rückfall ist rechtlich auch kein hinreichender Ausschlussgrund aus einer Behandlung.
Spitz dagegen existieren Gegenpositionen: „we can easily arrive at an absurd conceptualisation of addiction implying that a person can engage in a coherent and carefully-planned sequence of actions such as getting out ouf bed, phoning a taxi, going into town, stealing a coat from a shop, selling the coat, and finally keeping a rendezvous with an acquaintance who has spare heroin to sell, because he/she has to; whilst all the time he/she is desperately trying not to do any of these things" (Davies 2006, S. 30). Um das Krankheitskonzept gegen derartige Kritik verteidigen zu können, muss die Schuldfähigkeit von Abhängigen sukzessive eingeschränkt werden. Da die Neurowissenschaften aufgrund ihres Vokabulars ohne jeden Bezug auf Gründe und Intentionen auskommen und dadurch bereits methodisch Handlungen und somit Schuldzuschreibung ausschließen können, werden gerne Befunde aus dieser Disziplin herangezogen, um diese Sichtweise zu untermauern. Die Direktorinnen der US-Amerikanischen Drogen- und Alkoholbehörden NIDA und NIAAA, Nora Volkow und Ting-Kai Li schreiben z.B.: „drugs and alcohol can disrupt volitional mechanisms by hijacking the brain mechanisms involved in seeking natural reinforcement and weakening brain mechanisms that inhibit these processes" (Volkow, Li 2005, S. 1430) und stützen sich dabei auf „remarkable scientific advances [...] emerged in the neuroscience of addiction" (Volkow, Li 2005, S. 1430). Damit sei Abhängigkeit "a disease of compulsion and drive"(Volkow, Fowler 2000) beziehungsweise „a pathology of motivation and choice" (Kalivas, Volkow 2005, S. 1403: 318). In einem Artikel mit dem bezeichnenden Titel "Addiction is a Brain Disease, and it matters" schreibt Leshner, damaliger Leiter der US-amerikanischen Drogenbehörde: „A metaphorical switch in the brain seems to be thrown as a result of prolonged drug use. Initially, drug use is a voluntary behavior, but when that switch is thrown, the individual moves into the state of addiction, characterized by compulsive drug seeking and use" (Leshner 1997, S. 46).

1 Eine bemerkenswerte juristische Ausnahme von dieser Praxis: Im Newsletter September 2009 berichtete die DHS von einer Entscheidung des Landgerichts Nürnberg-Fürth (Az.: 8 O 3170/07), nach der ein Krankenpfleger keinen Anspruch auf die Finanzierung einer Methadonbehandlung durch eine private Krankenversicherung habe, weil die Gefahr der Abhängigkeit von Heroin Allgemeinwissen sei, zudem durch die Krankenpflegeausbildung bekannt und somit beim Konsum bewusst in Kauf genommen worden wäre. Nach Ansicht der DHS ist die Entscheidung "blanker Unsinn", was deutlich die aktuelle Hegemonie entschuldigender Interpretationen für die Suchtentstehung zeigt.

2.3 Der janusköpfige Umgang mit Abhängigkeit

Analog zu der in Deutschland zwischen Philosophen, Juristen und Neurobiologen geführten Debatte um Willensfreiheit und Schuld im Strafrecht, gibt es auch in der Fachliteratur zur Sucht eine Diskussion, ob alleine mit neurobiologischen Argumenten die Schuldfrage abgewehrt werden kann (vgl. zum Stand der Diskussion z.B. Geyer 2004; Heinze et al. 2006b): „Despite somewhat different views of mechanism, all current mainstream formulations agree that addiction diminishes voluntary behavioral control. At the same time, none of the current views conceives of the addicted person to be devoid of all voluntary control and thus absolved of all responsibility for self-control" (Hyman 2007, S. 9). Das Problem, ob Abhängigkeit Krankheit oder Willensschwäche ist, ist also trotz starken gesellschaftlichen Drucks und Tabubildung noch unentschieden.
Vielmehr erscheinen momentan moralisch-volitionale und biologisch-pathologische Position integriert. Dies kann „auch den zweideutigen und oft widersprüchlichen Umgang mit den Begriffen der Sucht und süchtigen Menschen erklären helfen" (Wolf 2003, S. 84). Exemplarisch für derartige Paradoxien stehen aktuelle politische Kampagnen. So arbeitet selbst die Bundeszentrale für gesundheitliche Aufklärung mit ethischem Vokabular. In Bremen existiert ein Aktionsbündnis „Alkohol - Verantwortung setzt die Grenze" und in Niedersachsen ein „Bündnis für Verantwortung - weniger Alkohol, mehr Genuss". (BZgA 15.06.2000). Diese janusköpfige Doppelstrategie erscheint aus etikettierungstheoretischer Perspektive als besonders trickreiche Methode sozialer Kontrolle durch „modulierende Maßnahmen" im Sinne Focaults (vgl. Dollinger 2002). Diese Möglichkeit entsteht durch die unklare Faktenlage, d.h. einen Mangel der Verweismöglichkeit auf objektive Tatbestände: „Either of these positions make sense. What makes less sense - what is confusing in principle and chaotic practice - is to treat people [...] as free and unfree, as sane and insane. Nevertheless, this is just what social authorities throughout history have done" (Szasz 1974, S. 176).
Eine Diskussion metaphysischer und ethischer Prämissen ist notwendig zur Klärung dieser Widersprüche. Der Rückfall ist das ideale Objekt für eine dazu dienende philosophische Analyse, da er einerseits eine Stellvertreterfunktion für Abhängigkeit erfüllt und weil beim Rückfall anders als beim Konsum nur Abhängige betroffen sind. Daher findet in dieser Arbeit eine Analyse der Schuld am Rückfall statt.

2.4 Verschiedene Ebenen des Suchtverständnisses

Gemeinsam mit Natalie Eppler und Julia Wolf habe ich argumentiert, dass die Implikationen von Suchtverständnissen auf drei verschiedenen Ebenen analysiert werden können (Bauer et al. 2009):

1. Gesamtgesellschaftliche Diskurse
2. Ansichten der Konsumenten
3. Ansichten innerhalb des professionellen Hilfesystems

Eine Analyse auf der ersten Ebene untersucht gesellschaftliche, politische oder historische Prozesse. Dabei kann sich das Forschungsinteresse auf die Fragen richten, zu welchem Zweck oder aus welchen Gründen eine bestimmte Kultur oder historische Epoche bestimmte Konsumhandlungen als Sucht bezeichnet und welche politischen Forderungen damit verbunden sind. Moderne Vertreter solcher Ansätze sind z.B. in den Reihen des „Labeling Approach" oder der kritischen Kriminologie zu finden (z.B. Dollinger et al. 2007; Frohnenberg 2000). Auch historische (z.B. Spode 1993; Wiesemann 2000) und kulturvergleichende Untersuchungen (z.B. Völger 1982; Room 2001) würden auf dieser Ebene ansetzen. Aber auch Untersuchungen kultureller Artefakte, wie z.B. Analysen des Rechtssystems (z.B. Holzinger 1998; Fischer, Rehm 1998) oder diagnostischer Manuale (z.B. Room 1998), finden auf dieser ersten Ebene statt. Auf der zweiten Ebene richtet sich das Forschungsinteresse meist auf die Frage, wie Selbstbeschreibungen von Konsumenten deren weiteres Verhalten strukturieren. Empirische Untersuchungen finden sowohl qualitativ (z.B. Hanninen, Koski-Jannes 1999; Eppler 2008), quantitativ (z.B. Seneviratne, Saunders 2000) als auch mit gemischten Methoden (z.B. Rinckens 2003) statt. Neben einer in der Interpretation der Ergebnisse psychologisch verankerten Linie gibt es aber auch mit der ersten Ebene verbundene Ansätze einer soziologischen Auswertung solcher Selbstbeschreibungen, durchaus wiederum mit Anleihen am Labelling Approach (z.B. Dollinger 2002). Auf der drittene Ebene richtete sich das Forschungsinteresse auf die Frage, welche Ansichten über Abhängigkeit innerhalb des professionellen Suchthilfesystems vertreten werden und wie sie deren Entscheidungen beeinflussen. Das professionelle Suchthilfesystem ist einerseits eine soziale Institution mit eigener Historie, Artefakten und Regeln, andererseits hat die Interaktion mit Professionellen bedeutenden Einfluss die Selbstsicht abhängiger Konsumenten. Professionelle als soziale Gruppe haben zudem eine gesellschaftliche Schlüsselposition inne. Sie sind nicht nur direkt in der Behandlung oder Beratung tätig, im Verband oder einzeln informieren sie die interessierte Öffentlichkeit und beziehen in Debatten Stellung zu sachlichen, aber auch suchtpolitischen und forschungspolitischen Fragen. Damit hat die dritte Ebene eine Mittlerfunktion zwischen den beiden ersten und eine Deutungshoheit über Sachbetrachtungen. Literatur zu Suchtverständnissen aus oder über die professionelle Suchthilfe sind daher sowohl politische Streitschriften oder Stellungnahmen (z.B. DHS 1999; Schaler 2000), die für und/oder gegen ein bestimmtes Suchtverständnis argumentieren als auch empirisch orientierte Studien und Theorien über die Bedeutung von Suchtverständnissen.

2.5 Das Suchtverständnis in der deutschen Suchthilfe

Während die oft medial geführte Debatte sich im wesentlichen als ein Kampf um Forschungs- und Behandlungsgelder, die öffentliche und politische Meinung oder als Methode sozialer Kontrolle darstellt, will sich diese Doktorarbeit konkret der Rolle des Suchtverständnisses in der dritten Ebene, d.h. der professionellen Suchthilfe widmen. Innerhalb einer derart konkreten Gruppe kann das Suchtverständnis als ein aufeinander bezogener Komplex von Attributionen, Inferenzen und Entscheidungen gegenüber Abhängigkeit im Generellen verstanden werden. Diese Sichtweise wird herausgearbeitet und empirisch untersucht.

Der Großteil der Fachliteratur zum Suchtverständnis in der Suchthilfe kreist um Vermutungen über die Folgen solcher Einstellungen für die Entscheidungen in der Praxis. Die Folge sind Trainingskurse und Fortbildungen und darauf basierende psychologische Fragebögen, um Professionelle auf aktuelle Linie zu trimmen (vgl. 4.2.2). In Konfrontation mit derartigen kritiklosen Strategien des „Modifying" (Karam-Hage et al. 2001) von Suchtverständnissen erarbeite ich eine ausführliche theoretische Auseinandersetzung und empirische Untersuchung der Fallstrukturgesetzlichkeit. Dabei stellt sich auch die Frage, ob nicht vielmehr die Erfahrungen und Ansichten von Praktikern in die akademische Diskussion um das „rechte" Verständnis von Sucht einzubeziehen sind anstatt sie sozialtechnologisch kontrollieren zu wollen. Die jeweilige Positionierung hat Folgen für Professionstheorie wie für Professionsethik. In Deutschland fand aber bisher noch keine systematische Untersuchung der Suchtverständnisse von professionellen Mitarbeiter/-innen in der Suchthilfe statt. Um empirisches Argumentationsmaterial zu erhalten, widmet sich die Doktorarbeit primär der Untersuchung der Frage, welche „Fallstrukturgesetzlichkeit" das Suchtverständnis eigentlich ist und erst sekundär der Erfassung der Meinungen professioneller Mitarbeiter/-innen in der Suchthilfe.

2.6 Zusammenfassung

Es gibt eine alte Debatte um das richtige Verständnis von Abhängigkeit, das einen janusköpfigen Umgang mit Abhängigen ermöglicht. Die professionelle Suchthilfe als eine von drei möglichen Untersuchungsebenen ist dabei intensiv sowohl in die akademische und politische Debatte als auch in weichenstellende Entscheidungen für indidivuelle Abhängige eingebunden.
In dieser Arbeit wird das Suchtverständnis innerhalb der deutschen Suchthilfe theoretisch und empirisch untersucht. Weiterhin wird der Umgang mit der Schuld am Rückfall ethisch analysiert. Die Doktorarbeit ist somit interdisziplinär zwischen zwei Disziplinen angesiedelt: den Sozialwissenschaften sowie der angewandten Ethik.
Die Doktorarbeit wird Grundlegendes zum Suchtverständnis festhalten (vgl. Kapitel 3) sowie erkunden, wie professionelle Mitarbeiter/-innen in der Suchthilfe über Abhängigkeit denken, werten und entscheiden (vgl. Kapitel 4). Sie wird zudem einen Beitrag zu der ethischen Debatte liefern, i.e. wie professionelle Mitarbeiter/-innen in der Suchthilfe über die Schuldfrage am Rückfall denken, werten und entscheiden sollen (vgl. Kapitel 5).

3 Das Suchtverständnis - Grundlegendes

Wie in der Einleitung dargestellt, lässt sich das Suchtverständnis auf drei Ebenen untersuchen. In dieser Doktorarbeit sollen alleine die Ansichten innerhalb des professionellen Hilfesystems untersucht werden. Das Suchtverständnis wird dabei verstanden als *Einstellung von professionellen Mitarbeiter-/innen in der Suchthilfe gegenüber stoffgebundener Abhängigkeit im Generellen*. Im Folgenden soll diese Konzeptualisierung und die Einschränkung auf dieses Konzept plausibel gemacht werden. Dabei werden die Begriffe Einstellung (vgl. 3.1), Professionelle Mitarbeiter-/innen in der Suchthilfe (vgl. 3.2) sowie Stoffgebundene Abhängigkeit im Generellen (vgl. 3.3) geklärt.

3.1 Das Suchtverständnis als Einstellung

In der persönlichkeitspsychologischen Tradition erscheint es prinzipiell plausibel, dass menschliches Empfinden, Denken und Handel durch Einstellungen geprägt ist. Die Erklärung von Verhalten durch Einstellungen hat fast axiomatische Geltung. Dieses Axiom sollte aber diskutiert werden. So merkt Dawes kritisch an: „Die Verwendung von Einstellungsvariablen ohne theoretische Legitimation und der Einsatz von Einstellungsskalen als Lückenbüßer für nicht reflektierte Probleme wird [...] ein Konzept zusehends verwässern, auf das sozialwissenschaftliche Forschung nicht verzichten kann, solange sie an Bewertungsprozessen sozialer Realität interessiert ist“ (Dawes, Six 1977, S. 62). Diese Lückenbüßerfunktion entsteht durch das unklar gelassene Verhältnis der Einstellung zu anderen sozialwissenschaftlichen Begriffen wie z.B. Meinung, soziales Deutungsmuster, Ideologie, Interessenlage, Motiv, Habitus, Sozialcharakter, Lebenstil (Oevermann 2001), Denkstil, Paradigma (Wolf 2003), Präferenz oder Bewertung (Rohwer et al. 2002). Diese sind als prozessual verwandte, jedoch unterscheidbare Formen einer „Fallstrukturgesetzlichkeit“ zu begreifen. Im Sinne Oevermanns bezeichne ich daher mit „Fallstrukturgesetzlichkeit“ den Gegenstand, welcher den Prozess der Handlungsauswahl aus einem Reservoir objektiv gegebener Handlungsmöglichkeiten regelt (Oevermann 2002). Das primäre Interesse der Doktorarbeit dient daher dem Aufschluss der Fallstrukturgesetzlichkeit. Dabei wird heuristisch davon ausgegangen, dass diese eine Einstellung ist, diese Ansicht jedoch einer empirische Überprüfung unterzogen. [1]

3.1.1 Definition

Was ist eine Einstellung? „Einstellung wird […] als durch eine kognitive, affektive und konative Komponente charakterisiert aufgefasst […] - zur Einstellung gehören demnach eine kognitive Beschäftigung mit dem Einstellungsgegenstand […], eine gefühlsmäßig eher *positive* oder *negative* Stellungnahme zum Einstellungsgegenstand […] und schließlich eine Tendenz, sich in bestimmter Weise gegenüber dem Einstellungegenstand zu verhalten" (Mummendey, Grau 2008, S. 26f). Einstellungen haben also affektive, behaviorale und kognitive Komponenten und werden als „als komplexe intervenierende Variable verstanden, die zwischen situativen Reizen (Personen, Situationen, soziale Sachverhalte etc) einerseits und den meßbaren abhängigen Variablen […] andererseits vermitteln. Dabei wird davon ausgegangen, daß alle drei Komponenten in einem mehr oder minder hohen Maße korrespondieren" (Fischer, Wiswede 2002, S. 221). Zudem werden Einstellungen „durch das Merkmal relativer *Stabilität* von eher akuten, flüchtigen, weniger überdauernde Zustände beschreibenden Konzepten abgehoben" (Mummendey, Grau 2008, S. 27). Wichtig ist weiterhin, dass es in der Einstellungsforschung nicht um den sachlichen Gehalt der Antworten auf die gestellten Fragen geht. „Bei der Ermittlung von Einstellungen geht es […] um die »psychische Verfassung« der Befragungspersonen" (Rohwer et al. 2002, S. 97)

3.1.2 Plausibilität des Suchtverständnisses als Einstellung

Das Verständnis des Suchtverständnisses als Einstellung erscheint dabei hochgradig plausibel. So fällt es leicht, die drei typischen Anteile von Einstellungen (affektive, behaviorale, kognitive Komponente) bei Suchthilfemitarbeiter/-innen zu finden. Bei Personen, die akademisch, d.h. wissensbezogen, für die Arbeit mit Abhängigen ausgebildet wurden und dem Arbeitsfeld täglich ausgesetzt sind, ist es schwer vorstellbar, dass sie sich nicht kognitiv mit Abhängigkeit beschäftigen.[2] Zudem lässt sich davon auszugehen, dass auch emotionale Prozesse vorhanden sind.[3] Denn ohne

1 Diese theoretische Differenzierung ist sinnvoll, da ansonsten dem Sozialwissenschaftler nur die von Dawes zu Recht kritisierte verwässerten „Einstellungen" oder eine „mystifizierende Rhetorik" (Rohwer et al. 2002, S. 220) bleiben.

2 Zumindest mit zunehmender Berufserfahrung sollte auf einen anwachsenden Wissensbestand über Abhängigkeit zurückgegriffen werden können.

3 Körkel & Wagner konnten z.B. zeigen, dass Rückfälle intensive emotionale Prozesse bei professionellen Mitarbeiter/-innen in der Suchthilfe anstoßen (Körkel, Wagner 1995). Phänomene wie Burnout als emotionale Überlastung sind in sozialen Berufen

einen Wissenbestand und eine positive motivationale Grundhaltung wäre die Planung und Durchführung von Handlungen nicht möglich. Für die langfristige Planung von Interventionen ist ein "mentales Arbeitsmodell" (Vogel, Schulte 1991) notwendig, dass sich auf Berufserfahrung, professionellen Konsensus oder manualisierte Behandlungsprogramme gründet und damit für konkrete Situationen bestimmte Reaktionen bevorzugt.
Das Suchtverständnis als Einstellung geht auf „in Form von deduktiv-nomologischen oder statistischen Erklärungen im *physikalistischen Vokabular*" (Detel 2009, S. 13). Dies gilt auch, wenn man akzeptiert, dass es nur eine *erklärende* Variable unter vielen ist.[4] Doch widerspricht dies nicht der Konstruktion als Einstellung, denn auch auf das Suchtverständnis trifft dann eben wie für fast alle anderen latenten psychologischen Konstrukte zu, dass weitere Faktoren das Verhalten mitbestimmen. Einstellungen, als derartige Tendenz verstanden, sind dann die Bedingung von manifesten Verhaltem im Einzelfall: „grundsätzlich dürften Einstellungen [...] ein *gerichtetes, gut koordiniertes und konsistentes Handeln* gegenüber einem Einstellungsobjekt [...] ermöglichen" (Fischer, Wiswede 2002, S. 256).
Das Suchtverständnis als Einstellung lässt sich zudem funktionalistisch plausibilisieren.[5] Dazu geht man davon aus, dass Einstellungen vier wesentliche psychische Funktionen erfüllen (Katz 1960, S. 170): Wissen; Ich-Abwehr; Wert-Ausdruck und Instrumentelle Anpassung. Relativ plausibel erscheint das Suchtverständnis als Wissensspeicher über Abhängigkeit. Auch ist in Analogie zur Tendenzinterpretation das Suchtverständnis stimmig verstehbar als ein fortlaufender „Bearbeitungsprozeß" von auf- und absteigenden Prozessen der Aktivierung relevanter Situations- und Erfahrungsschemata" (Vogel, Schulte 1991, S. 163). Das Suchtverständnis kann zudem aufgrund von Routinisierung und als Basis für Exkulpationen in Krisensituationen entlastend wirken. Beispiele sind eine ritualisierte selbstentlastende Schuldzuweisung an Abhängige nach einem Behandlungsmisserfolg; ein Vertrauensverlust gegenüber einzelnen Klienten, der sich auf Abhängige generalisiert; oder auf Abhängige projizierte Versa-

---

ein rekurriendes Thema (vgl. z.B. Schramme 2003b). Emotionale Balance zwischen Nähe und Distanz ist ein klassisches Thema klientenbezogener Arbeitsfelder.

4 So lässt sich z.B. argumentieren, dass „Berufserfahrung, Umgang mit Spaltungsprozessen, Entscheidungshierarchien, angemessene Dosierung von Zuwendung und Sanktionen [...] Auswirkung auf die Patientengruppe, ausreichende Dokumentation (Atem-/Blutalkoholkonzentration)" (Lauer, Richter 1995, S. 95f) oder die Größe der Einrichtung, deren regionale Lage, die geschlechtsspezifische Belegungspraxis sowie das therapeutische Konzept (Brünger, Martin 1995) ebenfalls Einfluss auf die manifesten Entscheidungen hat.

5 Eine funktionalistische Interpretation basiert darauf, dass das Suchtverständnis „eine hinreichende Bedingung für einen weiteren Systemzustand ist, der seinerseits eine notwendige Bedingung dafür ist, dass das System in einem seiner Normalzustände verbleibt" (Detel 2008, S. 124).

gensängste bei subjektiver Überforderung oder im Vergleich zu erfolgreichen Kollegen. Suchtverständnisse können auch Werte ausdrücken, indem sie z.B. expressiv das professionelle Selbstverständnis stützen. Dieser Wert-Ausdruck kann durch die Konkurrenz unterschiedlicher Professionen um Finanzen und Anerkennung befördert werden, aber ebenso Folge gemeinsamer interprofessioneller Interessen sein, z.B. die andauernde gesellschaftliche Finanzierung von Suchthilfemaßnahmen durch die Stärkung eines Verständnisses von Sucht als Krankheit.[6] Es spricht also auf den ersten Blick nichts dagegen, das Suchtverständnis als Einstellung zu verstehen.

3.1.3 Sozialontologische und professionstheoretische Aspekte

Dem professionstheoretisch vorgebildeten Leser erscheinen die beiden zuletzt plausibilisierten Funktionen (Ich-Abwehr und Wert-Ausdruck) aber eventuell bereits als zu vermeidende Fehlentwicklung, Resultat unzureichend professionalisierter Praxis oder von Eigeninteressen der Professionellen. Das Suchtverständnis erscheint dann als Methode der Systemstabilisierung in Krisensituationen, die nicht erfolgreich durch andere soziale Bedingungen wie Supervision oder professionellen Habitus abgefedert werden konnten (Oevermann 1996; Bauer 2004). Dadurch erscheint einzelfallbasiertes Urteilen als statistische Ausnahme, das nur noch aus Zufall dabei helfen kann, kreative „Antworten auf bisher nicht berücksichtigte oder unbekannte Probleme zu finden" (Vogel, Schulte 1991, S. 163). Damit sind Einstellungen aus professionsethischer Perspektive eigentlich ungeeignete Systemzustände. Professionen konstituieren sich zwar durch das Verfügen über einen Wissenskorpus (vgl. Stichweh 1996), und Wissen ist „als Wissen eine Routine par excellence" (Wagner, Oevermann 2001, S. 201). Ein derartiges Primat von Routinisierung ist aber aus professionsethischer Perspektive als problematisch zu erachten, da es in der Professionalität um einen dynamischen Bezug auf den Einzelfall geht, also nicht um einen statistischen (Oevermann 1996).[7] Die Fallstrukturgesetzlichkeit Suchtverständnis zieht als Einstellung sozialontologische Folgeannahmen mit Potential für Konflikte mit Professionstheorie und -ethik nach sich. Eine kritische Haltung und Herangehensweise an das Suchtverständnis als Einstellung ist daher von fundamentaler Bedeutung.

6 Interessant ist hier die Ähnlichkeit von funktionalen Interpretationen von Einstellungen zu Interessenlagen und Ideologien (Oevermann 2001).

7 Dies schließt eine Rekonstruktion von Sinnstrukturen mithilfe quantitativer Verfahren nicht aus.

3.2 Professionelle Mitarbeiter/-innen in der Suchthilfe

Im Folgenden wird der Begriff Professionelle Mitarbeiter/-innen in der Suchthilfe definiert. Weiterhin werden Annahmen über die Verteilung der verschiedenen beteiligten Professionen innerhalb der Einrichtungsarten der deutschen Suchthilfe berechnet und dargestellt. Anschließend werden Überlegungen zum Verhältnis der Professionen innerhalb der Suchthilfe zueinander dargelegt.

3.2.1 Definition

Die deutsche Suchthilfe ist ein Teilbereich der Sozial- und Gesundheitsversorgung, deren Aufgabe die Beratung, Betreuung, Behandlung, medizinische Rehabilitation und Integration von Süchtigen und davon bedrohten Menschen ist. Zur Erfüllung dieser Aufgaben verfügt die Suchthilfe über eine Vielzahl von differenzierten ambulanten bis stationären Angeboten im psychosozialen und medizinischen Bereich, der von ambulanter Hilfe über Krankenhausversorgung, medizinische Rehabilitation, Beschäftigungsmaßnahmen und Wohnhilfe reicht (vgl. Deutscher Bundestag 30.04.2009, S. 180f). Idealtypisch erfolgt die Versorgung dabei im Vierschritt Kontakt - Entgiftung - Entwöhnung - Nachsorge. Der Kernbereich der Tätigkeiten der professionellen deutschen Suchthilfe liegt dabei vor allem in der ambulanten Beratung, der Entgiftung und Rehabilitation (meist stationär) mit anschließender ambulanter Nachsorge (vgl. Tretter 2000, S. 36f).
Der Begriff professionelle Mitarbeiter/-innen in der Suchthilfe (Abk. PMSH) soll bezeichnen sämtliche Mitarbeiter/-innen in der Suchthilfe soweit sie direkt in einem dieser Schritte in der Versorgung von Abhängigen tätig sind. Dadurch sind Mitarbeiter in Verwaltung oder Technik von der Erhebung ausgenommen. Grund für diesen Ausschluss ist die Annahme, dass sich nur bei direkt mit Abhängigen arbeitenden Mitarbeiter/-innen eine ausreichend strukturhomologe Einstellung entwickeln konnte. Professionelle unterscheiden sich als *„Berufsstände mit funktionaler Zuständigkeit"* (Stichweh 1996, S. 52) zudem in meheren Punkten von anderen Berufsgruppen.[8] Die Bezeichnung PMSH soll daher folgende Berufe nach der Nomenklatur des Kerndatensatzes der deutschen Suchthilfe umfassen: Ärzte, Psychologen, Pädagogen, Soziologen, Sozialwissenschaftler, Sozialarbeiter, Sozialpädagogen, Erzieher, Fachkräfte für soziale Arbeit, Krankenschwester / Krankenpflege(helfe)r, Ergo-/ Beschäftigungs-/ Arbeits-/ Kunst-/ Musik-/ Sport-/ Bewegungs-/ und Physiotherapeuten sowie

8 Dabei sind öffentliche Amtsinhaberschaft, ein Professionsethos und das Verfügen über einen Wissenskorpus konstituierende Merkmale. Eine Profession steht zudem in einer „strategischen Stellung, die die Tätigkeit der anderen Berufe im System kontrolliert" (Stichweh 1996, S. 60).

Sonstige in Beratung / Therapie tätige Personen (vgl. Projekt Deutsche Suchthilfestatistik 2010).[9] Zur pragmatischen Klassifikation, bietet sich eine Aufschlüsselung von PMSH in vier Professionsgruppen an: Ärzt(inn)en (Abk. MED), Psycholog(inn)en (Abk. PSY), Pädagog(inn)en, Soziolog(inn)en und Sozialwissenschaftler/-innen (Abk. SOZ) sowie Sozialarbeiter(inne)n und Sozialpädagog(inn)en (Abk. SASP). Diese können von einer Gruppe mit Sonstiger Ausbildung unterschieden werden, welche die weiteren in Beratung und Therapie tätigen Berufe umfasst (Abk. STG).

3.2.2 Verteilung der Berufsgruppen

Nimmt man die zur Schriftlegung aktuellen Daten der Suchthilfestatistik 2007 als Grundlage (IFT), lässt sich die Verteilung der Qualifikation von PMSH über die verschiedenen Einrichtungsarten schätzen.[10] Dabei liegen nur relative Anteile der Professionen an der Gesamtarbeitszeit vor. Daher muss zur Schätzung der Personenverteilung angenommen werden, dass der Arbeitszeit auch eine Personenzahl entspricht. Die Suchthilfestatistik ist aufgeteilt in einen ambulanten Bericht (Tabellenband 3 & 4, 720 Einrichtungen) und einen teilstationären/stationären Bericht (Tabellenband 7, 147 Einrichtungen). Daher muss eine Gewichtung des relativen Gesamtarbeitszeitanteils durch die Häufigkeit derartiger Einrichtungen stattfinden. Der berechnete Anteil der Professionszugehörigkeit an der Gesamtarbeitszeit nach Einrichtungsart findet sich in Abbildung 1 auf S. 25.
Dabei zeichnet sich ein drastischer Unterschied zwischen ambulanten und teilstationären/stationären Einrichtungen ab, denn in ambulanten Einrichtung dominieren SASP mit etwa 71% der Arbeitsstunden, während in teil-/stationären Einrichtungen die sonstigen Berufe mit etwa 43% der Arbeitsstunden dominieren. Es ist anzunehmen, dass sich neben den Professionellen auch die Klienten je nach Einrichtung in Aspekten wie Arbeitslosigkeit,

9 Die übrigbleibenden Berufsgruppen Ökonomen / Betriebswirte, Verwaltungsangestellte / Büropersonal, technisches Personal / Wirtschaftsbereich, Jahrespraktikanten / Auszubildende sowie Zivildienstleistende wären damit ausgenommen. Damit ist nicht impliziert, das diese nicht auch ein Suchtverständnis besitzen könnten.

10 Es ist anzumerken, dass in diesem deutschlandweiten Datensatz einige Daten aus systematischen Gründen fehlen. So liefert Hamburg nur über den gesamten ambulanten Bereich aggregierte Daten an das IFT. Da diese Verzerrungen jedoch hauptsächlich Klientendatensätze betrifft, ist dies hier nicht von weiterer Bedeutung und dürfte auf die Abschätzung nur einen geringeren Einfluss haben. In der Suchthilfestatistik werden jedoch nur Einrichtungsdaten erhoben und Wochenarbeitszeiten nach Professionszugehörigkeit aufgeschlüsselt. Dabei ist auch nicht sicher, dass die Professionszugehörigkeit gleichbedeutend mit einer Tätigkeit in der Beratung oder Behandlung ist. Eventuell verfügen großere Einrichtungen über Dokumentations- oder Forschungsstellen oder in kleineren Einrichtungen fallen Verwaltungs- und intervenierende Tätigkeiten in einer Person zusammen.

Dauer der Abhängigkeit, Bildung und Alter unterscheiden (vgl. Storbjörk, Room 2008). So kommen in „ambulante Beratung [...] 94% der Klienten und Klientinnen wegen einer eigenen Symptomatik. [...] In stationärer Behandlung sind per Definition nur selbst Betroffene mit eigener Diagnose zu finden" (Sonntag et al. 2009, S. 192). Die tendenziell gegenläufigen Profile von MED und PSY zu SOZ und SASP könnten daher mögliche Unterschiede im Suchtverständnis andeuten.

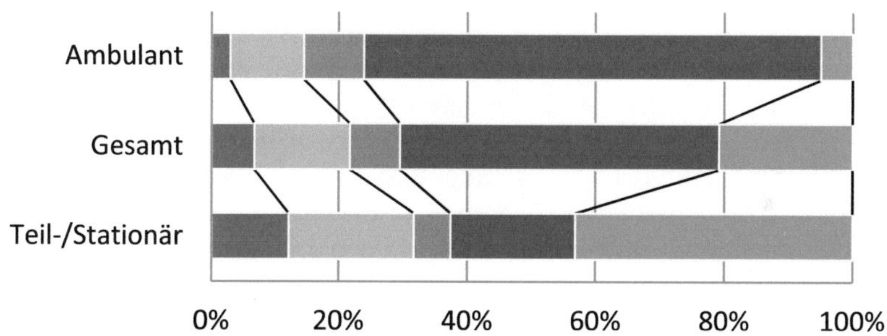

	Teil-/Stationär	Gesamt	Ambulant
■ MED	12,2%	6,8%	2,9%
■ PSY	19,5%	15,0%	11,7%
■ SOZ	5,7%	7,8%	9,3%
■ SASP	19,4%	49,6%	71,2%
■ STG	43,2%	20,9%	4,9%

Abbildung 1: Anteil der Professionszugehörigkeit an der Gesamtarbeitszeit nach Einrichtungsart
MED: Medizin; PSY: Psychologie; SOZ: Pädagogik, Soziologie, Sozialwissenschaften; SASP: Soziale Arbeit, Sozialpädagogik; STG: Sonstige Ausbildung

3.2.3 Professionen untereinander

Professionen sind nicht nur Berufe im Sinne einer bezahlten Erwerbstätigkeit. „Sie unterscheiden sich dadurch, daß sie die Berufsidee reflexiv handhaben, also das Wissen und das Ethos eines Berufs bewußt kultivieren, kodifizieren, vertexten und damit in die Form einer akademischen Lehrbarkeit überführen" (Stichweh 1996, S. 51). Die Profession „unterscheidet sich vom Beruf durch ein ihr zugrunde liegendes systematisch-wissenschaftliches Wissen, eine funktionale Orientierung an gesellschaftlichen

Aufgaben und Werten sowie durch die Verpflichtung gegenüber einem Verhaltenskodex. Alle drei Dimensionen sind miteinander verwoben und führen zu einem geschlossenem Erscheinungsbild, welches durch die Berufsverbände [...] entwickelt, gepflegt und bewahrt" wird (Grohall 2000, S. 241). Man geht bei Professionen somit „offensichtlich davon aus, dass bestimmte gesellschaftliche Aufgaben aufgrund eines komplexen Anforderungsprofils an deren Mitgliedern [,] Erfolg versprechend aufgehoben sind" (Wiesing, Marckmann 2009, S. 23f). „Bei der Verfolgung ihrer Aufgabe haben sich die Angehörigen [...] patienten- bzw. mandantenorientiert zu verhalten. Sie müssen ihre Leistungen grundsätzlich persönlich und eigenverantwortlich erbringen [...]. Um diese Berufe ausüben zu können, bedarf es nicht zuletzt einer besonderen Qualifikation, die der Staat vor Beginn und zuweilen auch während der Berufsausübung kontrolliert. Vor allem sind die Berufe primär auf ein gesellschaftlich akzeptiertes Ziel ausgerichtet und nicht - wie ein Gewerbe - primär auf die Gewinnerzielung" (Wiesing, Marckmann 2009, S. 24). Professionen erlangen dabei eine gesellschaftliche Sonderposition, in der sie stellvertretend für ihre Klienten Lebenskrisen deuten und lösen. Eine solche vertrauensbasierte Interaktion bedarf einiger Absicherung durch soziale Tatbestände. Dazu zählen unter anderem der ritualisierte Erwerb eines Amtes (z.B. die Promotion eines Arztes); das Verfügen über einen Wissenskorpus, der zugleich zentral für einen Aspekt menschlichen Leben ist (z.B. die Beziehung des Menschen zu sich selbst und anderen); eine Depolitisierung zugunsten einer Orientierung an Sachgesichtspunkten (z.B. das Eintreten für eine "rationale" Drogenpolitik); sowie eine Vielzahl individueller Spezialisierungen von Professionsangehörigen bei gleichzeitigem Anspruch der gesamten Profession auf Vertretung des vollständigen Sachgebietes. Eine solche Differenzierung wird mittels Verbänden auf freier Assoziation gelöst, die selbst durch einen komplexen Aufbau ausgezeichnet sind.[11] Die Verbandsvertreter regulieren dabei hierarchisch das Handeln ihrer Mitglieder. Währenddessen treten individuelle Vertreter von Professionen mit anderen Berufsgruppen im selben Arbeitsfeld in eine hierarchische Interaktion, welche "die Form besitzt, daß die jeweilige Leitprofession die Arbeit der anderen Berufe im System kontrolliert. Manchmal wird diese Dominanzbeziehung dadurch symbolisch betont, daß die Arbeitsvollzüge der subordinierten Professionen einen Teil der Ausbildung der Leitprofession des Systems ausmachen" (Stichweh 1996, S. 61). Der Ausgleich von Interessenkonflikten durch hie-

11 So tritt z.B. für einen individuellen Heroinabhängigen mit Substitutionswunsch ein darauf spezialisierter Arzt in den Vordergrund; bei der gesellschaftlichen Frage nach der Finanzierung der Substitution oder Leitlinien für deren Einsatz treten Verbandssprecher z.B. der Deutschen Gesellschaft für Suchtmedizin mit Vertretern der Politik in Kontakt.

rarchische Binnendifferenzierung innerhalb einer Profession ist bereits komplex genug.
In der Suchthilfe kommt aber die Kooperation und Konkurrenz verschiedener Professionen hinzu. Diese konkurrieren um gesellschaftlichen Einfluss und Gelder und ringen um die richtige Krisenlösung und die eigene Identität (Gildemeister, Robert 1987). „Aus dem Nebeneinander von traditionellen hierarchischen und teamorienterten egalitären Strukturen, von formalen und informellen Machtstrukturen resultiert ein erhebliches Konfliktpotential. Auch Statusunterschiede zwischen den beteiligten Berufsgruppen spielen eine zentrale Rolle für das Entstehen von Konflikten" (Bauer 2004, S. 33). In der Praxis kann oft eine problemlose funktionale Differenzierung erfolgen. Je komplexer und biopsychosozialer die Krise aber verschachtelt ist, desto seltener gelingt die vertikale Segregation. Die Folge ist, dass Hierarchien geklärt werden müssen. Dabei können sich die einzelnen Professionen aufgrund divergierender Ausbildung oft weder symbolisch noch tatsächlich auf den Wissenskorpus der anderen Professionen beziehen. Zur Absicherung der Hierarchie wie auch zur Ermöglichung funktionaler Arbeitsteilung müssen professionelle Mitarbeiter/-innen in der Suchthilfe daher lernen, sich auf Wissensbestände anderer Professionen zu beziehen. Das Suchtverständnis könnte damit eine Möglichkeit zur Hierarchieklärung und Statussicherung wie auch zur Bildung eines interprofessionellen Bezugsrahmens sein.

3.3 Stoffgebundene Abhängigkeit im Generellen

Im Folgenden wird der Begriff „Stoffgebundene Abhängigkeit im Generellen" vorgestellt, um diesen als Einstellungsobjekt zu definieren. Anschließend werden Argumente für eine Einschränkung auf stoffgebundene Abhängigkeit und die Plausibilität genereller Abhängigkeit als Einstellungsobjekt besprochen.

3.3.1 Definition

Mit dem Ausdruck „Stoffgebundene Abhängigkeit im Generellen" soll ein soziales Einstellungsobjekt bezeichnet werden, dass sich auf Abhängigkeit im Allgemeinen und nicht auf die Abhängigkeit gegenüber speziellen Drogen bezieht. Im Kontext des Suchtverständnisses ist dabei zunächst nicht relevant, ob hinter dem Einstellungskonstrukt tatsächlich ein reales Gemeinsames aller stoffgebundenen Abhängigkeiten existiert, sondern nur die Plausibilität der Annahme, dass die Einstellung professioneller Mitarbeiter/-innen in der Suchthilfe auf ein solches Objekt gerichtet ist. Weiterhin erfolgt die Definition allein für solche Abhängigkeiten, welche den

Konsum von Drogen beinhalten. Im International Classification of Diseases in der 10. Version (ICD 10) werden explizit unter der Kodierungsfolge F1x.2 ($x \in \{0,1...8\}$) folgende Stoffe als mögliche Ursachen von Abhängigkeit genannt: Alkohol; Opioide; Cannabinoide; Sedative oder Hypnotika; Kokain; andere Stimulanzien, einschließlich Koffein; Halluzinogene; Tabak; flüchtige Lösungsmittel. Sämtliche sonstigen psychotropen Substanzen werden gemeinsam mit Abhängigkeit durch multiplen Substanzgebrauch zu einer Diagnose unter F19.2 zusammengefasst (Dilling 2006). Das Diagnostische und Statistische Handbuch Psychischer Störungen der American Psychiatric Association (APA) in der vierten, textredigierten Auflage (DSM IV TR) folgt mit veränderter Bezifferung weitestgehend dieser Linie. Die Diagnose „Substance Use Disorder“ lässt sich dort treffen für Alkohol; Amphetamin oder amphetaminähnliche Substanzen; Cannabis; Halluzinogene; Inhalantien; Kokain; Nikotin; Opiate; Phencyclidin; Sedativa, Hypnotika oder Anxiolytika; und schließlich im Zusammenhang mit anderen oder unbekannten Substanzen (Saß et al. 2003).[12] Diese inklusive Linie wird in der Definition beibehalten. Stoffungebunde Abhängigkeiten oder Verhaltenssüchte sind damit ausgeschlossen.

3.3.2 Einschränkung auf Stoffgebundenheit

Die Einschränkung auf stoffgebundene Abhängigkeit hat pragmatische und theoretische Gründe. Eine ethische Bezugnahme auf wissenschaftliche Befunde zur Sucht und das hier zu erhebende Suchtverständnis ist leichter möglich, wenn der Fokus auf stoffgebundene Abhängigkeiten gelegt wird. Der Grund dafür liegt in den relativ wenigen Studien zu stoffungebundenen Abhängigkeiten (Poppelreuther et al. 2000; Gross 2003). Es existieren auch keine Tiermodelle (Koob 2009) und der Wirkmechanismus und die Einordnung als Abhängigkeit ist trotz bahnbrechender Forschungen (z.B. Grüsser, Thalemann 2006) umstritten. Dies zeigt sich nicht zuletzt daran, dass stoffungebundene Abhängigkeiten in den diagnostischen Manualen nicht bei den anderen Abhängigkeiten subsumiert, sondern eigenständig (z.B. Pathologisches Spielen) oder überhaupt nicht genannt werden (z.B. Arbeitssucht) (Dilling 2006; Saß et al. 2003). Bei stoffgebundenen Abhängigkeiten herrscht dagegen weitgehender wissenschaftlicher Konsensus zumindest über Neurobiologie und kognitionspsychologische Aspekte und vereinheitlichte Theorien stehen zur Verfügung (z.B. Feltenstein, See 2008; Nestler 2005; Redish et al. 2008; Koob, Le Moal 2006). Dieser Wissensvorsprung erleichtert drastisch die Abschätzung ethischer Aspekte beim professionellen Umgang mit stoffgebundenen Abhängigkeiten. Das entschei-

12 Interessanterweise kennt das DSM IV TR eine Koffeinabhängigkeit nicht.

dende Argument ist aber letztlich, dass stoffungebundene Abhängigkeiten nur einen minimalen Anteil in der deutschen Suchthilfe ausmachen.

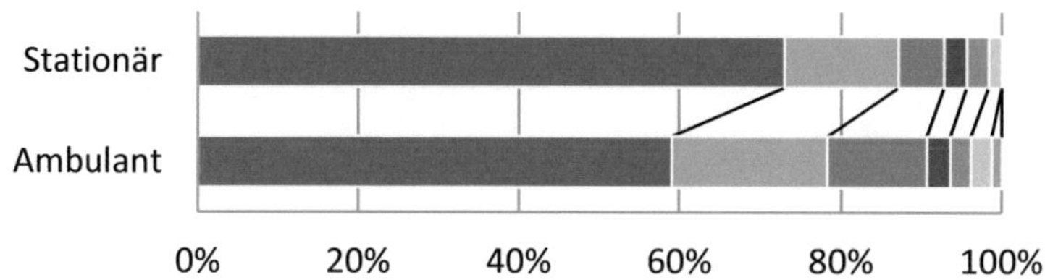

	Ambulant	Stationär
Alkohol	57,3%	70,5%
Opiate	18,6%	13,6%
Cannabinoide	12,1%	5,5%
Kokain	2,8%	2,7%
Stimulanzien	2,5%	2,6%
Path. Spielen	2,5%	1,6%
Esstörungen	1,2%	0,0%

Abbildung 2: Verteilung der Hauptdiagnosen nach Einrichtungsart (nach Sonntag et al. 2009)

Laut der Suchthilfestatistik des Jahres 2007 fanden etwa 220.699 ambulante Betreuungen und 34.186 stationäre Behandlungen in der deutschen Suchthilfe statt (Sonntag et al. 2009). Betrachtet man die Verteilung der Stoffe bzw. Verhaltensweisen, welche für das zu behandelnde Problembild wesentlich ist, führt Alkohol. Darauf folgen Opiate und Cannabis, relativ abgeschlagen verbleiben Kokain und Stimulanzien (vgl. Abbildung 2, S. 29). Moderne stoffungebundene Abhängigkeiten wie Computerspielsucht spielen innerhalb der Suchthilfe eine völlig untergeordnete Rolle (etwa <0.000%) (Wessel et al. 2009). Bei Frauen stehen Essstörungen mit etwa 4,6% im ambulanten Bereich an vierter Stelle; bei Männern übernimmt Pathologisches Spielverhalten mit 3% im ambulanten Bereich ebenfalls eine eher unbedeutende Rolle. Über die Geschlechter und die Einrichtungsarten hinweg spielt allein Pathologisches Spielverhalten eine Rolle, aber auch dort nur in etwa 3% aller Beratungs- oder Behandlungsfälle. Sonntag et al. merken an, dass sowohl „für Essstörungen als auch für Pathologisches Glücksspiel gilt, dass diese häufig außerhalb des Suchthilfesystems, z.B. in psychosomatischen Einrichtungen behandelt werden und damit die hier präsentierten Zahlen die Prävalenz der Behandelten unterschätzen" (Sonntag et al. 2009, S. 196). Die Statistik unterschätzt damit vermutlich die tatsächlichen Behandlungsfälle für stoffungebundene Abhängigkeiten in Deutschland. Jedoch belegt dieses Argument auch, dass das Suchthilfesystem von stoffgebundenen Abhängigkeiten dominiert wird. Es ist daher plausibel, stoffgebundene von stoffungebundenen Abhängigkeiten als Einstellungsobjekt zu trennen.

3.3.3 Plausibilität von Abhängigkeit im Generellen

Aus forschungspragmatischer, theoretischer und empirischer Sicht sprechen Argumente für eine Vereinheitlichung. Wie bereits angemerkt, dominiert in der Suchtforschungsliteratur die Ansicht, dass *alle* stoffgebundenen Abhängigkeiten wesentliche neurobiologische Gemeinsamkeiten teilen. Diese wissenschaftliche Deutung muss nicht zwingend eine Entsprechung in der Suchthilfe nach sich ziehen muss. Da für professionelle Berufe der Bezug auf ein akademisch verwaltetes und verbürgtes Wissen grundlegend ist, ist eine Übertragung aber plausibel.[13] Es ist zudem die „Diagnose "Sucht", die das Vorgehen der unterschiedlichen Professionen innerhalb der Sucht- und Drogenhilfe gewissermaßen eint" (Schmidt-Semisch, Dollinger 2007, S. 331). Die Abhängigkeit von nur einer einzigen Substanz ist zudem eher selten: „Die im Vergleich zur Verteilung der Hauptdiagnosen relativ große Zahl von Einzeldiagnosen zu Cannabis, Kokain und Stimulanzien weist darauf hin, dass viele Klienten Störungen durch den Gebrauch mehrerer Stoffe aufweisen" (Sonntag et al. 2009, S. 197). Weder der Schwerpunkt von Therapeuten, d.h. ob sie eher mit Alkohol- oder Drogenabhängigen arbeiten, noch die Art der Abhängigkeit von Rückfälligen (Alkohol, Medikamente, illegale Drogen) einen Einfluss auf die emotionalen Verarbeitung von Rückfällen durch Mitarbeiter/-innen in der Suchthilfe (vgl. Körkel, Wagner 1995). Die Aggregation aller stoffgebundenen Abhängigkeiten zu einem einheitlichen Einstellungsobjekt „Abhängigkeit im Generellen" ist somit plausibel.

3.4 Zusammenfassung

Es wurde argumentiert, dass das Suchtverständnis heuristisch als Einstellung verstanden werden kann, i.e. ein Komplex latenter und persistieren-

13 Es sollte aber angemerkt werden, das in einigen Einrichtungen Abhängigkeit von illegalen Drogen nicht behandel wird. Die Trennung verläuft dabei meist entlang der Linie Alkohol versus illegale Drogen. Es mag auch bereits ein einheitliches Einstellungsobjekt „illegale Drogen" angesichts der Vielfalt konsumierbarer Drogen als problematisch erscheinen.

der affektiver, behavioraler und kognitiver Dispositionen. Als Einstellungsobjekt für das Suchtverständnis kann die stoffgebundene Abhängigkeit im Generellen fungieren, da die Suchthilfe von stoffgebundenen Abhängigkeiten und Mischkonsum dominiert wird. Dabei ist es möglich, dass es innerhalb der Suchthilfe zu Unterschieden im Suchtverständnis kommt.[14] Somit kann das Suchtverständnis von professionellen Mitarbeiter-/innen in der Suchthilfe gegenüber stoffgebundener Abhängigkeit im Generellen als *Einstellung* verstanden werden.

14 Aufgrund unterschiedlicher Ausbildung und dem Kontakt mit unterschiedlichen Teilgruppen von Abhängigen ist es durchaus plausibel, dass die in der Suchthilfe involvierten Professionen (v.a. Mediziner, Psychologen und Sozialpädagogen) über divergierende Suchtverständnisse verfügen. Die Notwendigkeit von interprofessioneller Kooperation und den Bezug auf gemeinsames Wissen könnte diese Divergenz aber mildern, während Konkurrenz und Hierarchien die Unterschiede verschärfen könnten. Varianz im Suchtverständnis innerhalb der Suchthilfe anzunehmen, ist daher durchaus plausibel.

4 Das Suchtverständnis – Deskriptives

Bei einer Konzeptualisierung des Suchtverständnisses als Einstellung ist aufgrund professionstheoretischer Einwände ein an einer Überprüfung dieser Konzeptualisierung orientiertes Vorgehen geboten (vgl. 3.1.3). Dazu ist die Entwicklung überprüfbarer Hypothesen über die Struktur des Konzepts Suchtverständnis notwendig. Im folgenden Kapitel wird dazu der aktuelle theoretische und empirische Forschungsstand zum Suchtverständnis professioneller Mitarbeiter/-innen in der Suchthilfe zusammengefasst. Anschließend folgt die Darstellung der Hypothesenbildung sowie die empirischen Überprüfung. Das wichtigste Resultat der Studie ist, dass die Deutung des Suchtverständnisses als Einstellung verworfen und stattdessen Alternativen explorativ vorgestellt werden (vgl. 4.4.3).

4.1 Forschungsfrage

In Deutschland herrscht ein Defizit an systematischen Studien zu den Ansichten von PMSH über Abhängigkeit. Es konnte keine nationale oder internationale Studie gefunden werden, welche die Überprüfung von Hypothesen über die Struktur und damit der Existenz des Suchtverständnisses als Einstellung zum Ziel hatte und ebenso keine deutschen Studien, welche das Suchtverständnis in der gesamten professionellen Suchthilfe untersucht. Auch internationale Studien können nur unzureichend Belege für die Existenz eines Suchtverständnisses liefern und sind nicht ohne weiteres auf die deutsche Suchthilfe zu übertragen. Die Frage nach dem Einfluss des Suchtverständnisses auf die Praxis lässt sich nur dann sinnvoll beantworten, wenn Hypothesen über Struktur und damit die Existenz des Suchtverständnisses empirisch bestätigt wurden. Daher muss zuerst die grundlegende Forschungsfrage beantwortet werden:

Wie ist das Suchtverständnis von professionellen Mitarbeiter/-innen in der deutschen Suchthilfe strukturiert?

Erst wenn ausreichende Sicherheit über die Antwort auf diese Frage besteht, ist es sinnvoll, daran weitere Forschungsfragen anzuschließen. Da heuristisch das Suchtverständnis als Einstellung konzeptualisiert wurde, wird im folgenden Kapitel auf dieser Annahme aufbauend, der Forschungstand zusammengefasst, um Hypothesen über die Struktur des Suchtverständnisses zu generieren.

4.2 Forschungsstand

Zur rationalen Fundierung der empirischen Arbeit folgt als erster Schritt ein Überblick über den Forschungstand.

Literaturrecherche
Dazu wurde die Literatur zum Suchtverständnis durch stichwortbezogene Recherchen in den Datenbänken von PubMed, der DHS und Archido ermittelt. PubMed ist die Datenbank des U.S. National Library of Medicine und erlaubt den Zugriff auf "19 million citations for biomedical articles" (NCBI). Die Datenbank der Deutschen Hauptstelle für Suchtfragen erlaubt Zugriff auf "35.000 Monographien, Fachzeitschriftenaufsätze, Hochschulschriften und Graue Literatur" (DHS). Archido ist die Institutsbibliothek des Bremer Instituts für Drogenforschung und umfasst derzeit „insgesamt 50.000 Titel" (BISDRO). PubMed ist primär englischsprachig, die Datenbanken der DHS und Archido sind primär deutschsprachig.
Als Stichworte wurden „Sucht" und „Abhängigkeit" bzw. deren englische Entsprechung „addiction" und „dependence" mit den Begriffen „Modell", „Verständnis", „Disposition", „Einstellung", „Bild" bzw. deren englischer Entsprechung „model", „understanding", „attitude", „disposition" und „image" gepaart. Kurzbeschreibungen der gefundenen Artikel und Bücher wurden gesichtet und bei Relevanz in die Literaturauswahl einbezogen. Die Literaturangaben der Artikel wurden nach weiteren geeigneten Quellen durchsucht. Durch Korrespondenz und persönliche Hinweise empfohlene sowie im eigenen Handapparat bereits vorhandene Artikel und Bücher wurden ebenfalls aufgenommen.
Ausgeschlossen wurden Arbeiten ohne Bezug zur professionellen Suchthilfe. Daher entfallen z.B. Studien zum Suchtverständnis von Abhängigen (z.B. Rinckens 2003) oder der generellen Bevölkerung (z.B. Angermeyer et al. 1995a, Angermeyer et al. 1995b), aber auch von suchthilfefernen Berufsgruppen wie z.B. Juristen (z.B. Luchins et al. 2006). Eine Selektion nach Veröffentlichungszeitpunkt fand nicht statt. Damit kann angenommen werden, dass eine weitestgehende Identifizierung des Literaturbestands zum Suchtverständnis von professionellen Mitarbeiter/-innen in der Suchthilfe erreicht wurde.

Darstellung
Um den Forschungsstand überschaubar beschreiben zu können, wurde die Besprechung der Literatur in theoretische und empirische Arbeiten aufgeteilt. Theoretische Arbeiten postulieren eine bestimmte Struktur des Suchtverständnisses und Effekte für die Praxis. Dagegen stehen empirische Artikel, die sozialwissenschaftliche Auswertungsmethoden verwenden, um zu Aussagen über Suchtverständnisse zu kommen. Die empirischen Arbeiten sind äußerst heterogen und verfolgen teils stark unterschiedliche Forschungsfragen. Selbst bei ähnlicher Forschungsfrage werden divergierende Verfahren angewendet, die zu oft widersprüchlichen Resultaten führen und die Interpretation erschweren. Aufgrund des Interesses am Suchtverständnis in der deutschen Suchthilfe bietet es sich zudem an, deutsche Studien gesondert und ausführlicher zu besprechen. Die verbleibenden internationalen Studien sind vor allem nordamerikanisch. Aus textökonomischen Gründen wird nur eine Auflistung und grobe Kategorisierung der internationalen Studien erfolgen. Dabei werden nur Arbeiten mit Relevanz für die Forschungsfrage ausführlicher vorgestellt.

4.2.1 Theorien über das Suchtverständnis

Im Folgenden werden drei theoretische Arbeiten vorgestellt. Dabei beginne ich mit den Theorien von Brickman und Kollegen sowie Brower und Kollegen, darauffolgend stelle ich die Theorie von Julia Wolf vor (Wolf 2003; Brower et al. 1989; Brickman et al. 1982). Auf diesen Theorien aufbauend wird später eine hypothetische Struktur des Suchtverständnisses vorgestellt, die auf der analytischen Trennung in drei Aspekte (Ursachenattribution, Verantwortungszuschreibung und Umgang) basiert (vgl. 4.3).

4.2.1.1 Taxonomie qua Verantwortung

Brickman et al. (1982) beanspruchen, eine generelle Theorie von Formen der Hilfe und Bewältigung entwickelt zu haben. Dabei stellen sie vier Möglichkeiten des Umgangs mit Hilfsbedürftigen vor, die sich durch die Paarung einer jeweils dichotomen Unterschiedung (hoch/niedrig) zwischen der Zuschreibung von (retrospektiver) Verantwortung für die Entstehung eines Problems und der (prospektiven) Bewältigung des Problems ergeben. Die Taxonomie wird mit adaptierter Bezeichung in Tabelle 1 auf S. 35 dargestellt, die englische Originalbezeichnung findet sich dabei in Klammern.[1]

---

1 Für ein geringfügiges, aber notierungswürdiges Problem der Taxonomie halte ich die Bezeichnung der Modelle. Im Folgenden kritisiere ich daher die Bezeichungen und schlage durch einen engeren Bezug auf die Verantwortungszuschreibung Umbenennungen vor. So ist die Bezeichnung Moral Model ein Kategorienfehler, weil Verantwortungszuschreibung bereits ein moralischer Term ist und nicht erst innerhalb eines

		Verantwortung für Bewältigung	
		Hoch	Niedrig
Verantwortung für Verursachung	Hoch	Autonomie (Moral)	Subordination (Enlightenment)
	Niedrig	Kompensation (Compensatory)	Heteronomie (Medical)

Tabelle 1: Taxonomie adaptiert nach Brickman et al. (1982)

Die Autoren beschreiben ihre vier Modelle folgendermaßen: „In the first, (called the moral model [...]), actors are held responsible for both problems and solutions and are believed to need only proper motivation. In the compensatory model, people are seen as not responsible for problems but responsible for solutions, and are believed to need power. In the medical model, individuals are seen as responsible for neither problems nor solutions and are believed to need treatment. In the enlightenment model, actors are seen as responsible for problems but as unable or unwilling to provide solutions, and are believed to need discipline"(Brickman et al. 1982, S. 368). Die beschriebenen Modelle dürften sich in dieser Taxonomie auch für den Umgang mit Hilfsbedürftigen, d.h. Abhängigen innerhalb der deutschen Suchthilfe eignen.[2]

Taxonomien haben mit dem Vorwurf einer bloßen begrifflichen Festlegung ohne weitere Relevanz zu kämpfen. „Gleichgültig ob Definitionen nominal oder real gemeint sind, sagen sie als solche recht wenig aus. Erst wenn man weitere Bedingungen hinzunimmt, gelangt man zu erklärungskräftigen

bestimmten Modells dazu wird. Wesentlich für das Moral Model ist der Bezug auf die Eigenmotivation und Autonomie. Klienten sind verantwortlich für Entstehung und Bewältigung. Daher halte ich die Bezeichnung Autonomie für besser geeignet. Die Bezeichnung Medical Model bezeichnet die Fremdbestimmung über die Bewältigungsweise. Er legt dazu aber eine enge Beziehung zu medizinischen Berufen nahe, die gar nicht gegeben sein muss, da das Modell sowohl außerhalb der Medizin vorstellbar ist als auch, dass nicht alle Mediziner dieses Modell vertreten. Daher halte ich die Bezeichnung Heteronomie für besser geeignet. Die Bezeichung Enlightenment ist sogar begrifflich unpassend. Wörtlich übersetzt bezeichnet der Begriff Aufklärung und damit, nach Kants klassischer Definition, den „Ausgang des Menschen aus seiner selbst verschuldeten Unmündigkeit" (Kant 1784). Brickman et al. bezeichnen damit aber einen Übergang von einem Zustand der Eigenverantwortung in einen der Fremdbestimmung. Dies wäre durch den Begriff der Subordination unmissverständlicher gekennzeichnet. Der Begriff der Kompensation bezeichnet den Ersatz oder Ausgleich von real vorhandenen oder vermeintlichen Mängeln durch andere Fähigkeiten bereits recht gut, daher halte ich ihn für geeignet.

2 Zwei der internationalen empirischen Studien (Kloss, Lisman 2003; Palm 2004) berufen sich explizit auf Taxonomie und Hypothesen dieses Ansatzes. Diese Studien werden später vorgestellt werden (vgl. 4.2.2).

Aussagen" (Lamnek 2007, S. 123). Dieser Einwand trifft auf die Autoren der hier vorgestellten Taxonomie nicht zu, da diese empirische Hypothesen formulieren.[3] So vertreten die Autoren die Ansicht, dass die Verantwortungszuschreibung für Entstehung und Bewältigung korreliert: „The answers to these two questions are often correlated. If a person has no responsibility for a problem, we may be inclined not to assign them any responsibility for a solution"(Brickman et al. 1982, S. 369). Außerdem wird postuliert, dass die auf der Verantwortungszuschreibung basierenden Modelle empirisch voneinander unterscheidbar sind: „Whether or not people are held responsible for causing their problems and whether or not they are held responsible for solving these problems are the factors determining four fundamentally different orientations to the world, each internally coherent, each in some measure incompatible with the other three"(Brickman et al. 1982, S. 369). Die Modelle sind zudem latente Einstellungen im besprochenen Sinne (vgl. 3.1) mit Einfluss auf die Form der Hilfsleistung. „People may not even be aware of the assumptions they have made about responsibility for problems and responsibility for solutions. But they cannot, as social actors, avoid making such assumptions, and the assumptions they make in turn have consequences both for their own behavior and for the behavior of others they influence" (Brickman et al. 1982, S. 370). Dabei soll dies aber keine Entscheidung für oder gegen Hilfe sein, sondern nur für die konkrete Form der Hilfsleistung und die Beziehung zum Hilfesuchenden: „It should be noted that all of our models specify the behavior expected of both a person labeled as coping with a problem and of other parties labeled as trying to help this person. [...] Our models are thus concerned less with the question of whether helping or coping occurs than they are with the question of the assumptions that underlie different forms of helping and coping" (Brickman et al. 1982, S. 370). Damit lassen sich die Ansichten von Brower und Kollegen in folgende für das Suchtverständnis relevante Hypothesen übersetzen:

1. Es gibt vier unterscheidbare Modelle der Verantwortungszuschreibung
2. Prospektive und retrospektive Verantwortungszuschreibung korrelieren positiv
3. Verantwortungszuschreibung hat keinen Einfluss auf die Hilfsbereitschaft
4. Verantwortungszuschreibung hat einen Einfluss auf die konkrete Maßnahme

3 Im Folgenden werden nur die von den Autoren formulierten Hypothesen vorgestellt, die Relevanz für die Struktur des Suchtverständnisses haben.

Ich halte die ersten beiden Hypothesen von Brickman et al. für plausibel und ihre Erforschung im Rahmen der deutschen Suchthilfe für äußerst fruchtbar. Einige Anmerkungen sind jedoch bereits jetzt nötig, um eventuellen späteren Missverständnissen vorzubeugen. Die erste betrifft das Problem, dass die Bedingungen für das Auftreten der einzelnen Modelle nicht ausreichend theoretisch geklärt wurden. So ist unklar, aus welchen Gründen PMSH bestimmte Modi der Verantwortungszuschreibung wählen. Die dritte Hypothese ist motivationspsychologisch unplausibel. Schuldzuschreibung sollte zu geringerer Hilfsbereitschaft führen (vgl. Weiner 1995; Davies 2006). Auch die vierte Hypothese ist problematisch. Warum sollte z.B. eine Entgiftungsbehandlung anders erfolgen, wenn der durchführende Arzt den Abhängigen für verantwortlich für die Entstehung der Abhängigkeit hält? Die verschiedenen Professionen in der Suchthilfe wenden zudem zwangsläufig unterschiedliche Therapiemethoden an. Will man einen Einfluss der Verantwortungszuscheibung interprofessionell untersuchen, muss der Einfluss eine allen Professionen gemeinsame „konkrete Maßnahme" untersucht werden. Es bietet sich somit an, den Einfluss der Verantwortungszuschreibung auf eine generelle Hilfsbereitschaft, oder um den Verantwortungsbezug zu verdeutlichen, auf die Bereitschaft zur Therapiebeendigung nach Devianz zu konkretisieren und zu untersuchen.

4.2.1.2 Technischer Eklektizismus

Eng verwandt mit der Taxonomie von Brickman et al. ist das System der Modelle stoffgebundener Abhängigkeit nach Brower et al. (Brower et al. 1989). Die Autoren beschreiben darin verschiedene Wege, professionell mit Sucht umzugehen. Dabei nennen sie fünf Basismodelle und zusätzlich mehrere Modelle, die Basismodelle integrieren: „The five basic models are the moral model, the learning model, the disease model, the self- medication model, and the social model. [...] Alcoholics Anonymous, the dual diagnosis model, and the biopsychosocial model are all examples of integrative models"(Brower et al. 1989, S. 147f). Durch die Annahme der Existenz integrierter Modelle entsteht eine prinzipiell unbegrenzt erweiterbare Anzahl von Mischformen. Über den internen Aufbau ihrer Modelle schreiben die Autoren: „models will be described in terms of the assumptions they make about the etiology of chemical dependency and the goals and strategies they suggest for treatment. The advantages and disadvantages of each model for treatment are also examined"(Brower et al. 1989, S. 147f). Anders als im taxonomischen Ansatz durch die Verantwortungszuschreibung erfolgt die Differenzierung durch die Ätiologie, d.h. durch die angenommenen Ursachen und die Behandlungswahl (vgl. Tabelle 2, S.38).

	Moral	Learning	Disease	Self-Medication	Social
Ätiologie	Moralische Schwäche, Mangel an Willenskraft	Erlernte, falsch adaptierte Gewohnheiten	Biologisch verursacht; Schicksalhaft	Symptom einer anderen mentalen Störung	Einflüsse aus Umfeld und Milieu
Behandlung	Strafe; religiöse Beratung; Stärkung der Willenskraft	Erlernen von Bewältigungstechniken; Kognitive Restrukturierung	Abstinenz; Akzeptanz der Machtlosigkeit	Verbesserung mentaler Funktionen; Psycho- & Pharmakotherapie	Veränderung der sozialen Umwelt; Verbesserung sozialer Fähigkeiten
Vorteile	Fördert prospektiver Verantwortungsübernahme; Motivierend	Fördert prosp. Verantwortung für neues Lernen; weder beschuldigend noch strafend	Behandlungsorientiert; weder beschuldigend noch strafend	Betont Behandlung aller mentalen Störungen; weder beschuldigend noch strafend	Leicht in andere Modelle integrierbar; Betont Notwendigkeit von sozialer Unterstützung
Nachteile	Beschuldigend und strafend; Willenskraft wirkungslos	Unangemessene Betonung von Kontrolle	Unterschätzt begleitende mentale Störungen; kann Rückkehr zu kontrolliertem Konsum nicht erklären	Impliziert, dass Behandlung mentaler Probleme ausreichend ist	Begünstigt Abwehr prosp. Verantwortung; impliziert, Lösung sozialer Probleme ist ausreichend

Tabelle 2: Basismodelle stoffgebundener Abhängigkeit (adaptiert und übersetzt nach Brower et al. 1989)

Die Autoren vertreten dabei eine evaluative Position gegenüber ihren Modellen: „our descriptions are designed to help practitioners take advantage of the best elements of each model, while avoiding the disadvantages of each, in order to optimize treatment of substance abuse in general" (Brower et al. 1989, S. 148). Entscheidend für die Bewertung der Modelle sei allein die „treatment utility" (Brower et al. 1989, S. 155). Die Autoren fordern im Anklang an Lindström (Lindström 1992) auch Klienten und Therapeuten anhand ihrer Suchtverständnisse zu *matchen,* d.h. passend zu paaren. Dazu müssen Suchtverständnisse aber als Persönlichkeitseigenschaften unterscheidbar sein. Zugleich sind die Autoren aber der Ansicht, „clinical work is enhanced by being flexible enough to integrate or combine the most relevant elements of each model in order to individualize treatment for substance abuse"(Brower et al. 1989, S. 148). Dadurch gehen Unterschiede in den Umgangsentscheidungen wiederum auf im „technical eclecticism"

(Brower et al. 1989, S. 156).[4] Dies ist widersprüchlich. Die Suchtverständnisse müssten als Einstellungen gegenüber Abhängigkeit im Generellen verschwinden und in individualisierter Hilfeplanung aufgehen. Suchtverständnisse dürften daher gar nicht existieren. Zugleich fordern die Autoren aber das Matching anhand von Suchtverständnissen. Während dieser Ansatz also als ethische Forderung nach evidenzbasiertem und eklektischem Pragmatismus durchaus plausibel sein kann,[5] ist er als deskriptive Theorie nicht unproblematisch.

Weiterhin gestehen die Autoren selbst ein, dass auch retrospektive Verantwortungszuschreibung in der Suchthilfe stattfindet: „We have all had the experience of finding ourselves in an antagonistic relationship with a substance abuser, feeling angry, blaming him or her for lack of motivation, and pushing for an administrative discharge from the treatment program" (Brower et al. 1989, S. 149). Einen theoretischen Stellenwert schreiben sie den Verantwortungszuschreibungen aber nicht zu. Normative Unvereinbarkeiten der Suchtverständnisse spielen durch die Exklusion der Verantwortungszuschreibung als klassifizierende Kategorie keine Rolle mehr. Diese Tendenz zur Nivellierung von normativen und anthropologischen Unterschieden der Suchtverständnisse wird durch die Forderung nach Flexibilität weiter verstärkt.

Die Autoren stellen sich damit sowohl quer als auch parallel zum taxonomischen Ansatz. Hatten die Autoren dort noch die Hypothese, dass dank der Verantwortungszuschreibung zwischen vier verschiedenen Zugängen differenziert werden könne, sind Suchtverständnisse hier eigentlich nur noch vermengt und eklektizistisch vorstellbar. Schuldzuschreibung taucht allenfalls im moralischen Modell auf. Gleichzeitig wird aber noch stärker als im taxonomischen Ansatz eine generelle Hilfsbereitschaft angenom-

4 Solche professionsethisch angehauchten Ansätze einer strikten Orientierung an evidenzbasierter Wirksamkeit werden auch von anderen Autoren vertreten (z.B. Wiesing 2004).

5 Ethisch problematisch ist da eher, dass im eklektischen Ansatz a priori die Frage nach einer gerechtfertigten Schuldzuschreibung ignoriert wird, die im taxonomischen Ansatz noch gestellt werden konnte. Bezeichnend dafür ist die Umdeutung der Verantwortungszuschreibung von einer klassifikationsrelevanten Kategorie in einen Effekt von Suchtverständnissen und deren evaluative Bewertung. So rechnen die Autoren es dem Lern-, Krankheits-, und Selbstmedikationsmodell als Vorteil an, „neither blaming nor punitive" zu sein (Brower et al. 1989, S. 148). Dem moralischen Modell wird dagegen als Nachteil angekreidet, explizit solche Schuldurteile zu fällen. Um an ihrer evaluierenden Deutung festhalten zu können, behaupten die Autoren daher auch, das Bemerken von Schuldzuschreibungen sei als Warnsignal zu verstehen: „The wise clinician will [...] ask why he or she has shifted to the moral model" (Brower et al. 1989, S. 149). Das Konzept von Brower et al. bleibt damit aber hinter Morses Legitimation von Schuldzuschreibungen zurück: „if justice demands that people be held responsible, only a moral model can properly do this" (Morse 2004, S. 456).

men, die durch die Einnahme eines evaluativen Standpunktes einer deskriptiven Betrachtung enthoben wird. Daraus lassen sich zwei Hypothesen destillieren:

1. Suchtverständnisse sind nicht klar unterscheidbar
2. Schuldzuschreibung findet nur im moralischen Modell statt

Die erste Hypothese kann durchaus Plausibilität beanspruchen. Vor allem das in Diskursen beliebte biopsychosoziale Konzept (z.B. Engel 1997; Tretter 2000) könnte die eindeutige Klassifizierbarkeit der Suchverständnisse von PMSH beeinflusst haben. Ein vages Konzept („it doesn't actually have any details. It consists of just three words: 'The Biopsychosocial Model', and nothing more" (McLaren 2002, S. 701)) erlaubt es, auch widersprüchliche Therapieformen zu integrieren. Dies könnte eine Reaktion auf die Annahme des Hilfsauftrags ohne Vorbehalt sein (vgl. dazu Davies 2006, S. 110). Es könnte aber auch erlauben, Schuldzuschreibungen als therapeutische Maßnahme zu verschleiern: „die Idee einer Integration von Anteilen [...] könnte vielleicht auch den zweideutigen und oft widersprüchlichen Umgang mit [...] süchtigen Menschen erklären" (Wolf 2003, S. 84). Dies führt zur Kritik der zweiten Hypothese. Denn falls Eklektizismus hilft, Schuldzuschreibungen zu verschleiern, müsste es auch ausserhalb des moralischen Modells Einfluss haben. Die Autoren erkennen zudem offensichtlich an, dass Schuldzuschreibung in der Suchthilfe stattfindet. Daher ist es unplausibel, die Verantwortungszuschreibung aus dem Suchtverständnis auszublenden.

4.2.1.3 Fachbereichsgebundene Denkstile

Julia Wolf begreift Suchtverständnisse in Analogie zu Problemlösungsparadigmen (Vogel, Schulte 1991, S. 155) Ihre Auflistung von Suchtverständnissen liest sich daher auch recht ähnlich zum eklektischen Ansatz. Als Ausprägungen nennt sie Sucht als Krankheit, erlernte Verhaltensweise, Etikett oder Erfindung, moralische Verfehlung und Devianz (vgl. Tabelle 3, S. 41). Auch bei ihr basieren die Denkstile also in erster Linie auf Ursachenattributionen und Umgangsentscheidungen: „Ein Denkstil bietet [...] nicht nur eine Erklärungsmöglichkeit zur Sucht an, sondern ist auch Ausdruck einer Strategie zur Bewältigung des so definierten Problems" (Wolf 2003). Sie erkennt ebenfalls die Befürworter von Flexibilität und "technical eclectisim" in der Suchthilfe: „durch den Pluralismus auf der theoretischen Ebene [kommt] es in der Praxis zu einem breiten Angebot von möglichen Hilfsmaßnahmen. Diese Tendenz wird größtenteils als positiv empfunden" (Wolf 2003, S. 118).

	(1) Zustand	(2) Status	(3) Folgen	Disziplin
1	Krankheit	Opfer der Krankheit	Somatisch orientierte Therapie	Medizin Biologie Psychologie
2	Erlernte Verhaltensweise	Teilweise autonom	Behavioral orientierte Therapie	Psychologie Soziologie
3	Soziale Erfindung	Opfer der Gesellschaft	Änderung der gesellschaftlichen Haltung	Sozialwissenschaften
4	Moralische Verfehlung	Sünder	Erziehung, Gnade, Besserung	Historisch Laienwissen
5	Gesetzeswidrigkeit	Krimineller	Bestrafung, Reintegration	Politik Jura

Tabelle 3: Drei-Ebenenmodell (adaptiert nach Wolf 2003)

Sie geht jedoch theoretisch über die anderen Autoren hinaus. Erstens arbeitet sie die Bedeutung evaluativer Anteile im Suchtverständnis heraus. Die Hypothese, dass Suchtverständnisse ohne evaluative Anteile existieren, zweifelt sie als wenig hilfreich an: „Durch die Einengung der Sucht auf ein medizinisch-pragmatisches Verständnis geht viel an Erklärungspotential verloren, was wiederum zu Defiziten im Suchtdiskurs führen kann. Der gegebene Diskussionsrahmen erscheint mir daher zu wenig reflektiert und zu eng abgesteckt zu sein, um die entstandenen Probleme und Fragen überhaupt beantworten und auflösen zu können " (Wolf 2003, S. 87). Weiterhin besteht das Suchtverständnis ihrem Konzept zufolge aus drei Ebenen: „Ebene 1 spiegelt die Zuordnung des Suchtbegriffes zu einem Bedeutungsfeld oder einer übergeordneten Zustandsbeschreibung wieder. Ebene 2 geht auf die Benennung und den Status der betroffenen Personen ein, während auf Ebene 3 die daraus ableitbaren Handlungsorientierungen aufgezeigt werden, die man anhand der Definition und des jeweiligen Denkstils entwickeln kann. Die erste Ebene stellt damit die Problematik der Einordnung von Sucht dar. Die zweite Ebene ist mit dem Status und der Wahrnehmung der süchtigen Person befaßt. Die dritte Ebene diskutiert letztlich die praktischen Folgen (Folgenabschätzung), die teilweise auch in der Definition auftreten und postuliert mögliche Interventions- und Präventionsstrategien" (Wolf 2003, S. 23). Aufgeschlüsselt nach diesen drei Ebenen ergibt sich die Möglichkeit einer Kategorisierung und der Zuordnung zu Fachbereichen (vgl. Tabelle 3, S. 41). Betrachtet man die Tafel unter Beachtung der Konzepte von Brower et al. sowie Brickman et al. (vgl. 4.2.1), ergibt sich eine Nähe von Ebene 1 und 3 zu Ätiologie und Behandlung im eklektizistischen Ansatz und der Ebene 2 zur Verantwortungszuschreibung im taxonomischen Ansatz. Durch diese Analyse des Suchtverständnisses gelingt, beide Autoren zu integrieren. Damit lassen sich aus dem Text zwei Hypothesen für meine Forschungsfrage ableiten:

1. Sowohl Ursachenattribution als auch Zuschreibungen von Verantwortung beeinflussen Umgangsentscheidungen
2. Verschiedene Disziplinen unterscheiden sich in ihren Suchtverständnissen

An der ersten Hypothese ist unklar, ob die Verantwortungszuschreibung, Ursachenattribution und Umgangsentscheidungen wirklich derart eng aneinandergekoppelt sind wie von Wolf vermutet. Eine genauere Untersuchung allgemeiner sozialpsychologischer Erkenntnisse zur Interaktion zwischen den beiden Aspekten bietet sich an (vgl. 4.3). Die prinzipielle Trennung evaluativer von deskriptiven Anteilen ist dabei äußerst plausibel und der Autorin gelingt es ein plausibles Konzept „Suchtverständnis" vorzulegen. Wolf beschäftigt sich im weiteren Verlauf ihrer Arbeit mit den historischen und wissenschaftlichen Entstehungsbedingungen der verschiedenen Denkstile. Dies wird ihr möglich durch das Fallenlassen des „Begriff des Paradigmas […] zugunsten des Fleckschen Denkstils" (Wolf 2003, S. 85). Dabei impliziert der Begriff „die Berücksichtigung von biologischen, psychologischen, soziologischen und historischen Einflüssen, die sich gerade auch bei einer Beschreibung von Sucht aufzeigen lassen. Ein Denkstil läßt sich so nicht nur ausschließlich auf eine Theorie oder eine Person zurückführen. Dieses Verständnis von Erkenntnisbildung schließt eine mögliche Koexistenz von Denkstilen ein" (Wolf 2003, S. 88). Stärker als der eklektizistische Ansatz macht Wolf damit den Bezug von professionellen Suchtverständnissen zu gesellschaftlichen, historischen und wissenschaftlichen Diskursen deutlich und kritisiert die Annahme eines diskontinuierlichen, revolutionärem Wechsel von dominanten Paradigmen im Sinne Kuhns (vgl. Wolf 2003, S. 78). Damit gelingt es Wolf, ein Konzept von Suchtverständnis zu entwickeln, welches die verschiedenen Analyseebenen des Suchtverständisses (vgl. 2) integrieren kann und „zu zeigen, daß sich aus den Definitionen zur Sucht und den dazugehörigen Theorien in den einzelnen Wissenschaften unterschiedliche Denkstile [...] ableiten lassen" (Wolf 2003, S. 58), aus denen sich interprofessionelle Unterschiede ergeben könnten.[6]

6 Wolf untersucht damit aber eigentlich wissenschaftsinterne, interdisziplinäre Suchtverständnisse und nicht praxisinterne, interprofessionelle Suchtverständnisse. Zur

4.2.2 Empirische Arbeiten zum Suchtverständnis

Auch wenn man Arbeiten zur Einstellung der Bevölkerung gegenüber Abhängigkeit und Abhängigen (z.B. Moore 1992; Crawford, JR et al. 1989; Crawford, JR, Heather 1987; Weiner et al. 1988) oder zum Selbstverständnis und den Ansichten von Abhängigen selbst (z.B. Rinckens 2003; Hanninen, Koski-Jannes 1999; O'Connor et al. 1994; Seneviratne, Saunders 2000; Luke et al. 2002), ausschließt, bleiben immer noch zahlreiche Studien. Diese wenden verschiedene Operationalisierungen und Auswertungsverfahren an unterschiedlichen Stichproben an. Konstrukte und Forschungsfrage unterscheidet sich zwischen den Artikeln. Kulturelle Unterschiede zwischen den Studienstichproben sind nicht zu leugnen. Nun ist dadurch aber auch eine konzise Darstellung des Forschungsstands im Sinne einer Ergebnisbeschreibung ausgeschlossen. Eine andere Form der Darstellung des Forschungsstandes ist daher notwendig. Ich habe mich daher für eine doppelte Darstellung entschieden.
In diesem Kapitel soll eine möglichst anschlußfähige Übersicht des empirischen Forschungsstandes erreicht werden. Dazu werden die internationalen Studien einer von drei Gruppen zugeordnet, die mit folgenden Schlagworten bezeichnet werden: Klassisch konstruierte Inventare, attributionstheoretische Ansätze und wissensbasierte Ansätze. Übergreifende Ergebnisse dieser Bereiche werden herausgehoben und die Anwendbarkeit auf die deutsche Suchthilfe besprochen. Im Anschluss daran werden die deutschen Studien ausführlicher dargestellt. Innerhalb des Kapitels zur eigenen empirischen Arbeit wird erneut eine Darstellung erfolgen, jedoch entlang der konzeptualisierten Struktur des Suchtverständnisses (vgl. 4.4.1) und zur rationalen Generierung von empirisch gestützten Hypothesen über die Struktur des Suchtverständnisses.

4.2.2.1 Klassisch konstruierte Inventare

Die erste Gruppe bilden methodisch relativ einheitliche Arbeiten, deren Interesse die Validierung von Inventaren zur Erfassung des Suchtverständnisses ist.

Persönliche versus professionelle Einstellung

Dabei gibt es zwei Ansätze. Der erste legt den den Fokus eher auf persönliche, der zweite eher auf professionelle Einstellungen: „Professional attitudes refer to beliefs concerning professional practice such as role legitimacy (i.e., is it appropriate for me to respond to drug use within my professional

empirischen Bestätigung des Suchtverständnisses als personengebundene Einstellung ist eine Überprüfung von Unterschieden in den Wissenschaftstraditionen aber nicht ausreichend (war aber von Wolf auch nicht intendiert).

role), confidence (perceived level of skill and ability) and perceived efficacy of available treatments and interventions. Personal attitudes refer to feelings and beliefs that stem from the stigmatised nature of drug use, for example blame and anger "(National Centre for Education and Training on Addiction 2006, S. 4). Vertreter des eher persönlichen Ansatzes sind die „Understanding of Alcoholism Scale - UAS" (Moyers, Miller 1993), die "Short Understanding of Substance Abuse Scale - SUSS" (Humphreys et al. 1996a) (die aus der UAS entwickelt wurde) die "Addiction Belief Scale - ABS" (Schaler 1995). Dagegen fragen der „Drug Problems Perception Questionnaire - DPPQ" (Watson et al. 2007), eine Adaption des „Alcohol and Alcohol Problems Perceptions Questionnaire - AAPPQ" (Anderson, Clement 1987), das professionelle Rollenverständnis ab. Dabei spielen die Angemessenheit und Legimation der Rolle sowie Rollenunterstützung, Arbeitsmotivation, Professioneller Selbstwert und Arbeitszufriedenheit eine Rolle (Watson et al. 2007). In diesen Fragebögen wird also das professionelle Selbstverständnis abgefragt wird. Die Anwendung auf das Arbeitsfeld Suchthilfe ist dabei eher sekundär. Damit ist aber zweifelhaft, ob dadurch ein Suchtverständnis gemessen werden kann.[7] Der Ansatz „Persönliche Suchtverständnisse" versucht nun explizit, dem Abfragen eines abstrakten Rollenverständnisses zu entgehen. Die ABS untersucht „beliefs regarding the etiology of drug addiction and addicts´ability to control their addiction" (Schaler 1995, S. 119). Die UAS wird beschrieben als „new scale to assess beliefs related to a variety of aspects of alcoholism (etiology, moral character of alcoholics and appropriate provision of treatment)" (Moyers, Miller 1993, S. 239). Die SUSS dient demselben Ziel und erweitert, basierend auf der UAS, ihren Messanspruch auf Alkohol und Drogen.[8]

Widersprüchlich und nordamerikanisch geprägt

Die Items werden in der Regel intuitiv generiert und das theoretische Niveau ist eher niedrig (vgl. Jaussent et al. 2004). Die ABS nimmt z.B. die langanhaltende „disease-model controversy" (Schaler 2000) zwischen einem Verständnis von Sucht als Krankheit gegenüber einem Verständnis von Sucht als freiwilliger Handlung zur Grundlage für das eigene Inventar (Schaler 1995). UAS und der SUSS wurden v.a. als „Disease Model subscale" und eine „Psychosocial Model subscale" konstruiert. Dazu kommt eine

7 Beliebig auf verschiedene Arbeitsfelder übertragbare Items wie „I feel i know how to counsel drug users over the long-term" sind exemplarisch dafür. An Items wie "I often feel uncomfortable when working with drug users" wird zudem deutlich, dass diese Fragebögen viel mehr eine Gegenüberstellung mit einem Suchtverständnis benötigen, als dass sie selbst Erklärungskraft darüber beanspruchen könnten.

8 Man beachte, dass die Konzeptualisierung in allen drei Inventaren kompatibel zu den später (vgl. 4.3) beschriebenen drei Aspekten des Suchtverständnisses, bestehend aus Ursache, Verantwortung und Umgang, ist.

„ecletic orientiation“ (Humphreys et al. 1996a) oder „Heterogeneity Subscale“ (Moyers, Miller 1993). Teilweise werden die Inventare auch verwendet, um Hypothesen zu testen (vgl. Nurco DN et al. 1988; Humphreys et al. 1996b; Schaler 1997; Thombs, Osborn 2001). Meist werden explorative faktorenanalytische und komponentenanalytische Verfahren verwendet.
Bei der ABS findet die Faktorenanalyse drei Dimensionen: Macht oder Machtlosigkeit, Dichotomie und Lebensstil. Interessanterweise laden Items, die dem Krankheitsverständnis zugeordnet wurden, gemeinsam mit Items, die dem Willensverständnis zugeordnet wurden (Schaler 2000). Einen ähnlich widersprüchlichen Effekt finden auch die anderen Inventare: „It appears that endorsement of a disease concept of alcoholism does not preclude the belief that it is caused by a moral flaw" (Moyers, Miller 1993, S. 238f). Die Autoren kommen daher zu dem Fazit: „These findings suggest a current amalgamation of disease, moralistic and characterological models"(Moyers, Miller 1993, S. 243).
Dieser Befund hat zwei Ursachen. Erstens wurde gar kein biomedizinisches Krankheitsverständnis zur Grundlage der Itemkonstruktion gewählt. Stattdessen wurden die Items in Bezug auf das in Amerika dominante Jellinek-Konzept als Grundlage konstruiert, die selbst auf den Ansichten der Selbsthilfebewegung Alcoholics Anonymous oder 12-Steps basiert (Jellinek 1960). Das 12-Steps-Konzept ist aber bereits ein vages Gemenge von moralischen und medizinischen Argumentationen, die um Macht und Machtverlust und die Dichotomie von Totalabstinenz gegenüber Vollrausch kreisen. Wenn eine darauf aufbauende Disease Subscale also Items enthält, die einen Zusammenhang mit moralischen Items bereits sprachlich nahelegen, verwundert ein späterer Zusammenhang dann nicht mehr.[9]
Darüberhinaus kommt eine Besonderheit der US-amerikanischen Suchthilfe zum Tragen, aus der alle drei vorgestellten Studien stammen. Ein guter Teil der Befragten besteht aus ehemaligen Abhängigen. So bezeichnen sich in den Stichproben zur Validierung zwischen 33% (Schaler 1995) und 45% (Moyers, Miller 1993) der Befragten als „addicts in recovery“. In der ABI-Stichprobe besuchen sogar 34% zurzeit Treffen der Alcoholics Anony-

9 Zum Beispiel: "There are only two possibilities for an alcoholic: permanent abstinence or death") aber auch moralistische Items (z.B.: „Drinking alcoholics are liars and can not be trusted"). Auf den Faktor „disease model“ laden in der UAS dann auch die Items, die um Kontrolle, Verhalten und Charakter kreisen, sogar stärker als Items, die genetische oder neurobiologische Vorgänge betonen. Der Befund, dass „In general, studies that attempt to correlate disease model adherence with therapist empathy or sucess rates show no correlation [...] or they indicate an inverse relationship" (Moyers, Miller 1993, S. 238f) wird dadurch wenig verwunderlich. Das „Disease Model“ impliziert ja eben moralistische Elemente, die eben keine prinzipielle Hilfsbereitschaft qua Professionalität zur Folge haben.

mous.[10] Deren Gedankengut besteht eben aus dieser Vermengung. Dies zeigt, dass sich in den Vereinigten Staaten bereits die Personalzusammensetzung in der Suchthilfe deutlich von der in Deutschland unterscheidet. Die Befunde sind damit kaum auf Deutschland übertragbar.[11] In den Studien wurde ein widersprüchliches Amalgat vorgelegt und dementsprechend auch widersprüchliche Ergebnisse gefunden. Erst ein von den offensichtlichsten Widersprüchlichkeiten gereinigtes Inventar könnte auch zur Erforschung der deutschen Suchthilfe dienen.

4.2.2.2 Attributionstheoretische Ansätze

Zweitens existieren Studien, welche das Verhältnis von Verantwortungszuschreibung zu konkreten therapeutischen Entscheidungen und Etiketten erforschen. Die Fragebogenkonstruktion verläuft dabei in der Regel intuitiv und eine Validierung fehlt. Zu nennen wären hier z.B. (Palm 2004; Kloss, Lisman 2003), die sich auf das taxonomische Modell (vgl. 4.2.1.1) stützen, sowie (Miresco, Kirmayer 2006), der sich in Weiners Attributionsansatz verortet und (Luchins et al. 2004) und (Rosta 2004), die weniger theoriebegründete Studien durchführten. Dieser Gruppe lässt sich aber auch eine ältere Arbeit zuordnen, welche die Zustimmung zu verschiedenen Etiketten oder Beschreibungen von Sucht untersuchten (vgl. Israelstam, Sykora 1988).[12] Die Studien umfassen schwedische, US-amerikanische und kanadische Stichproben und sind somit wesentlich internationaler als die Inventare.

Einweisungsbereitschaft

Luchins und Kollegen untersuchten die Bereitschaft von Psychiatern, Personen mit verschiedenen psychiatrischen Erkrankungen, darunter auch

10 Abhängige in recovery haben einen niedrigeren Bildungsabschluss (Moyers, Miller 1993) und weniger Erfahrung in der Suchthilfe. Sie unterscheiden sich vor allem darin, wie sehr sie sich an den „traditionellen“ Therapieverfahren von Alcoholics Anonymous orientieren (vgl. auch Crabb, Linton 2007). Autoren sprechen sogar von einem Berufsstand des „paraprofessional recovering counselor“ (Stoffelmayr et al. 1998, S. 144).

11 Es zeigt aber auch, dass es zwei Wege der Personalrekrutierung gibt, einerseits über die Selbsthilfe und andererseits über die universitäre Ausbildung. Wenn die SUSS festhält, dass „psychosocial learning beliefs and eclectic orientation both correlated positively with higher levels of education, whereas disease model beliefs showed the reverse relationship“ (Humphreys et al. 1996a, S. 42) macht sie wohl vor allem eine Aussage über diese beiden unterschiedlichen Zugänge. Es lässt sich daher allenfalls vermuten, dass in der deutschen, vor allem akademisch geprägten Suchthilfe eher eine eklektische und psychosoziale Grundhaltung herrscht.

12 Diese Studie verwendet jedoch wenige und stark zeitgeistgebundene Items wie z.B: „Alcoholism is an allergy“ (Israelstam, Sykora 1988) und trifft daher kaum mehr den aktuellen Stand der Suchthilfe.

Drogenabhängigkeit, zwangsweise einzuweisen. Dabei zeigte sich, dass Drogenabhängige im Vergleich zu Schizophrenie und bipolarer Störung als verantwortlicher für Beginn und Wiederauftreten der Erkrankung eingeschätzt werden.[13] Jedoch: „no signficant correlation was found between commitment recommendations and the attributions of responsibility for the diagnoses"(Luchins et al. 2004, S. 1059). Das Verantwortlichkeitsurteil hat bei Psychiatern also keinen Einfluss auf deren Entscheidung zu zwangsweiser Einweisung.

Biopsychosoziale Verursachung

Miresco und Kirmayer befragten Psychiater und Psychologen zu verschiedenen psychiatrischen Erkrankungen, darunter auch Heroinabhängigkeit. Dabei sollten die Befragten einschätzen, wie stark die Symptome der Erkrankung biologisch, psychologisch oder sozial bedingt sind und wie stark in verschiedenen Fallvignetten die Intentionalität, Kontrollierbarkeit, Verantwortlichkeit und Schuld der Erkrankten an devianten Handlungen (finanzielle Verschuldung, gefährliche Körperverletzung, riskanter Sex mit HIV-Ansteckung) ist. Dabei fand sich für die Heroinabhängigkeit eine signifikante positive Korrelation von angenommener psychologischer Verursachung der Symptome und der Schuldzuschreibung (r=0.31, 0<=0.001, n=119)[14], d.h. biologische und soziale Verursachung hatten keinen Einfluss. Im Gesamt über alle Erkrankungen und Devianzen hinweg fand sich eine starke positive Korrelation von sozialer und psychologischer Verursachung, eine negative Korrelation zwischen biologischer und psychologischer oder sozialer Verursachung sowie eine hohe negative Korrelation der Schuldzuschreibung mit biologischer Verursachung und positive mit sozialer oder psychologischer Verursachung. Dies ist ein starker Hinweis darauf, dass eine bio-psycho-soziale Dimensionierung sinnvoll sein kann und zudem die Verantwortungszuschreibung zum Teil erklären könnte.

Verantwortungszuschreibung

Kloss und Lismann lassen von Mitarbeiter/-innen in Psychiatrie und Suchthilfeeinrichtungen Fälle bewerten, die an Schizophrenie, Alkoholabhängigkeit oder einer Kombination der beiden Störungen erkrankt sind.[15]

13 Leider wird im Artikel nur dieses relative Verhältnis der Verantwortungszuschreibung genannt. In der Korrespondenz wurde mitgeteilt, dass die Originaldaten leider nicht mehr zur Verfügung stehen.

14 Die Ergebnisse sind im Artikel nur über alle Erkrankungen aggregiert zu finden. Sie basieren auf Nachrechnungen aus den Rohdaten im Rahmen persönlicher Korrespondenz mit dem Erstautor.

15 Gleichzeitig wurde die „Disease Subscale" der UAS erhoben. Interessanterweise fand sich kein Zusammenhang zwischen einer Zustimmung oder Ablehnung des Krankheitsverständnisses mit der Zuschreibung von Schuld für die Entstehung der Abhän-

Es fand sich auch kein signifikanter Unterschied in der Zuschreibung von Verantwortung für die Bewältigung der Abhängigkeit in psychiatrischen Einrichtungen gegenüber den spezialisierten Einrichtungen. Jedoch schrieben Mitarbeiter/-innen in Suchthilfeeinrichtungen signifikant weniger Schuld für die Entstehung einer Abhängigkeit zu.[16] Damit findet sich also in Suchthilfeeinrichtungen eine Tendenz zum Kompensatorischen Modell der Verantwortungszuschreibung. Dieses Ergebnis fand auch Palm, die schwedische Mitarbeiter/-innen in Suchthilfeinrichtungen für Alkohol- und Drogenabhängigkeit nach ihrer Verantwortungszuschreibung befragte und deren Zustimmung zu Sucht als Krankheit, soziales Problem oder moralische Schwäche eruierte. Ihre Ergebnisse sind in Tabelle 4, S. 48 dargestellt.

		Verantwortung für Bewältigung	
		Voll	Teilweise / Keine
Verantwortung für Verursachung	Voll	25/28	3/3
	Teilweise / Keine	43/38	29/30

Tabelle 4: Brickmanverteilung nach Palm (2004)

Alkohol/Drogen

Die Unterschiede in der Verantwortungszuschreibung zwischen Alkohol- und Drogenabhängigkeit sind zwar signifikant, aber gering (gemeinsame Varianz 8%, $p<= 0.01$, $n>=890$)[17]. Es fand sich kein signifikanter Unterschied in der Verantwortungszuschreibung bei Kontrolle des konsumierten Stoffes. Die Mitarbeiter betrachten süchtige Personen in jeweils absoluter Mehrheit als teilweise verantwortlich für die Verursachung (66% für Alkohol, 64% für Drogen) und als voll verantwortlich für die Bewältigung (69% für Alkohol, 66% für Drogen). Auch die Zustimmung zu den Etiketten korreliert über die Stoffe hinweg signifikant und hoch (zwischen r=0.62 und r=0.83).[18] Dies spricht besonders eingedenk der großen Stichproben dafür, dass Unterschiede zwischen den Abhängigkeiten gering sind (vgl. 3.3.3). Palm findet zudem einen Einfluss der Zustimmung zu den Etiketten

gigkeit. Angesichts der bereits angesprochenen Widersprüchlichkeit der „Disease Subscale" ist diese Ergebnis aber auch nicht verwunderlich (vgl. 4.2.2.1).

16 Die Ergebnisse sind im Artikel nicht erwähnt. Sie basieren auf Nachrechnungen aus den Rohdaten im Rahmen persönlicher Korrespondenz mit dem Erstautor.

17 Keine Korrelationswerte angegeben, nur Prozent geteilter Varianz. Berechnungsmethode unklar.

18 Im Text als signifikant vermerkt. Leider war auch im Rahmen persönlicher Korrespondenz ein Zugriff auf die Rohdaten und damit eine Nachberechnung nicht möglich.

auf die Verantwortungszuschreibung. Die Zustimmung zu Sucht als Krankheit korreliert mit geringerer Tat- und Bringschuldzuschreibung, während sich ein entgegengesetzter Effekt für Sucht als moralische Schwäche und als soziales Problem zeigt. Interessanterweise hingen auch die Zustimmungen zu den Etiketten zusammen: 56% bejahten sowohl Sucht als soziales Problem als auch als Krankheit; 29% sowohl als Willensschwäche als auch als Krankheit und 25% sogar alle drei Items. Dies kann als deutlicher Hinweis darauf verstanden werden, dass ein eklektisches Verständnis und ein Bewusstsein von Paradoxien innerhalb des Suchtverständnisses besteht. Die Zustimmung für Sucht als Krankheit war zudem eher moderat. Nur 74% bejahten das Krankheitsverständis für Alkohol und 59% für Drogen. Zwei weitere interessante Befunde sind zudem, dass Befragte mit höherem Bildungsabschluss seltener dem Etikett Willensschwäche zustimmten und Mitarbeiter/-innen in stationären Einrichtungen fast doppelt so häufig das Etikett Willensschwäche und soziales Problem bejahen wie Mitarbeiter/-innen in ambulanten Einrichtungen. Geschlecht und Alter scheinen ohne Einfluss zu sein. Anders als in den amerikanischen Studien hat das Konzept von Alcoholics Anonymous historisch bedingt wesentlich weniger Einfluss in der schwedischen Suchthilfe. Die schwedische Suchthilfe ist auch von ihrem Professionalisierungsgrad eher mit der deutschen zu vergleichen. Dies legt eine Übertragbarkeit der Ergebnisse eher nahe.

4.2.2.3 Wissensbasierte Ansätze

Drittens existieren Studien, welche sich für den Wissensstand professioneller Mitarbeiter/-innen in der Suchthilfe über Suchttheorien und effektive Behandlungsformen und deren Meinung zu verschiedenen Therapieverfahren interessien. Dazu wurden auch Inventare entwickelt und angewendet, z.B. der „Treatment Process Beliefs Questionnaire - TPRQ“ (Ogborne et al. 1998) oder ein Fragebogen zu „Staff Beliefs about Addiction Treatment“ (Mitchelson et al. 2007; Forman et al. 2001). Das Interesse liegt dabei in der Sammlung von Informationen zur Planung und Evaluation von Aus- und Fortbildungen (z.B. Landy et al. 2005; Karam-Hage et al. 2001; Kelleher 2007; Morgenstern, McCrady 1992). Eine chinesische Studie fragt z.B. nach gewünschten Fortbildungsmaßnahmen oder ob bestimmte Therapieformen in China erlaubt werden sollen (Tang et al. 2005). Die Studien zielen dabei gezielt auf die Beeinflussung der Praxis ab. Eine britische Studie formuliert z.B. eplizit: "these findings are discussed with particular reference to current government policy of encouraging GPs to extend their role in treating drug addiction" (Abed, Neira-Munoz 1990, S. 131). Dabei werden Meinungen der Praktiker zwar einbezogen, jedoch ohne eine theoretische Konzeptualisierung des Suchtverständnisses. Paradigmatisch für den gesamten

Strang steht ein Trainingshandbuch des australischen National Centre for Education and Training on Addiction, welches erst Verfahren für einen „effective attitude change" bespricht und dem Kursmanual einen Fragebogen zur Evaluation des Kurserfolgs beilegt (National Centre for Education and Training on Addiction 2006). Zu dieser Richtung gehört auch Forschung darüber, wie Trainingsprogramme möglichst effektiv Änderungen von Verhalten und Einstellung bewirken können: „For training programs to be effective, it is essential to know learner characteristics that might affect outcomes" (Lawson et al. 2004, S. 1237). Es ist zwar relativ unproblematisch, Informationen aus der Wissenschaft an die Praktiker/-innen heranzutragen oder Suchthilfepolitik mit der fachlichen Erfahrung der Praktiker/-innen zu informieren. Kritisch ist jedoch das Bestreben, normative Überzeugungen genauso wie deskriptive Wissensbestände zu behandeln.

Machbarkeitswahn

Deutlich wird die an veränderten Machbarkeitvorstellungen. Der Überzeugung von 1978, „that deeply engrained attitudes toward such issues are not modified by the classical "workshop-seminar" approach, and that more intensive individual work is necessary to modify such attitudes" (Lemos, Moran 1978, S. 83) steht die moderne Ansicht gegenüber, „that learning and belief change can occur in volunteer audiences" (Lawson et al. 2004, S. 1253) in "educational workshops (3 or 6 hr-long) on addiction science" (Lawson et al. 2004, S. 1236). Aus der Idee, mit halb- oder ganztägigen Workshops zur Informationsvermittlung Änderungen in normativen Überzeugungen zu erreichen, spricht eine sozialtechnologische Machbarkeitsidee, die Wissen und Ethik weder theoretisch noch normativ zu trennen vermag. An zwei Items eines Evalutionsbogens lässt sich das besonders verdeutlichen. Die normative Antwort auf die Frage „Alcoholics […] are responsible for what they did to themselves" ist nicht gleichwertig mit der Wissensantwort auf die Frage „Two of the DSM-IV diagnostic criteria for chemical dependence are optional […]. Which ones are they?" (Beide Beispiele Lawson et al. 2004).

Bezug auf die Forschungsfrage

Dieser Forschungsansatz geht also implizit von einem handlungswirksamen Suchtverständnis als Einstellung aus, reflektiert aber weder mögliche andere Fallstrukturgesetzlichkeiten noch professionsethische Einwände. Derartiges unreflektiertes „Modifying" (Karam-Hage et al. 2001) der Suchtverständnisse von Praktiker/-innen halte ich für äußerst fragwürdig ohne vorherige empirische und theoretische Auseinandersetzung mit der Struktur des Suchtverständnisses.

4.2.2.4 Arbeiten zum Suchtverständnis in Deutschland

Wie bereits mehrfach angemerkt, ist die Forschungslage zum Suchtverständnis deutscher professioneller Mitarbeiter/-innen in der Suchthilfe eher dürftig. Im Folgenden werden in chronologischer Reihenfoge drei Studien und ein Forschungsansatz vorgestellt. Den Beginn macht dabei eine Umfrage zu Alkoholabhängigkeit an Allgemeinärzte aus dem Jahr 1984; gefolgt von einer Studie aus dem Jahr 1995 zu den Begründungsmustern für disziplinarische Entlassungen aus der stationären Suchthilfe. Einen Teil wird auch die Besprechung von Forschung zu zu emotionalen Belastungen und Verarbeitungsprozessen von Mitarbeiter/-innen in der Suchthilfe in Reaktion auf Rückfälligkeit ausmachen. Den Schluss bildet eine kurze Umfrage an Mainzer Ärzten zu Alkoholabhängigkeit aus dem Jahr 2004.

Allgemeinärzte im Jahr 1984

Die erste deutsche Umfrage zum Suchtverständnis erfolgte an jedem dritten, per Losverfahren ausgewähltem Allgemeinarzt Schleswig-Holsteins und erreichte eine gute Rückmeldequote (RR=55,2%, n=117/212). Dabei verwendeten die Befragten von allem moralistische Kategorien. Als Hauptproblem der Alkoholabhängigkeit wurde „Willensschwäche von fast allen Ärzten bejaht und von keinem einzigen abgelehnt" (Reimer, Freisfeld 1984, S. 3517). Die häufigsten Ansichten waren dabei, dass Alkoholabhängigkeit immer oder oft eine moralische Schwäche und Charakterstörung und selten oder nie ein vererbtes Leiden sei. Die Frage, ob Alkoholabhängigkeit eine chronische seelische Krankheit sei, wurde nur knapp von der Hälfte mit immer oder oft bejaht. Die Autoren erwähnen, dass in vielen Randbemerkungen vor allem Frustration, Überforderung und Gereiztheit einen Ausdruck fanden und dabei oftmals im Widerspruch zu den angekreuzten Antworten standen. Es zeigten sich deutliche „Ambivalenzen und Verleugnungstendenzen" (Reimer, Freisfeld 1984, S. 3520) mit einer starken Tendenz zur moralischen Disqualifizierung der Abhängigen. Diese Widersprüchlichkeit zwischen offizieller Gelassenheit und inoffizieller Frustration war vor allem beim Thema Rückfall ausgeprägt. Spezielle Kenntnisse über Alkoholismus haben einen Einfluss auf die Einstellungen, denn derart ausgebildete Ärzte fühlen sich u.a. weniger überfordert und sehen die Abhängigkeit signifikant häufiger als Krankheit an.

Emotionen und der Umgang mit dem Rückfall

In den letzten beiden Jahrzehnten des 20. Jahrhunderts fand eine breite fachliche Auseinandersetzung über den Umgang mit Rückfälligkeit statt, die in Deutschland vor allem mit Joachim Körkel verbunden ist (vgl. Körkel et al. 1995a; Körkel et al. 1995b) und auf kognitiv-behavioralen Rückfalltheorien basiert (Marlatt, Gordon 1985). Dabei wurde verstärkt für ein neues Denken über den Rückfall gestritten. Statt eine Katastrophe und Scheitern der Behandlung sollte er nun eine Chance für förderliche Entwicklungen bieten. Zwangsentlassungen werden als Kunstfehler gedeutet: „Das bedeutet, daß durch Zwangsentlassungen Patienten die Behandlung zu einem Zeitpunkt entzogen wird, zu dem eine ungünstige Prognose über die weitere Abstinenz vorliegt. Es ist deshalb zu fragen, ob es nicht als Aufgabe oder Pflicht von Suchtkliniken zu definieren wäre, diese Prognose durch Weiterbehandlung zu verbessern" (Körkel 1995, S. 39). Unter dieser Perspektive fand auch eine Erforschung der emotionalen Reaktionen auf Rückfälligkeit und der Begründung von disziplinarischer Entlassung statt. Brünger untersuchte dazu bundesweit 37 Einrichtungen der stationären Suchthilfe. Dabei befragte er mündlich und schriftlich Therapeut/-innen und analysierte Einrichtungskonzepte. Fast alle Einrichtungen informieren meist im Rahmen einer Hausordnung die Klienten über die Folgen von Rückfälligkeit. Dabei sind die Formulierungen jedoch nicht als „Muss-Regeln" formuliert, sondern erlauben dem therapeutischen Team Spielraum für Entscheidungen. Nur 13 der 37 Einrichtungen entlassen prinzipiell nach einem Rückfall. Als Gründe dafür werden vor allem die Konzeption der Einrichtung, der Schutz der Einrichtung und eine Grenzziehung der Einrichtung genannt. Der Schutz der Mitpatienten und die Angst vor „Rückfallwellen" ist dabei ein großes Thema. Eine Weiterarbeit sei zudem nach dem Rückfall nicht mehr möglich und weiterhin bestehe meist die Möglichkeit einer späteren Wiederaufnahme. Die Entlassung könne auch ein heilsamer Schock sein. Damit findet sich als Begründungsmuster für eine prinzipielle Entlassungen vor allem der Schutz der Einrichtung vor Drogen. Drogenfreie Therapie ist ein Wert an sich und Abstinenz damit eine Erwartung an den Klienten, um überhaupt als therapiefähig zu gelten und eine Therapiemöglichkeit zu erhalten. Dem gegenüber stehen fast zwei Drittel der Einrichtungen, die eine prinzipielle Weiterbehandlung befürworten. Dennoch wird in der Regel die Entscheidung für oder gegen eine Weiterbehandlung vom Einzelfall abhängig gemacht. Für eine prinzipielle Weiterarbeit spricht aus Sicht der Einrichtungen, dass der Rückfall nur eine Aktualisierung der zugrundeliegenden Konflikte und ein Symptom der Erkrankung sei. Zudem ist nach einem Rückfall der Zugang zum Patienten leichter möglich und die Therapie ist auch unabhängig vom Rückfall ein Wert an sich. Zudem würde eine Entlassung nur zu einer Verfestigung des Grundproblems führen. In der konkreten Entscheidung steht vor allem auf die Bereitschaft des Klienten zur Aufarbeitung und ein offenes Eingestehen im Vordergrund. Eine Leugnung des Konsums und fehlende Behandlungsmotivation führt dagegen zum Ausschluß. In der Entscheidung spielt aber auch der Schutz der anderen Klienten eine Rolle, denn das Verbreiten einer negativen Atmosphäre, die Anstiftung von Mit-

patienten oder ein erneuter Rückfall oder ein Rückfall innerhalb der Einrichtung sind ebenfalls Entlassungsgründe. Deutlich wird, dass trotz einer prinzipiellen Weiterbehandlung, für die auch Argumente aus dem Krankheitsverständnis herangezogen werden, die Motivation nach einem Rückfall weiterhin das entscheidende Kriterium ist. Brünger fällt dabei auf, dass Einrichtungen oft „nach außen klare Positionen zum Thema »Rückfall während der Behandlung« beziehen, intern [aber] eine weniger eindeutige Situation vorherrscht" (Brünger, Martin 1995, S. 31). Die Entscheidung hängt somit vor allem vom Interesse der Einrichtung an Drogenfreiheit zum Schutz der Mitpatienten sowie der Motivation des Rückfälligen ab.
Vor allem durch Bezugnahme auf Burnout und Überforderung fand eine breiter angelegte Erforschung und Theoriebildung zum Umgang mit Rückfälligkeit und therapeutischen Mythen statt (vgl. z.B. Missel 1995). Dabei wird die Burnoutgefahr als Argument zur Durchsetzung eines neuen Verständnis von Sucht und Rückfall eingesetzt (vgl. z.B. Körkel, Kruse 2005). Unklar ist jedoch, inwiefern eine derartige Konzeptualisierung das Proprium des Suchtverständnisses trifft. Plausibler erscheint es, diese Argumentation unter dem Stichwort „Helfersyndrom" einzuordnen, die in allen sozialen und heilenden Berufen diskutiert wird (vgl. z.B. Köppl 2006; Schmidbauer 2006). Teilweise lassen die Studien aber auch Rückschlüsse auf Bestandteile des Suchtverständnisses zu. So zeigte sich in einer Untersuchung, dass weder der Schwerpunkt der Mitarbeiter, d.h. ob sie eher mit Alkohol- oder Drogenabhängigen arbeiten, noch die Art der Abhängigkeit von Rückfälligen (Alkohol, Medikamente, illegale Drogen) einen Einfluss auf die emotionalen Reaktionen hatte (vgl. Körkel, Wagner 1995 und 3.3.3). Stattdessem sind „Negative emotionale Behandlerreaktionen [...] ausgeprägter bei einer Sichtweise des Rückfalls als therapeutischem Misserfolg, bei unerwartetem Eintreten des Rückfalls, einem hohen therapeutischen Engagement vor dem Rückfall, der Neigung zum sozialen Vergleich der eigenen Rückfallhäufigkeiten mit der von Kollegen sowie der Zugrundelegung eines eigenen Beitrags an der Rückfallentstehung" (Körkel, Wagner 1995, S. 142).

Klinikärzte im Jahr 2004

Zeitlich zuletzt liegt eine Untersuchung an Mainzer Klinikärzten. Rosta forschte zum Verständnis von Alkohol im Vergleich zwischen Skandinavien und Deutschland (Rosta 1998) und veröffentlichte dazu auch die Ergebnisse einer postalischen Umfrage an Ärzten aus Mainz sowie Aarhus in Dänemark (RR=66%, n=372/572). Dabei wurden sowohl niedergelassene wie Klinikärzte, Allgemeinärzte, Internisten, Chirurgen und Psychiater befragt. Die Befragten sollten angeben, wie sehr sie der Aussage zustimmen, dass Alkoholismus eine Krankheit ist und dass Alkoholismus eine selbstverursachte Krankheit ist. Dabei zeigte sich bei den deutschen Ärzten eine fast vollständige Bejahung von Alkoholismus als Krankheit (92,4%). Deutsche Ärzte sind signifikant häufiger als dänische Ärzte der Ansicht, dass Alkoholismus eine Krankheit sei ($p<0.000$). Knapp die Hälfte der befragten Ärzte war zudem der Ansicht, dass Alkoholismus eine selbstverursachte Krankheit sei (48%). Diese Ergebnisse überraschen vor allem im Vergleich mit den Ergebnissen von 1984. Sie zeigen aber, dass ein guter Teil der Ärzte zumindest Ansätze für die Möglichkeit von Schuld, d.h. Schuldfähigkeit, bei der Entstehung der Abhängigkeit als gegeben ansieht.

4.2.3 Zusammenfassung

Brickman und Kollegen konstruierten eine Taxonomie von vier Formen der Hilfeleistung basierend auf einer Unterscheidung der retrospektiven und prospektiven Verantwortungszuschreibung. Brower und Kollegen weisen den angenommenen Ursachen und Folgen die Hauptbedeutung zu und begreifen Suchtverständnisse als aufgeteilt in fünf basale, aber integrierbare Schulrichtungen mit spezifischen Vor- und Nachteilen, die durch eklektische Flexibilität überwunden werden können und sollen. Julia Wolf stellt fünf fachgebundene Denkstile vor und bezieht sich in ihrer Analyse auf Zustand, Status und Folgen.
Klassisch konstruierte Inventare sind entweder mit Blick auf die nordamerikanische Suchthilfe konstruiert, und daher von den Konzepten Alcoholics Anonymous und ihrer Nachfolgeorganisationen geprägt, welche in Deutschland weniger Fuß gefasst haben. Auch aufgrund der anderen Suchthilfestruktur in Nordamerika ist daher eine Übertragung der Ergebnisse sowie der Inventare auf Deutschland eher fragwürdig. Wissensbassierte Inventare wurden als Evaluationsinstrumente zur Prüfung von Wissensbeständen nach Fortbildungen oder zur besseren Kontrolle der professionellen Praxis entwickelt. Aufgrund des akademischen internationalen Wissenstandes erlauben diese Inventare eher eine Übertragung. Auch rollenorientierte Inventare lassen sich eher übertragen. Beide treffen jedoch vermutlich nicht den Kern der vermuteteten Fallstrukturgesetzlichkeit „Suchtverständnis“. Am besten geeignet erscheinen daher attributionsbasierte Studien mit Inklusion verantwortungszuschreibender Elemente.
Nur wenige Studien lassen Aussagen über die deutsche Suchthilfe zu. Unter Ärzten war 1984 ein moralistisches Verständnis dominant. 2004 zeigt sich eine fast vollständige Anerkennung als Krankheit, aber die Möglichkeit der Verantwortungszuschreibung wird dabei nicht ausgeschlossen. Mit dem Einzug von realistischen Behandlungszielen (Schmidt, Banger 2006) ging ein Wandel im professionellen Selbstverständnis helfender Berufe einher, der sich an der Diskussion um Helfer-Syndrom und Burnout zeigt. Dabei wurden moralische und emotionale Aspekte aber nicht nivelliert, sie spielen weiterhin eine Rolle in der Praxis. In Deutschland scheint

sich in den letzten 25 Jahren also eine starke Änderung der Ansichten zu Abhängigkeit hin zu einem pragmatischen Krankheitsetikett vollzogen zu haben, jedoch sind widersprüchliche Ansichten noch immer vertreten.

4.3 Theoretische Forschungsarbeit

1	Suchtverständnis				
2	Suchtbild			►	Umgang
3	Ursache	x	Verantwortung	►	Umgang
4	Etikett Antezedenz (bio/psycho/sozial)	x	Norm Schuldfähigkeit Schuldzuschrei- bung	►	Entlassbereit- schaft

Tabelle 5: Ausführliche Struktur des Suchtverständnisses

Alle besprochenen Theorien haben problematische Aspekte. Diese sind die fragwürdige Annahme einer von Verantwortungszuschreibung unabhängigen Hilfsbereitschaft, ein rein technisch-eklektizistischer Entwurf ohne Integration normativer Differenzen und eine Begründung mittels wissenschaftstheoretischer statt professionstheoretischer Paradigmen. Die drei Elemente Ursachenattribution, Verantwortungszuschreibung und Umgangsentscheidung treten jedoch in allen Ansätzen auf und scheinen daher als Grundlage für eine Konzeption des Suchtverständnisses relevant zu sein (vgl. Tabelle 5, S. 55).
Das Suchtverständnis als Einstellung (Ebene 1) ist daher am besten durch folgende drei Elemente (Ebene 3) charakterisiert: Erstens die *attribuierten Ursachen der Abhängigkeit*, zweitens die *attribuierte normative Verantwortung* sowie drittens der *präferierte Umgang mit Abhängigkeit*. Für diese Dreiteilung sprechen mehrere Argumente. Erstens die plausible Zuordnung des Suchtverständnis zu Einstellungskonzepten und daher die Analogie zu kognitiven, evaluativen und behavioralen Aspekten von Einstellungen. Zweitens finden sich in der theoretischen Literatur zum Suchtverständnis vor allem diese drei Elemente unter unterschiedlicher Nomenklatur. Zum besseren Verständnis des Prozesscharakters der internen Struktur bietet es sich zudem an, die attributionstheoretisch nahestehenden Aspekte Ursache und Verantwortung unter dem Begriff Suchtbild zusammenzufassen und als Determinanten vom dem behavioral orientierten Umgang abzugrenzen (Ebene 2). Für die Konzeptualisierung des Suchtverständnisses ist zudem eine Darstellung mit weiteren Subelementen sinnvoll. Ursachen lassen sich in Etiketten und Antezedenzien zerlegen. Das Etikett bezeichnet die Zu-

stimmung zu verschiedenen Zustandsbeschreibungen von Abhängigkeit (z.B. Krankheit, Willensschwäche). Antezedenzien gehen der Sucht zeitlich voraus und können als verursachend verstanden werden. Solche Antezedenzien lassen sich sowohl einzeln als auch in ihrer Zugehörigkeit zu einer biologischen, psychologischen oder sozialen Dimension interpretieren. Die Norm erscheint in drei Komponenten: *Abstinenz als Voraussetzung, Erwartung oder Ziel für Hilfsmaßnahmen*. Die angenommene Schuldfähigkeit ist in einzelne Fähigkeiten zerlegbar: Kontrollierbarkeit, Vorhersehbarkeit und Intentionalität. Dabei bezieht sich die Schuldfähigkeit jeweils auf eine typische Situation. Schuldzuschreibung findet in Reaktion auf Fehlverhalten in typischen Situationen der Suchthilfe statt, v.a. für den Rückfall. Weitere typische Situationen sind Diebstahl, Gewaltandrohung oder die Weitergabe von Drogen. Die Entlassbereitschaft lässt sich direkt als Bereitschaft zur Behandlungsbeendigung nach Fehlverhalten in solchen typischen Situationen konzeptualisiert.

Während diese Skizze es erlaubt, die Kernannahmen der besprochenen theoretischen Papiere zu integrieren, zeigt sich doch, dass für eine fruchtbare empirische Forschungsfrage Spezifizierungen aller drei Aspekte notwendig sein werden. Im Folgenden werde ich im Rückgriff auf Theorien der Attributionalforschung[19] und philosophischer Begriffsanalysen diese Spezifizierung vorantreiben. Der Zweck der folgenden Zusammenfassungen liegt darin, als Basis zur rationalen Generierung von Hypothesen ein besseres Verständnis für die Elemente des Suchtverständnisses und deren mögliche Interaktionen zu erlangen.

4.3.1 Suchtbild

Das Suchtbild stellt den Kern der Fallstrukturgesetzlichkeit Suchtverständnis dar. Während der Umgang auch als Resultat anderer Fallstrukturgesetzlichkeiten verstanden werden kann, werden Attribution von Ursache und Verantwortung als den Umgang beeinflussende latente Strukturen verstanden.

---

19 Initiiert wurde das Forschungsfeld vor allem durch die seminalen Arbeiten von Heider (vgl. Heider 1958) und in Nachfolge durch theoretische Arbeiten von Weiner (vgl. Weiner 1995), Shaver (vgl. Shaver 1985), Kelley (vgl. Kelley 1973) sowie Fishbein und Ajzen (vgl. Fishbein, Ajzen 1973). Es ist aber anzumerken, dass nicht untersucht werden soll, aus welchen Gründen oder Ursachen Suchthelfer/innen ein bestimmtes Suchtverständnis entwickeln, sondern wie das Suchtverständnis konstituiert ist, um daran anschließend überprüfen zu können, ob es überhaupt existiert. Die Analyse ist somit eher an attributionalen Fragestellungen als an Theorien zur Attribution orientiert (Kelley, Michela 1980, S. 460).

Die Begriffe Ursache und Verantwortung werden im Alltag of synonym verwendet: „The confusion […] arises partly because causality constitutes one meaning of the word responsibility" (Fincham, Jaspars 1980, S. 104).[20] Beide Begriffe sind jedoch auch unterscheidbar: „Causes exist in physical reality, but responsibility exists only in social reality" (Shaver 1985, S. 87). Bei der Verantwortung ist, anders als bei der Ursache, stets eine über die kognitive Verknüpfung hinausgehende normative Evaluation impliziert. Für Verantwortungszuschreibung wie Ursachenattribution gilt zudem: „it is likely that at least some of the disagreements that arise […] are really disagreements about the descriptions of the actions or events that have taken place"(Shaver 1985, S. 43). Daher muss ein geeignetes repräsentatives Einstellungsobjekt gefunden werden, eine typische Situation. Dafür bieten sich solche Ereignisse an, die eine Schuldzuschreibung nach sich ziehen können, bei denen ein Einfluss auf die Hilfsbereitschaft möglich ist, und die typisches Fehlverhalten von Abhängige in der Behandlung sind.

4.3.2 Ursache

Versucht man, Ursache begrifflich zu fassen, muss man sich dem seit Hume geläufigen Einwand stellen, zugunsten eines reinen Regularitätsbegriffs sei auf die Rede von Kausalität zu verzichten (vgl. die Besprechung bei z.B. Esfeld 2007). Ursache-Wirkungs-Beziehungen sind aber weder aus Lebenswelt noch Wissenschaft wegzudenken. Mit Kant gesagt, ist es wohl eine psychologische Tatsache, dass Menschen in kausalen Beziehungen denken, denn „nur dadurch, daß wir die Folge der Erscheinungen, mithin alle Veränderungen dem Gesetz der Kausalität unterwerfen, [ist] selbst Erfahrung, d.i. empirisches Erkenntnis von denselben möglich" (Kant, Weischedel 1995, S. 227). Dieses transzendentale Argument formuliert Hügli folgendermassen: „Unsere Erkenntnis ist so beschaffen, daß wir überhaupt nicht zwischen subjektiven Vorstellungen und objektiven Ereignissen unterscheiden könnten, wenn wir nicht bereits die Begriffe U[rsache] und W[irkung] besäßen. Diese Begriffe sind Grundbegriffe (Kategorien), die als Werkzeuge des Verstandes bei der Deutung der Phänomene notwendigerweise vorliegen müssen, damit objektive Erkenntnis überhaupt erst möglich wird" (Hügli et al. 2005, S. 642). Auch Aristoteles weist bereits auf die Notwendigkeit des Ursachenbegriffs fürs Erkennen hin.[21]

---

20 In der Antike hatten die „griechischen Standardausdrücke für ‹Ursache› [...] ursprünglich eine moralisch-juristische Bedeutung und bezeichnen den Verantwortlichen sowie die Schuld und Anklage" (Tetens 2001, S. 377).

21 Aristoteles nennt vier verschieden Arten von Ursachen – causa finalis, efficiens, formalis und materialis. Die moderne Wissenschaft fusst jedoch auf „probabilistischen Verfahren" (Tetens 2001, S. 400). Ursachen müssen signifikante Korrelationen

Ursache im Sinne psychologischer Epistemologie muss sich aber nicht auf Antezedenzien beschränken, sondern kann auch Eigenschaften als Ursachen beinhalten: „The ascription of an attribute to an entity amounts to a particular causal explanation of effects associated with that entity - reasons or responses to it, judgments and evaluations of it etc. So all judgments of the type "Property X characterizes Entity Y" are viewed as causal attributions"(Kelley 1973, S. 107). Relevant ist der psychologische Tatbestand der Verknüpfung der beiden Phänomene durch die Zuschreibung „verursachend". Damit lassen sich sowohl Antezedenzien (z.B. genetisch oder sozial verursacht) als auch Etiketten (z.B. Krankheit, Willensschwäche) als Ursachen zusammenfassen. Biologisch verursachte Ereignisse erscheinen zudem weniger schuldhaft.[22] Der Einfluss einer auf biologische, pychologische und soziale Dimensionen zurückzuführenden Ursachenattribution ist auch sozialpsychologisch untersucht worden (Miresco, Kirmayer 2006). Neben einer Untersuchung des Einflusses von Etiketten bietet es sich daher an, Antezedenzien einer biologischen, sozialen oder psychologischen Dimensionen zuzordnen. Als geeignetes repräsentatives Einstellungsobjekt für die Ursachenattribution bietet sich die Entstehung der Abhängigkeit an.

4.3.3 Verantwortung

Verantwortung ist ebenfalls ein in im wissenschaftlichen Kontext umstrittener Begriff. „So betrachten zum Beispiel einige Forscher Verantwortung im Sinne einer stabilen Persönlichkeitseigenschaft, für andere ist sie ein Attribut, das Personen, Situationen oder Handlungen zugeschrieben werden kann [...]. Verantwortung kann auch ein Motiv für Handlungen sein [...]. Verantwortung kann überdies von Dritten beurteilt werden oder subjektiv erfahren werden" (Auhagen 1999, S. 40f). An die Verantwortung wird auch immer dann appelliert, wenn andere Steuerungsmechanismen nicht greifen. Verantwortung ist in diesem Sinne eine Residualkategorie

sein, die der Wirkung zeitlich vorgehen und für die ein plausibler Wirkmechanismus vorstellbar ist. Während diese Reduzierung von Ursachen auf Antezedenzien im wissenschaftstheoretischen Kontext ihre Berechtigung hat, ist sie für eine psychologische Theorie der Ursachenattribution vermutlich nicht ausreichend: „Wissen von der Ursache im Unterschied zum bloßen Faktenwissen, daß etwas so ist, impliziert die Kenntnis einer Erklärung, warum etwas so und so ist. [...] Durch die Ursache wird zugleich definiert, was etwas ist: Wer weiß warum der Mond sich verfinstert, weiß auch, was eine Mondfinsternis ist" (Tetens 2001, S. 378).

22 Dieses Argumentationsmuster wird aufgegriffen, wenn Sucht als biomedizinisches Problem der Sphäre moralischen verantwortlicher Handlungen enthoben werden soll (z.B. Leshner 1997). Howe spricht sogar explizit von biological driveness: „All behaviors are, to some extent biologically driven. Still, some patients´ behavior is much more biologically driven than other patients´" (Howe 1997, S. 309).

zur Handlungsregulation (Kaufmann 1989). Diese Verworrenheit der Bedeutung von Verantwortung macht eine Definition notwendig.
Üblich sind Definitionen von Verantwortung als dreistelliger (Graumann 1994; Auhagen 1999) bis siebenstelliger Relationsbegriff (Lenk, Maring 1993; Ropohl 1994). Die pragmatische vierstellige Definition von Werner lautet: „*Jemand* (Subjekt) ist *für* etwas (Gegenstand) *vor* oder *gegenüber* jemandem (Instanz) *aufgrund bestimmter normativer Standards* (Normhintergrund) prospektiv verantwortlich. Bzw.: *Jemand* (Subjekt) verantwortet sich - retrospektiv - *für* etwas (Gegenstand) *vor* oder *gegenüber* jemandem (Instanz) unter Berufung auf bestimmte normative *Standards* (Normhintergrund)" (Werner 2006, S. 522). Verantwortungsurteile kommen also ohne normative Komponenten nicht aus. Daher teile ich folgenden Einschätzung: „responsibility can be described neither as a disposition of a person nor as a property of an object. Attribution of responsibility can perhaps best be viewed as a moral judgment"(Fishbein, Ajzen 1973, S. 149). Diese normative Komponente ist der gravierende Unterschied zwischen Ursache und Verantwortung. „Verantwortlich »sind« wir nicht durch die Natur der Sache, sondern werden wir in bestimmten sozialen Kontexten »gemacht«. Angemessener als ein objektivierendes oder ontologisierendes Verständnis ist es daher, Verantwortung als Ergebnis einer *sozialen Konstruktion* zu deuten" (Bayertz 1995, S. 20). Verantwortung drückt also einen evaluativen Bezug zum Einstellungsobjekt, Ursache einen rein kognitiven Bezug aus.
Für die Verantwortung lassen sich außerdem drei wichtige Aspekte festhalten. Erstens die bereits bei Brickman et al. angesprochene Unterscheidung in Tatschuld oder Culpa (retrospektiv) und Bringschuld oder Debitum (prospektiv). Die Bringschuld ist auf die Zukunft ausgerichtet, sie stellt *Rollenerwartungen* an den Konsumenten. Die Tatschuld ist auf die Vergangenheit ausgerichtet, sie *legitimiert* eine Andersbehandlung von „schuldigen" gegenüber „unschuldigen" Abhängigen. Zweitens ist für die Zuschreibung von Tatschuld Devianz notwendig, d.h. ein Normbruch, für den der Deviant als mitverursachend gesehen wird. Die Bringschuld dagegen kann auch kontrafaktisch stabil bleiben.[23] Drittens kann die Verantwortung bei Abhängigen für zahlreiche verschiedene Aspekte des Phänomens Abhängigkeit und Abhängigkeitsbehandlung zugeschrieben werden. Die

23 Bringschuld kann unabhängig von einer Verursachung zugeschrieben werden. Sie verweist nur auf die prinzipielle Möglichkeit einer Beeinflussung in der Zukunft. Aufgrund dieser appelativen Funktion steht die Bringschuld (Debitum) damit strukturell dem Umgang nahe, während die Tatschuld (Culpa) der Ursache nahesteht. Verantwortung nimmt somit eine Mittlerrolle ein zwischen Ursache und Umgang. Bringschuld kann ausserdem zu einem „Mehr" an normativen Erwartungen führen und damit unter Umständen zu häufigerer Zuschreibung von Tatschuld. Damit befinden sich Bringschuld undd Tatschuld in einem Verhältnis analog sekundärer zu primärer Devianz (vgl. Lamnek 2007, S. 220).

Bringschuld verweist dabei oft auf die Erwartung einer relativ unspezifischen Mitarbeit an der therapeutischen Bewältigung der Abhängigkeit (compliance oder Arbeitsbündnis) oder verweist negativ auf diejenigen Handlungen für die Tatschuld zugeschrieben wird, z.B. Konsum, das Eingehen weiterer (Gesundheits-)Risiken oder symptomatisches Verhalten, wie Drogensuche (Husak 2004, S. 399; Bonnie 2002, S. 405).
In der Suchthilfe können zahlreiche Normbrüche auftreten, die in keiner Weise suchtspezifisch sind, z.B. gewalttätige Übergriffe oder Diebstahl. Eine Vielzahl typischer Situation ist dabei vorstellbar. Das Augenmerk sollte dabei auf den Rückfall gelegt werden[24], da er einerseits einen Bruch mit einer Abstinenzerwartung darstellt und zudem direkt auf die Schuldfähigkeit des Abhängigen abzielt und zudem anders als bei der Entstehung von Abhängigkeit, bei der (logisch notwendig) noch keine Abhängigkeit vorliegt die Person zum Rückfall bereits abhängig ist.

4.3.4 Schuldfähigkeit

Wenn sich Ursache und Verantwortung nun trennen lassen, wie interagieren sie dann? Dazu wollen wir zuerst ein Augenmerk auf das Moment der Schuldfähigkeit legen. Heider hat eine Theorie von fünf Stufen der Schuldzuschreibung entwickelt (Heider 1958). Diese sind durch unterschiedliche Komponenten j aufgebaut (vgl. Tabelle 6, S. 62). Je mehr Merkmale erfüllt sind, desto stärker sind die Voraussetzung für eine Schuldzuschreibung erfüllt, d.h. Schuldfähigkeit liegt vor. „As a general principle, the person's received responsibility for an event will vary in direct proportion to the personal force thought to be involved" (Shaver 1985, S. 88).[25] In der ersten Stufe (Assoziation) ist die Person nicht kausal an der Handlung beteiligt, sie ist

24 Der Rückfall ist zudem derart charakteristisch für Sucht, dass er als Paradigma in z.B. Tierexperimenten stellvertretend für Abhängigkeit steht (vgl. Koob 2009). Am Rückfallverständnis doppeln sich auch die akademischen Konflikte um das „rechte" Suchtverständnis (vgl. dazu die Diskussion um altes und neues Rückfallverständnis bei Körkel (vgl. Körkel et al. 1995a; Körkel et al. 1995b). Er ist eine Quelle emotionaler Konflikte von Suchthelfern (Körkel, Wagner 1995). Er ist bisweilen der Grund für eine disziplinarische Entlassung, d.h. ein Indikator für eine reduzierte Hilfsbereitschaft (Brünger, Martin 1995). Der Rückfall bietet sich daher und durch seinen engen Bezug auf das Phänomen Abhängigkeit vor allen anderen typischen Situationen von Husak und Bonnie als Einstellungsobjekt an (Husak 2004, S. 399; Bonnie 2002). Daher sollte der Rückfall die Handlung sein, für welche Schuldfähigkeit abgefragt wird und auf welche sich die normative Erwartung und dadurch zwangsläufig die Abstinenzstrenge beziehen sollten.

25 Shaver reinterpretiert dabei die Heiderschen Stufen der Kausalität und bezieht sich dazu auf Mackies Theorie der Kausalität: „what distinguishes one of Heider´s levels from another is the addition or deletion of discrete elements [...] this change is an alteration in the minimally sufficient causal subset that produces the occurence" (Shaver 1985, S. 95).

irrelevant für den Effekt. Auf der zweiten Stufe (Kausalität) ist die Person eine von mehreren kausalen Elementen, hat also nur begrenzten Einfluss auf das Ergebnis. Das Ergebnis könnte zudem unabhängig von der Person eingetreten sein, so dass deren Handlungen selbst kausal redundant sein könnten. Die dritte Stufe (Vorhersehbarkeit) hat laut Shaver das Merkmal, dass die Person eine notwendige Voraussetzung für eine Wirkung ist, jedoch noch zahlreiche andere Elemente vorhanden sein müssen, damit es zu der Wirkung kommt. Die Person ist also eine selbst nicht hinreichende, jedoch notwendige Voraussetzung für eine Wirkung. Die vierte Stufe (Intentionalität) ist dadurch charakterisiert, dass die Person die hinreichende Ursache für den Effekt ist. Es benötigt dann keine weiteren Umstände, damit eine bestimmte Wirkung erzeugt wird. Die Stufe der Rechtfertigbarkeit ist durch zusätzliche oder ersetzende kausale Elemente charakterisiert: "An intention that arises in part from external coercion may be, in our terms, an external causal element, added to the minimally sufficient causal subset already containing the element represented by the individual´s own intention" (Shaver 1985, S. 89f).
Die fünfte Stufe fügt sich aber nicht in das Konzept ein, da sie erstens ein moralisches Urteil bezeichnet, und zweitens in ihrer spezifischen Charakteristik eigentlich mit der zweiten Stufe identisch ist. Shaver verwechselt hier normative Erwartung und angenommene Schuldfähigkeit. Die Elemente 1 bis 4 müssen zudem nicht zwingend mit dem Kausalvokabular Mackies rekonstruiert werden. Ein Argument dagegen ist, dass Verantwortung keine naturalistische Ableitung, sondern eine normative Bewertung ist. Ein weiteres Argument ist dier fehlende Konsensus der drei Autoren. Plausibel ist dagegen aber die grundlegende Annahme einer hierarchischen Ordnung.[26] Dafür gibt es auch empirische Hinweise.[27]

26 Die Elemente lassen sich dadurch gut als Komponenten der Itemschwierigkeit im Sinne eines linear-logistischen Testmodells verstehen und verweisen daher auf die Unidimensionalität einer damit konstruierbaren Skala (vgl. Rost 2004, S. 253).

27 Drei Studien an erwachsenen Probanden (Shaw, Sulzer 1964; Shaw, Reitan 1969; Fincham, Jaspars 1979, S. 1597) zeigten, dass das Ausmaß der Schuldzuschreibung und die Bejahung von Schuld mit diesen Komponenten variiert. Dabei steigt das Ausmaß der expliziten Schuldzuschreibung von Assoziation über Kausalität, Vorhersehbarkeit und Intention an, um auf der Stufe der Rechtfertigbarkeit abzufallen: „responsibility attribution will increase from levels 1 to 4 and decrease at level 5" (Fincham, Jaspars 1980, S. 113). Dies kann als deutlicher empirischer Hinweis dafür betrachtet werden, dass die Bejahung mindestens einer Schuldfähigkeitskomponente die Voraussetzung für eine Schuldzuschreibung bildet, während das Ausmaß der Schuldzuschreibung mit dem Ausmaß der angenommenen Schuldfähigkeit korreliert.

	(Heider, 1958)	(Shaw, 1964)	(Shaver, 1985)
J_1	Association	Global-Association	Person is no causal element
J_2	Causality	Extended Commission	Person is one of several causal elements in subset
J_3	Foreseeability	Careless Commission	Person is INUS element in causal subset
J_4	Intentionality	Purposive Commission	Person sufficient causal element
J_5	Justifiability	Justified Commission	Additional external sufficient element or replacement of personal causal element

Tabelle 6: Stufen der Schuldzuschreibung nach Heider, Shaw und Shaver

Damit lassen sich die Skalierungsversuche vor allem als Möglichkeit der Erstellung einer Skala für das Vorliegen von Schuldfähigkeit verstehen. Die grundlegende Idee des Konstrukts Schuldfähigkeit ist die einer Zerlegbarkeit in Fähigkeitskomponenten, über deren Auswahl aber kein deutlicher Konsensus besteht.[28] Die Schuldfähigkeit wird daher in dieser Arbeit in die Aspekte Kontrollierbarkeit, Vorhersehbarkeit und Intentionalität zerlegt.[29]

28 „Causes are discrete, but responsibility assignment is continuous" (Shaver 1985, S. 87). Sowohl ordinale (mehr oder weniger) als auch dichotome (schuldig / nicht-schuldig) Skalierungen von Schuld sind plausibel, während die Schuldfähigkeit in Komponenten mit sinkender Bejahungswahrscheinlicht zerlegbar ist. Während ältere Theorien auf dieser Komponentenzerlegung basieren, dabei aber die Komponenten unterschiedlich deuten (vgl. Heider 1958; Shaver 1985; Shaw, Sulzer 1964; Fincham, Jaspars 1979), betont die neuere sozialpsychologische Literatur die Kontrollierbarkeit und Lokalität von Ursachen (Bierhoff 2006; Fischer, Wiswede 2002; Six 1987; Weiner 1995). Ethische Theorien betonen dagegen die Notwendigkeit von Freiheit zur Schuldzuschreibung: „Im Prinzip laufen alle solchen Theorien auf eine Kompetenztheorie hinaus: Eine Handlung wird dann als frei bezeichnet, wenn sie Resultat bestimmter Fähigkeiten des Handelnden ist" (Walter 2004, S. 174.)

29 Abhängige sind notwendig kausal und persönlich an allen Normbrüchen in typischen Situationen beteiligt. Assoziation und Lokalisation außerhalb der Person kann daher niemals erfolgen. Weiterhin erlaubt die Skalierung nach Komponenten, darauf zu schließen, dass bei einer Verneinung aller nachfolgenden Stufen die Bejahung blosser kausaler Beteilung ohne Schuldfähigkeitsrelevanz gemeint ist. Da die moderne sozialpsychologische Literatur die Komponente Kontrollierbarkeit, die ältere aber Vorhersehbarkeit und Intentionalität betont und weiterhin diese drei Begriffe auf in zahlreichen ethischen Theorien zur Schuldfähigkeit verhandelt werden, bieten sich diese drei Komponenten daher an.

4.3.5 Norm

Bei der Schuldzuschreibung spielt die normative Erwartung des Urteilenden eine Rolle. Jede Zuschreibung von Tatschuld setzt notwendigerweise einen Normbruch voraus. Daher muss eine normative Erwartung vorgelegen haben, die durch den Beschuldigten verletzt worden ist. Zur Erfassung der Zuschreibung von Schuld in Abhängigkeit von der Ursachenattribution müssen daher neben der Schuldfähigkeit auch die normative Einstellung als zweiter wesentlicher Bestandteil der Verantwortungszuschreibung in das Suchtverständnis mit aufgenommen werden.

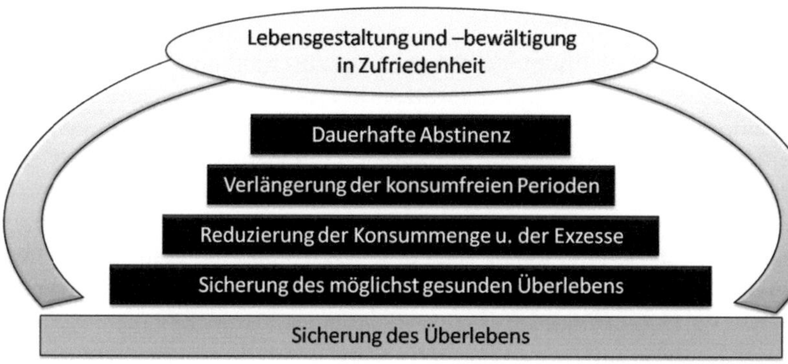

Abbildung 3: Hierarchie der Behandlungsziele (nach Schwoon, Krausz 1990)

Normative Einstellung ist jedoch ein Konstrukt, dessen Operationalisierung einige Schwierigkeiten stellt. Eine erste Schwierigkeit ist, dass neben dem Vorliegen einer Erwartung von Abstinenz (dichotom) auch zahlreiche weitere Normen möglich sind, z.B. eine Erwartung von kontrolliertem Konsum oder eine Reduzierung der Konsummenge. Zahlreiche Behandlungsziele sind möglich und legitim. In der Fachliteratur dominant ist dabei eine Hierarchisierung der Behandlungsziele (vgl. Abbildung 3, S. 63) nach Schwoon und Krausz (Schwoon, Krausz 1990). Eine Hierarchie von derartigen Behandlungszielen verweist darauf, dass diese logisch voneinander abhängig sind. Zudem ist plausibel anzunehmen, dass die jeweilige normative Erwartung der Mitarbeiter/-innen von situativen Faktoren und den konkreten Einzelfallbedingungen des Klienten abhängt. Wie normative Erwartungen voneinander abhängen, ist theoretisch wie empirisch ungeklärt. Um die normativen Einstellung operationalisieren zu können, müssen daher Annahmen und Einschränkungen gemacht werden. Da der Konsum der Kernaspekt der Abhängigkeit ist, bietet es zur Erfassung des Suchtverständnis sich an, die normativen Erwartungen auf die Abstinenzerwartung zu beschränken. Normative Einstellungen gegenüber Diebstahl oder Gewalt o.ä. typischen Situationen werden daher nicht untersucht. Da zudem angenommen wird, dass die normative Einstellung in Verbindung mit dem Schuldurteil einen Effekt auf die Hilfsbereitschaft von Mitarbeiter/-innen hat, wird ein Bezug zur Behandlungsdurchführung hergestellt. Dazu wird die Annahme gemacht, dass die Abstinenzerwartung aus drei Komponenten besteht. Diese sind (1) Abstinenz als Voraussetzung für eine Behandlung, (2) Abstinenz als Erwartung während einer Behandlung und (3) Abstinenz als Ziel einer Behandlung.

4.3.6 Entlassbereitschaft

In Weiners Konzept findet Verantwortungszuschreibung als ein Prozess statt, der die Motivation für unterstützende versus sanktionierende Verhaltensreaktionen reguliert (vgl. Abbildung 4, S. 65). Wie die Grafik zeigt, ist auch bei Weiner die Klärung der angenommenen Schuldfähigkeit und normativen Erwartung vorhanden (mittlere Spalte).[30] Die Verhaltensreaktion versteht Weiner vor allem als Bereitschaft zur Hilfeleistung versus Bestrafung und die emotionale Reaktion als Sympathie versus Wut. Diese Aspekte lassen sich, aufs Suchtverständnis bezogen, als Suchtbild verstehen (Schulte et al. 1991). Da die verschiedenen Professionen arbeitsteilig organisiert und somit für unterschiedliche Problemlösungsverfahren (z.B. Soziotherapie, Entzugsbehandlung etc) zuständig sind, würden sich selbst bei identischem Suchtbild unterschiedliche therapeutische Handlungsentscheidungen ergeben. Da aber angenommen werden kann, dass alle professionellen Mitarbeiter/-innen in der Suchthilfe bereits durch die Übernahme der sozialen Rolle eine Präferenz zur Hilfeleistung haben, bietet sich die Bereitschaft zur Hilfeleistung als interprofessionelle Zielgröße an. Am einfachsten lässt sich die Hilfsbereitschaft dabei invers als Entlassbereitschaft verstehen, d.h. als Bereitschaft, nach Fehlverhalten in typischen Situationen den Abhängigen von der Fortführung einer Behandlung auszuschließen, wobei hier eine Abstufung von Weiterbehalt über Querverlegung oder befristetem Ausschluß zu dauerhafter disziplinarischer Entlassungen vorstellbar ist. Durch diese Herangehenweise wird sichergestellt, dass vom Befragten das Vorliegen eines Arbeitsbündnisses als gegeben gesehen werden kann. Entscheidungen über disziplinarische Entlassungen

30 Weiner legt sein Augenmerk auf motivationspsychologische Effekte der Verantwortungszuschreibung (d.h. eher die Verbindung Verantwortung - Umgang), während Shaver sich stärker für das Verhältnis zwischen der Attribution kausaler Verursachung und normativer Schuldzuschreibung interessiert (d.h. eher Ursache - Verantwortung). Ebenso lässt sich bei Weiner auch eine Dreiteilung in kognitive, evaluative und behaviorale Elemente erkennen. Dies stützt das Paradigma der Konzeption des Suchtverständnisses als Einstellung.

hängen auch von den Präferenzen einzelner professioneller Entscheidungsträger und damit auch der aktuellen Zusammensetzung des Entscheidungsteams ab (vgl. Brünger, Martin 1995). Es ist daher plausibel, eine Bereitschaft zur Entlassung als Personenparameter anstatt als Institutionsparameter zu konzeptualisieren. Somit sollte in der deutschen Suchthilfe ein Mindestmaß an Hilfsbereitschaft bzw. Maximum an Entlassbereitschaft gegeben sein, welches durch Fehlverhalten in typischen Situationen beeinflusst wird und bei dem sich durch den Bezug auf Fehlverhalten in sinnvoller Weise eine Verbindung zum Suchtbild (Ursache & Verantwortung) herstellen lässt.

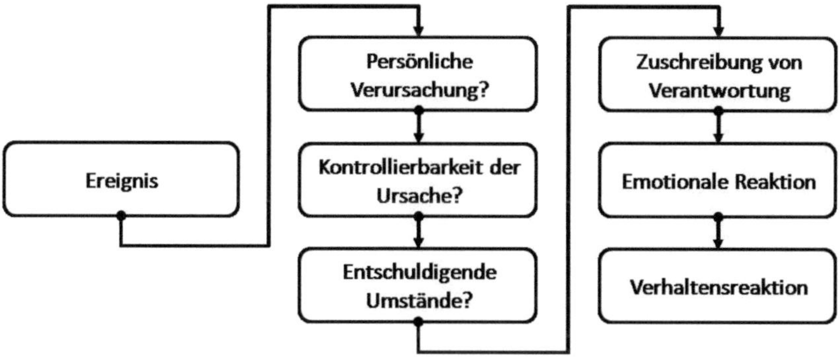

Abbildung 4: Ablauf der Verantwortungszuschreibung (adaptiert nach Weiner 1995)

4.4 Empirische Forschungsarbeit

Im Folgenden wird die eigene empirische Erhebung vorgestellt. Dazu erfolgt zuerst eine Darstellung der Hypothesen im Verweis auf den empirischen und theoretischen Forschungstand sowie eigene theoretische Vorarbeiten. Die Kernfrage nach der Fallstrukturgesetzlichkeit ist die wiederkehrende Hypothese, ob ein bestimmter Aspekt des Suchtverständnis als Einstellungsparameter modellierbar ist. Die Überprüfung erfolgt mithilfe der probabilistischen Testtheorie. Darauf folgen Ausführungen zur Methode und eine Beschreibung des Vorgehens. Im Rahmen der Resultate werden die empirischen Befunde zu den einzelnen Hypothesen und Modelltests besprochen sowie eine datenbasierte theoretische Neuausrichtung vorgestellt. Darauf folgt eine Darstellung deskriptiver Befunde. Abschließend findet eine Zusammenfassung und Reflexion der Ergebnisse für die Theorie des Suchtverständnisses statt, die in das ethische Kapitel überleitet.

4.4.1 Hypothesen

Für die empirische Untersuchung der Suchtverständnisse von professionellen Mitarbeiter/-innen in der deutschen Suchthilfe sind überprüfbare Strukturhypothesen notwendig. Diese werden in Auseinandersetzung mit dem theoretischen und empirischen Forschungsstand entwickelt und vorgestellt. Die im Forschungsstand stattgefundene Auseinandersetzung mit der Literatur dient somit der rationalen Generierung von empirisch gestützten Hypothesen über die Struktur des Suchtverständnisses. Ein sekundäres Ziel des Kapitels ist die Formulierung kriteriumsorientierter und deskriptiver Hypothesen.

4.4.1.1 Antezedenz

Jede Antezedenz sollte einer von drei Dimensionen zugeordnet werden können, einer biologischen, sozialen oder psychologischen Dimension (vgl. 4.3.2). Es finden sich theoretische und empirische Hinweise darauf, dass biologische Verursachungszuschreibung zu weniger Schuldzuschreibung führt, während die Annahme psychologischer oder sozialer Verursachung zu erhöhter Schuldzuschreibung führt. Psychologische und soziale Verursachung sollten zudem miteinander korrellieren.

BPS1. Ursachen sind auf einer biologischen, einer sozialen und einer psychologischen Dimension eindimensional skalierbar
BPS2. Biologische Verursachung korreliert negativ mit Schuldzuschreibung
BPS3. Psychologische Verursachung korreliert positiv mit Schuldzuschreibung
BPS4. Soziale Verursachung korreliert positiv mit Schuldzuschreibung
BPS5. Psychologische und soziale Verursachung korrelieren positiv miteinander

4.4.1.2 Etiketten

Es kann angenommen werden, dass annährend vollständige Zustimmung zum Etikett „Krankheit“ in der deutschen Suchthilfe besteht. Dabei scheint die Zustimmung zu Sucht als Krankheit der Annahme von Schuldfähigkeit für die Entstehung der Abhängigkeit nicht entgegenzustehen (Rosta 2004). Aus methodischen Gründen wird bei fast vollständiger Zustimmung jedoch geringe Varianz zu erwarten sein. Alleine daher dürfte auch die Erklärungskraft des Etikettes sehr gering ausfallen. Effekte sind daher nicht zu erwarten. Basierend auf der schwedischen Untersuchung, sollte ein Viertel der Befragten allen drei Etiketten zustimmen und Mitarbeiter/

-innen in stationären Einrichtungen sollten dem Etikett Willensschwäche häufiger zustimmen (vgl. 4.2).

E1. Sucht als Krankheit erreicht fast vollständige Zustimmung
E2. 25% der Befragten stimmen allen drei Etiketten zu
E3. Befragte aus stationären Einrichtungen stimmen dem Etikett Willensschwäche häufiger zu

4.4.1.3 Verantwortung

Theoretische Überlegungen zur Schuldzuschreibung deuten darauf hin, dass eine Typenbildung möglich ist (vgl. 4.2.1). Basierend auf der schwedischen Untersuchung ist für die deutsche Suchthilfe zu erwarten, dass ein kompensatorischer Typus vorherrscht (vgl. 4.2.2). Attributionstheoretische Überlegungen deuten darauf hin, dass Schuld eindimensional zugeschrieben wird und mit der Entlassbereitschaft zusammenhängt (vgl. 4.3). Konkret ist zu erwarten, dass Schuldzuschreibung für den Rückfall mit der Entlassbereitschaft nach Rückfall positiv korreliert.

V1. Der kompensatorische Typus ist der häufigste
V2. Zuschreibung von Schuld am Rückfall korreliert positiv mit Entlassbereitschaft

4.4.1.4 Schuldfähigkeit

Die Schuldfähigkeit wurde in drei Komponenten zerlegt: Kontrollierbarkeit, Vorhersehbarkeit und Intentionalität (vgl. 4.3.4). Innerhalb der probabilistischen Testtheorie stellen diese Bestandteile mögliche Itemschwierigkeitskomponenten dar. Da sich Verantwortung durch die angenommene Schuldfähigkeit sowie normative Erwartung konstituiert, müsste bei Kontrolle der Abstinenzstrenge eine Korrelation zur Verantwortung auffindbar sein (vgl. 4.3.3).

S1. Schuldfähigkeit für den Rückfall ist ein Einstellungsparameter
S2. Schuldfähigkeit korreliert positiv mit der Zuschreibung von Schuld am Rückfall bei kontrollierter Abstinenzstrenge

4.4.1.5 Abstinenzstrenge

Die Abstinenzstrenge wurde in drei Komponenten zerlegt: (1) Abstinenz als Voraussetzung für eine Behandlung, (2) Abstinenz als Erwartung während einer Behandlung und (3) Abstinenz als Ziel einer Behandlung. Innerhalb der probabilistischen Testtheorie stellten diese Komponenten mögliche Itemschwierigkeitskomponenten dar. Da sich Verantwortung durch die angenommene Schuldfähigkeit sowie normative Erwartung konstituiert, müsste bei Kontrolle der Abstinenzstrenge eine Korrelation zur Verantwortung auffindbar sein (vgl. 4.3.3).

A1. Abstinenzstrenge ist ein Einstellungsparameter
A2. Abstinenzstrenge korreliert positiv mit der Zuschreibung von Schuld am Rückfall bei kontrollierter Schuldfähigkeit

4.4.1.6 Entlassbereitschaft

Die Hilfsbereitschaft wurde invers als Entlassbereitschaft verstehen, d.h. als Bereitschaft, nach Fehlverhalten in typischen Situationen den Abhängigen aus der Einrichtung auszuschließen, wobei hier eine Abstufung von Weiterbehalt über Querverlegung oder befristetem Ausschluß zu dauerhafter disziplinarischer Entlassungen vorstellbar ist.

EB1. Entlassbereitschaft ist eindimensional skalierbar

4.4.2 Methode

Im folgenden Abschnitt wird das Vorgehen der Forschungsarbeit besprochen. Dazu erfolgt im ersten Schritt eine Diskussion forschungsethischer Einwände. Zudem wird die Entscheidung für die Auswertung mittels der probabilistischen Testheorie begründet. Die Konstruktion des Fragebogens sowie die Durchführung der Studie werden dargestellt. Die angewandten Verfahren zur Rekrutierung und Erhöhung der Rücklaufquote werden besprochen.

4.4.2.1 Verwendete Software

Für die statistische Auswertung und Darstellung der Resultate wurden Excel 2007, WinMiRa 2001, SPSS 17.0 sowie eigene Programme unter Matlab R2010a verwendet.

4.4.2.2 Forschungsethische Einwände

Die empirische Erhebung erfolgt als postalische Fragebogenstudie. Rohwer und Pötter (2002) „sprechen von *genuinen Interviews*, wenn man sich kommunikativ an eine Befragungsperson wendet, um mit ihrer Hilfe Antworten auf Fragen zu gewinnen und dabei ihre Kompetenz zur Beantwortung der Fragen voraussetzen kann" (Rohwer et al. 2002, S. 25) und von „*Tests*, wenn es sich um Verfahren (nicht unbedingt kommunikativer Art) handelt, mit deren Hilfe man Einsichten in Eigenschaften und Fähigkeiten von Personen (oder allgemein: beliebiger Objekte) gewinnen möchte, die dem

Verfahren ausgesetzt sind" (Rohwer et al. 2002, S. 25). Basierend auf dieser Unterscheidung argumentieren die Autoren gegen eine Erhebung zum Zwecke der Diskussion *über* die Befragten, anstatt *mit* den Befragten: „Wenn man Menschen nach ihrer Meinung fragt, tut man dies normalerweise deshalb, weil man sich dafür interessiert, was sie zu sagen haben. Als Sozialforscher interessiert man sich für ihre Erfahrungen, um ein Bild gesellschaftlicher Verhältnisse zu erhalten; als Meinungsforscher möchte man ihren Präferenzen und Bewertungen Gehör verschaffen. In einem deutlichen Kontrast dazu steht die statistische Einstellungsforschung [...]. Meinungen von Befragungspersonen werden dann nicht ermittelt, um sie in einem argumentativen Kontext zu verwenden. Meinungen interessieren dann nicht wegen ihres Inhalts, sondern als Indikatoren für Einstellungen" (Rohwer et al. 2002, S. 45).[31]

Zuerst sollte daher dem Missverständnis entgegnet werden, alle Äußerungen in einem Interview wären nur im Rahmen einstellungstheoretischer Konzept auswertbar. Antworten in einem Fragebogen können natürlich auch Argumente sein. Anders als in einer ethischen Auseinandersetzung welches idealiter z.b. nach den Regeln eines herrschaftsfreien Diskurses konstruiert wird, indem jeder Beteiligte jede Behauptung in den Diskurs einführen und problematisieren darf (vgl. z.B. Habermas 2001, S. 99) folgt ein der Einstellungsforschung dienender Fragebogen aber einem grundlegend anderen „Gesamt an Sequenzierungsregeln" (Oevermann 2002, S. 7). Psychometrische Verfahren beschränken damit (zumindest partiell) die Möglichkeiten der Stellungnahme und die Begründung von Ansichten, und reduziert damit (zumindest partiell) die Interpretierbarkeit der Antworten.

Üblicherweise reicht ein Verweis auf die Zweckfreiheit empirischer Sozialforschung zur Rechtfertigung dieser Limitierung der Interaktion. Eine allein an der Überprüfung von Hypothesen orientierte Forschung hat Freiheit in der Wahl der Methode und damit zur Einschränkung der Interaktionsmöglichkeiten. Diese Rechtfertigung durch Wahrheitsorientierung hat zweifelsohne eine starke legitimatorische Kraft. Auch wenn dieses Argument aufgrund der professionsethisch begründeten falsifizierungsorientierten Herangehensweise im Rahmen dieser Arbeit zutrifft (vgl. 3.1.3), so ist eine Rechtfertigung alleine dadurch nicht ausreichend. Denn die sozialwissenschaftliche Forschung im Rahmen dieser Arbeit erfolgt nicht zweckfrei. Stattdessen schließt ja an das empirische Kapitel eine ethi-

31 Diese durchaus auch in der Kritischen Theorie beheimatet Idee, das Soziometrie und Psychometrie ein problematisches Menschenbild hätten und daher ethisch anrüchig sind, bringen die Autoren auf die Frage nach der Rechtfertigung von Tests herunter, denn „welche Erkenntnisinteressen könnten eine solche Tätigkeit rechtfertigen und warum sollten sich Menschen dafür als "Versuchspersonen" zur Verfügung stellen?" (Rohwer et al. 2002, S. 52).

sche Diskussion an und die Finanzierung geschieht im institutionellen Rahmen der angewandten Ethik. Warum werden daher, obwohl ein normativer (anstatt rein wahrheitsorientierter) Verwertungsimpetus erkennbar ist, die Antworten der Befragten als einstellungstheoretisch auswertbare Daten konstruiert und ausgewertet? Die Entscheidung für eine derartige Methode der Kommunikation mit den Befragten muss daher zusätzlich ethisch und sachlich gerechtfertigt werden.

Pragmatisch liesse sich nennen, dass selbst ein psychometrisch orientierter Fragebogen noch genügend Potential als Meinungsumfrage besitzt. Fragebögen erlauben also neben einer psychometrischen Interpretation auch einen argumentativen Bezug auf die Antworten. Ein weiteres Argument ist der professionsethisch gebotene Imperativ zur Selbstreflexion. Es ist ja eben das Problem bei der bisherigen Debatte um das Suchtverständnis, dass angenommen wird, dass bestimmte Ansichten über Abhängigkeit einen Einfluss auf den Umgang mit Abhängigen haben und modifizerbar sind (vgl. 4.2.2.3). Die Profession bespricht sich im Diskurs um ihr Selbstverständnis also bereits selbst als Objekt, indem sie über die Einstellungen ihrer Mitglieder spekuliert und auf diesen Spekulationen aufbauend argumentiert und Fortbildungen durchführt. Im Diskurs um das Suchtverständnis sind daher die subjektiven, werthaltigen *Meinungen* von Professionellen über Abhängigkeit und die Annahmen über die Effekte von *Einstellungen* verstrickt.[32] Aber eine suchtpolitische Diskussion, die implizit und ungeprüft die Existenz und bestimmte Effekte von Suchtverständnissen annimmt, argumentiert nicht wissenschaftsorientiert, sondern ideologisch. Ohne psychometrische Messung können aber keine Aussagen über die Existenz und Effekte eines Suchtverständnis als Einstellung gemacht werden. Daher sollte die Erforschung des Suchtverständnis als Einstellungskonstrukt erfolgen. Zudem sind bei der Erforschung die direkten Nutznießer nicht Professionelle, sondern Abhängige. Aus dem gesellschaftlichen Auftrag der Suchthilfe zur Unterstützung von Abhängigen ergibt sich eine ethische Rechtfertigung dafür, das Erkenntnisinteresse aufrechtzuerhalten und die Interaktion psychometrisch motiviert zu reglementieren.[33]

32 Vermutlich lässt sich die Unterscheidung von Meinungen und Einstellungen auch auf ein grundlegendes dialektisches Problem von Sozialforschung zurückzuführen: "Würde der Dualismus von Subjekt und Objekt als Prinzip zugrunde gelegt, so wäre er, gleich dem Identitätsprinzip, dem er sich weigert, abermals monistisch; absolute Zweiheit wäre Einheit" (Adorno 1975, S. 176).

33 Adorno formuliert diese Dialektik im ihm eigenen Duktus: „Insofern die Verhärtung der Gesellschaft die Menschen mehr stets zu Objekten herabsetzt und ihren Zustand in »zweite Natur« verwandelt, sind Methoden, die sie eben dessen überführen, kein Sakrileg" (Adorno 2003, S. 202).

4.4.2.3 Probabilistische Testtheorie

Ein Ziel von Sozialforschung und auch dieser Forschungsarbeit ist der Aufschluss von Fallstrukturgesetzlichkeiten. Die grundlegende Idee der Messung von Einstellungen ist dabei, dass das Antwortverhalten im Fragebogen durch die Ausprägung der Befragten in diesem Konstrukt erzeugt wird. Einstellungskonstrukte sind dabei latente Variablen oder Indikatoren, die mithilfe mathematischer Konstruktionsregeln aus den empirischen Variablen konstruiert werden. Alle "Indizes sind konstruierte Variablen, die - wenn überhaupt - eine Bedeutung nur aus ihrem Konstruktionsverfahren und den dafür verwendeten Indikatoren gewinnen können" (Rohwer et al. 2002, S. 217). Daher ist ein besonderes Augenmerk auf das Konstruktionsverfahren zu legen. „Diese Überlegung ist wichtig, weil von "latenten Variablen" meistens dann gesprochen wird, wenn man sich [...] auf *dispositionale* Eigenschaften beziehen möchte. Wenn das nicht der Fall ist, [...] ist nämlich meistens das Konstruktionsverfahren leicht durchschaubar"(Rohwer et al. 2002, S. 220). Will man also nicht in mystifizierende Rhetorik oder verwässerte Konzepte von Einstellungen geraten (vgl. 3.1), sollte daher ein Augenmerk auf die messtheoretische Grundlegung der Konstruktionsverfahren gelegt werden.
In den empirischen Sozialwissenschaften kennen wir nun zwei Messtheorien, die postulieren, Aussagen über dispositionale Eigenschaften, d.h. hier Einstellungen als Tendenzen machen zu können. Diese sind die Klassische Testtheorie (KTT) und die Probabilistische Testtheorie (PTT), letztere bisweilen auch mit der Item-Response-Theorie (IRT) oder der Rasch-Skalierung zusammengelegt. In ihren Messresultaten unterscheiden sich die beiden Messtheorien dabei relativ wenig. „Bei vergleichbarer Itemauswahl hängen die Personenparameter in der Probabilistischen und Klassischen Testtheorie hoch zusammen" (Bühner 2009, S. 383). „Die KTT ist aber im Wesentlichen eine »Meßfehler-Theorie«. In dieser Bezeichnung kommt die Kernüberlegung der KTT zum Ausdruck, die darin besteht, dass sich der Meßwert einer Person in einem Testitem immer aus zwei Komponenten zusammensetzt, nämlich aus der tatsächlichen, wahren Ausprägung des untersuchten Merkmals (»true score«) und einem zufälligen Messfehler" (Moosbrugger 2007, S. 100). Dabei muss die KTT fünf grundlegende Axiome als gültig voraussetzen. Erstens, dass ein wahrer Wert existiert (Existenzaxiom). Zweitens dass jede Messung aus einem wahren Wert und einem Messfehlerwert besteht (Verknüpfungsaxiom). Drittens, dass Messfehlerwert und wahrer Wert nicht korrelieren (Unabhängigkeitsaxiom). Viertens und fünftens, dass die Messfehler zwischen Items und Personen nicht korrelieren (Moosbrugger 2007, S. 102). Die dabei verwendeten Verfahren zur Modellierung der Fallstrukturgesetzlichkeit sind meist Faktoren- oder Komponentenanalysen. Durch das Existenzaxiom ist es metho-

disch aber unmöglich, mithilfe der KTT die Existenz von Einstellungen zu widerlegen. Allenfalls kann es gelingen durch konfirmatorische Faktorenanalysen die Binnenstruktur von Einstellungen zu überprüfen.
„Im Gegensatz zur KTT setzt die IRT [PTT] bei der Testwertebildung die Antworten von Personen auf die Items eines Tests nicht mit der Messung des im Test erfassten Konstrukts gleich, sondern konzipiert die Messung des Konstrukts explizit als indirekt" (Moosbrugger 2007, S. 240). Die empirischen Variablen, d.h. die Antworten auf Items werden dort als „manifeste [...] Symptome einer einzigen latenten Variable" gedeutet (vgl. Bühner 2009, S. 300). Damit wird die Idee latenter Strukturen wesentlich stärker ins Auge gefasst.[34] Dadurch kann die PTT, die Axiome der KTT einer Überprüfung unterziehen: „Die KTT nimmt an, dass der Summenwert einer Person in einem Test einen Messwert darstellt und dieser Summenwert Intervallskalenniveau besitzt. Im Rahmen der PTT wird dagegen geprüft, ob es sich bei der Summation der Items überhaupt um eine gültige Verrechnungsvorschrift handelt" (Bühner 2009, S. 300). „Das Rasch-Modell [...] ist somit strenggenommen die Basis, die die KTT benötigt, um zu belastbaren Aussagen über Fehler von Messungen zu kommen" (Bühner 2009, S. 320). Die PTT entspricht daher wesentlich stärker dem Leitgedanken einer abduktiv vorgehenden Wissenschaft. Dies ist von Bedeutung für die Überprüfung der Fallstrukturgesetzlichkeit. Denn die Zusammenhänge auf der Ebene der empirischen Variablen, welche die KTT analysiert, müssen „nicht unbedingt etwas über die "wahre Beschaffenheit" des empirischen Relativs - sofern man von dieser ausgehen möchte - aussagen" (Schumann 2006, S. 254).[35] Nur falls das Modell bestätigt werden kann, darf im strengen Sinne davon gesprochen werden, dass dem Antwortverhalten die Fall-

34 Dazu nimmt die PTT an, dass dem empirisch gemessenem Antwortmuster ein Personenparameter (die Ausprägung auf der latenten Variablen, welche als Einstellung interpretierbar ist) und Itemparameter (die Schwierigkeit oder relative Bejahungswahrscheinlichkeit eines Items) zugrundeliegen, welche durch ein mathematisches Verfahren ausreichend gut aus den manifesten Daten geschätzt werden können. Dafür bieten sich vor allem Verfahren der conditional Maximum Likelihood an (vgl. Bühner 2009). Diese erlaubt eine Schätzung der Itemparameter ohne systematisch von der Stichprobenzusammensetzung bestimmt zu werden. Die Grundidee dahinter ist, dass die Summenwerte der Personen über alle Items deren Personenparameter und die Summenwerte der Items über alle Personen deren Itemschwierigkeit bestimmt.

35 Neben einer abduktiv und schätzend verfahrenden Konstruktionsmethode verfügt die PTT über Verfahren, um zu entscheiden, ob die konstruierten Parameter die manifesten Daten ausreichend erklären können. Dazu wird getestet, ob die empirischen Daten signifikant von durch das Modell generierten Daten abweichen. Dafür bietet sich vor allem ein parametrisches Bootstrap-Verfahren an und dabei auf „zwei Prüfgrößen, die Pearson´sche χ^2-Prüfgröße und die Cressie-Read-Statistik" (Bühner 2009, S. 347) zu achten. Werden diese Prüfgrößen signifikant, sollte das Modell und damit die Modellierung als Einstellungsparameter abgelehnt werden.

strukturgesetzlichkeit Einstellung zugrundeliegt. Es ist also „festzuhalten, dass es sich bei KTT und IRT [PTT] weniger um rivalisierende, sondern vielmehr um ergänzende Ansätze handelt " (Moosbrugger 2007, S. 255). Daher lohnt sich bei der Erforschung der Konstruktvalidität, d.h. der Überprüfung, ob Aspekte des Suchtverständnis professioneller Mitarbeiter/-innen in der Suchthilfe als Einstellungsparameter modelliert werden können, „den Test so zu konstruieren, dass er den Ansprüchen der IRT [PTT] genügt" (Moosbrugger 2007, S. 255). Neben theoretischer ist dies auch von Bedeutung für forschungsethische Einwände (vgl. 4.4.2.2).

4.4.2.4 Fragebogenkonstruktion

Um die notwendige Stichprobengröße für einen Konstrukttest nach der PTT zu erreichen, wurde eine strukturierte, schriftliche, anonyme Befragung mithilfe eines Fragebogens durchgeführt.[36] Die Entwicklung von Fragebögen sollte im Idealfall aus zwei Schritten bestehen: „Zu Beginn der Fragebogenentwicklung wird oft vorgeschlagen, qualitative Interviews und Gruppendiskussionen mit einem Rohentwurf durchzuführen. Die aus der Zielpopulation der Untersuchung stammenden Teilnehmer werden dabei gebeten, die Fragen kritisch zu kommentieren, auf Missverständnisse hinzuweisen und unangemessene oder unverständliche Formulierungen und Antwortvorgaben zu benennen" (Schnell et al. 2005, S. 348). „Gegen Ende der Fragebogenentwicklung sollten Pretests bereits auf einer echten Zufallsauswahl aus der Zielpopulation basieren" (Schnell et al. 2005, S. 349). In dieser Arbeit wurde versucht, mit den vorhanden zeitlichen und finanziellen Ressourcen ein Optimum an möglicher Voruntersuchung zur Erstellung des Fragebogens zu erreichen. Konkret wurde daher entschieden, zur qualitativen Kritik am ersten Fragebogenentwurf erstens auf eigene Erfahrungen in der Suchthilfe zu rekurrieren und zweitens den Fragebogen durch Peer-Review und mit Vertreter/-innen aus der Zielgruppe professioneller Mitarbeiter/-innen in der Suchthilfe zu besprechen.[37] Dazu

36 Obwohl „seltener eingesetzt als die telefonische oder persönliche Interviewmethode, ist bei der schriftlichen Befragung […] ein »Comeback« zu beobachten. Seit Untersuchungen nachgewiesen haben, dass die Rücklaufquote einer schriftlichen Befragung durch geeignete Maßnahmen auf ein Niveau erhöht werden kann, das der Ausschöpfungsquote persönlicher oder telefonischer Umfragen entspricht, wird die schriftliche Befragung nicht mehr nur als billige Notlösung angesehen." (Diekmann 2007, S. 437).

37 Auch andere Verfahren eines Pre-Tests wären möglich gewesen. „Für Pre-Tests bieten sich als mögliche Verfahren retrospektive Befragung der Probanden über ihr Antwortverhalten, ein Debriefing der Testleiter, eine strukturierte Beobachtung des Antwortverhaltens durch eine dritte Person sowie kognitive Surveys, bei denen der Proband darum gebeten wird, bei Beantwortung laut Mit-zu-denken" (Bühner 2009, S. 50; Moosbrugger 2007, S. 71). Für solche Verfahren wird jedoch in der Regel die Anwesenheit eines Interviewers angenommen, der in der eigenen Studie aus ökono-

wurde der Fragebogen drei Professoren mit sozialwissenschaftlicher Forschungserfahrung vorgelegt und gemeinsam mit diesen mündlich und/oder telefonisch besprochen. Weiterhin wurde der Fragebogen drei Personen mit langjähriger Erfahrung in stationären, ambulanten und/oder verbandlichen Arbeitsfeldern der Suchthilfe vorgelegt und besprochen. Alle Anmerkungen wurden handschriftlich notiert und eingearbeitet. Verschiedene Fragebogenversionen wurden den beteiligten Personen teilweise mehrfach vorgelegt und besprochen. Verschiedenen Itemformate und Operationalisierungen wurden besprochen. Da während einer Fragebogenentwicklung „viele Modifikationen einzelner Fragen notwendig werden, die immer wieder neu getestet werden" (Schnell et al. 2005, S. 348) und eine ausführliche Darstellung der Entwicklung kaum die Übersichtlichkeit erhöhen würde, wird auf eine solche Darstellung verzichtet. Teilweise gingen Kommentare auch in Neubewertungen der Theorie des Suchtverständnisses ein.[38] Es wurden zudem anerkannte Regeln zur Formulierung von Fragebogen-Fragen eingehalten (vgl. Porst 2000). Die endgültig verwendete Version des Fragebogens befindet sich im Anhang (vgl. 8.3). Die Bezeichnung der Items ist ebenfalls im Anhang aufgeführt (vgl. 8.5).[39]

4.4.2.5 Optimierung der Rücklaufquote

Evidenzbasierte Verfahren zur Erhöhung der Rücklaufquote wurden angewendet (vgl. 2001, S. 2; Dillman 2007). Die Entscheidung für bestimmte Techniken wurde in einer Abwägung von Kosten und erwartbarem Nutzen getroffen.[40] Da mit jeder Kontaktaufnahme, v.a. bei Vorankündigung und Nachfaßaktion die Rücklaufquote steigt, wurde ein vier-schrittiges Vorgehen angewendet (vgl. Abbildung 5, S. 76). Dabei wurden zuerst die Einrichtungen postalisch angeschrieben und über die geplante Studie sowie über einen folgenden Anruf zur Rücksprache informiert (vgl. 8.1). In der darauffolgenden Woche wurde im Telefonat mit der Einrichtung die Studiendurchführung und eventuelle Bedenken besprochen. Anschließend

---

mischen Gründen nicht vorhanden war. Da die Rücksendung der Fragebögen zudem anonym erfolgte, und die Datenschutzgesetze eine Vernichtung der Adressliste vor der Auswertung der Daten verlangen (vgl. Porst 2001), konnten retrospektive Verfahren, die nach der Konstruktverwerfung eventuell explorative Informationen über neue theoretische Ansätze hätten liefern können, leider nicht angewendet werden.

38 Dieses Vorgehen ist leider fast invers zum Aufwand der Beteiligten. An dieser Stelle möchte ich daher noch einmal nachdrücklich meinen Dank für die geopferte Zeit und Bereitschaft zum Ausdruck bringen.

39 Die Codierung der Items erfolgt von „Stimme völlig zu" = 4 bis zu „Lehne völlig ab" = 1; bzw. „Voll und ganz" = 4 bis zu „Überhaupt keine" = 1; bzw. „Kein Abbruch" = 1 bis zu „Entlassung" = 4. Wo eine negierende Itemformulierung gewählt wurde, wurde die Codierung invertiert.

40 Daher wurde unter anderem vom Einsatz von Incentives abgesehen.

wurden Fragebögen mit einem zusätzlichen Begleitschreiben und der Bitte um Einhaltung einer Rücksendefrist versendet (vgl. 8.2. und 8.3). Nach Verstreichen der Rücksendefrist erfolgte ein Dankschreiben mit dem Hinweis auf Rücksendung noch nicht versendeter Fragebögen (vgl. 8.4).
Bei postalischer Kommunikation wird das Format DIN-A4, ein seriöser Briefkopf, idealerweise ein Universitätsbriefkopf, eine persönliche Anrede, Erläuterung der Zielsetzung der Studie und der dahinterstehenden Institution, die Zusicherung von Anonymität sowie die Möglichkeit für Rückfragen empfohlen (Porst 2001). Dies wurde eingehalten. Das Begleitschreiben zum Fragebogen sowie der Nachfassbrief wurden zudem digital handschriftlich unterschrieben. Im Anschreiben sollte der Aufmerksamkeitswert des Themas herausgehoben werden, was erfolgte. Die Versendung sollte zudem in idealerweise mit Sonderbriefmarken frankierten Kuverts mindestens der Größe DIN-A4 erfolgen. Aus pragmatischen und ökonomischen Gründen wurde generell auf die Verwendung von Sonderbriefmarken verzichtet. Aus ökonomischen Gründen und bedingt durch das Studiendesign einer Versendung auf Einrichtungseben, bei dem diese Schritte eigentlich keinen Einfluss auf den Befragten haben, wurde bei der Versendung der Vorankündigung und der Nachfassung auf großformatige Kuverts verzichtet. Die Versendung der Fragebögen fand jedoch in entsprechenden großformatigen Kuverts statt. Dabei lag jedem Fragebogen ein eigener Rückumschlag bei, so dass trotz einer Erhebung auf Einrichtungsebene die individuelle Anonymität gewährleistet war. Die Rückantwort soll zur Erhöhung der Rückantwortrate kostenfrei sein. Am ökonomischsten sind einzeln abrechenbare DIN-lang-Rückantwortumschläge mit dem Frankiervermerk „Entgelt zahlt Empfänger". Diese wurden daher auch verwendet.

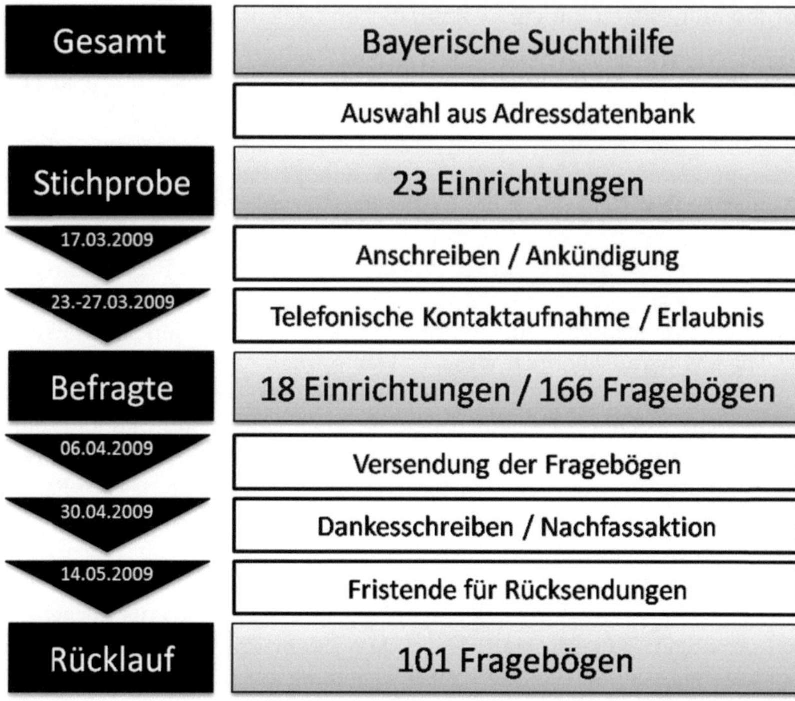

Abbildung 5: Ablauf der Studiendurchführung

4.4.2.6 Rekrutierung der Stichprobe

Da von den Koordinierungsstellen jeweils landesweite Einrichtungsverzeichnisse geführt werden, bietet sich eine Beschränkung auf föderale Landesgrenzen an. So wurde die Stichprobe aus der Grundgesamtheit der bayerischen Suchthilfeeinrichtungen nach dem Einrichtungsverzeichnis der Koordinierungsstelle der bayerischen Suchthilfe gewonnen. Dabei erfolgte die Rekrutierung in mehreren Schritten (vgl. Abbildung 5, S. 76). Zuerst fand eine geschichtete Zufallsauswahl aus der Adressliste statt. Dazu wurden zuerst Präventionsangebote, Komplementäre Einrichtungen, Arbeitsprojekte, niedrigschwellige Angebote und Selbsthilfe-Kontaktstellen aus der Stichprobe entfernt. Dadurch standen nur noch Ambulante Suchtberatung und Behandlung und (Teil-)stationäre Entgiftung und Entwöhnung zur Verfügung. Dies ermöglicht einen einfachen Abgleich mit den Daten zur Grundgesamtheit der deutschen Suchthilfe (vgl. 3.2.2). Anschließend wurden Einrichtungen, die sich nicht auf stoffgebundene Abhängigkeiten beziehen, aufgrund der Forschungsfrage ausgeschlossen. Dies traf vor allem ambulante Einrichtungen zur Beratung bei Essstörungen. Die verbleibenden ambulanten Einrichtungen wurden anschließend nummeriert und per Losverfahren wurden 14 Einrichtungen ausgewählt. Die stationären Einrichtungen unterscheiden sich danach, ob sie Entwöhnung, Adaption, Entgiftung, Entwöhnung & Adaption oder Entgiftung & Entwöhnung anbieten. Die stationären Einrichtungen wurden nach diesen Eigenschaften gruppiert und nummeriert. Anschließend wurden per Losverfahren zwei Entgiftungseinrichtungen, zwei Adaptionseinrichtungen, drei Entwöhnungseinrichtungen, eine Einrichtung mit Entwöhnung & Adaption und eine Einrichtung mit Entgiftung und Entwöhnung ausgewählt. Insgesamt wurden also 9 stationäre Angebote rekrutiert. Die ambulanten Einrichtungen waren überrepräsentiert, da der höheren Einrichtungszahl eine niedrigere Mitarbeiterzahl entspricht. Durch die Überrepräsentation in der einrichtungsbezogenen Stichprobe konnten so die Übertragbarkeit auf die personenbezogene Grundgesamtheit gewährleistet werden. Die 23 Einrichtungen wurden anschließend angeschrieben und telefonisch kontaktiert. Da die Anzahl der professionellen Mitarbeiter/-innen je Einrichtung unbekannt ist, wurde neben einer Genehmigung zur Versendung auch die Anzahl der zu versendenden Fragebögen erfragt. Dabei lehnten 2 ambulante und 2 stationäre Einrichtungen die Teilnahme an der Studie ab. Eine stationäre Einrichtung war telefonisch nicht zu erreichen und eine neue Nummer nicht zu ermitteln. Eine ambulante Einrichtung bat um Zusendung zusätzlicher Unterlagen über die durchführende Institution und den Forschungszweck und stimmte nach Erhalt einer Teilnahme zu. Anschließend erfolgte die Versendung der Fragebögen an die verbleibenden 18 Einrichtungen. Die Verteilung erfolgte durch den telefonisch eruierten Ansprechpartner, in der Regel die Leitung der Einrichtung oder Abteilung. Insgesamt wurde auf diese Weise die Zusendung von 166 Fragebögen möglich, davon 93 an stationäre und 73 an ambulante.

4.4.3 Resultate

Im Folgenden findet eine Darstellung der Resultate der eigenen Forschungsarbeit statt. Die Darstellung gliedert sich folgendermaßen auf. Zuerst werden Rücklaufquote sowie Zusammensetzung der Stichprobe beschrieben. Anschließend findet eine Besprechung der Konstrukthypothesen statt. Aufgrund der Ablehnung sämtlicher Konstrukthypothesen folgt eine Darstellung der Ergebnisse einer explorativen Auswertung. Weiterhin werden die Ergebnisse bezüglich deskriptiver Hypothesen sowie ergänzende Verteilungskennwerte dargestellt. Kurze Diskussionen finden bereits jeweils bei der Darstellung der entsprechenden Resultate statt.

4.4.3.1 Rücklaufquote

Bei der telefonischen Kontaktaufnahme lehnten 2 ambulante und 2 stationäre Einrichtungen die Teilnahme an der Studie ab. Eine stationäre Einrichtung war telefonisch nicht zu erreichen und eine aktuelle Nummer nicht zu ermitteln. Damit verblieben 18 der ursprünglich 23 Einrichtungen. Von den an diese 18 Einrichtungen versandten 166 Fragebögen wurden 101 Fragebögen fristgerecht zurückgesandt (vgl. Abbildung 5, S. 76). Zwei Fragebögen trafen erst mit 7-monatiger Verspätung ein. Diese verspäteten Fragebögen werden nicht ausgewertet. Nimmt man die 166 versendeten Fragebögen als Berechnungsgrundlage, ergibt sich damit eine sehr gute Rücklaufquote von 101/166 oder 60,8%. Schätzt man die Anzahl der potenziell Befragten in den nicht teilnehmenden 5 Einrichtungen basierend auf den Mittelwerten der teilnehmenden, ergibt sich eine Berechnungsgrundlage von 225 potenziellen Befragten, was immer noch eine gute Rücklaufquote von 101/225 oder 44,9% ergibt.
Die hohe Rücklaufquote ist ein Indiz für eine ausreichende Verständlichkeit sowie eine hohe Akzeptanz des Fragebogens und Interesse an der Fragestellung bei den Befragten. Sie ist zudem hoch genug, um von einer Eignung der Methode des postalischen Fragebogens sowie von einer Repräsentativität der erhobenen Daten für die gesamte Stichprobe auszugehen. Eine ähnlich hohe Rücklaufquote (56% bis 58%) fand sich auch in der Untersuchung an schwedischen Mitarbeiter/-innen in der Suchthilfe (Palm 2004). Diese in mehreren Studien stabil hohe Rücklaufquote spricht dafür, dass die Thematik „Suchtverständnis" prinzipiell von besonderem Interesse für professionelle Mitarbeiter/-innen in der Suchthilfe ist.

4.4.3.2 Zusammensetzung der Stichprobe

Es folgt eine Übersicht über die Zusammensetzung der Stichproche. Dazu erfolgt eine Aufteilung in personenbezogene sowie arbeitsumfeldbezogene Merkmale. Die arbeitsumfeldbezogenen Daten sind personenbezogen unter Verweis auf die Hauptarbeitszeit des oder der Befragten erhoben worden. Die Ergebnisse sollten daher nur als Daten über das Arbeitsumfeld der befragten Personen interpretiert werden.[41]

41 Einrichtungen verfügen über unterschiedlich viele Mitarbeiter/-innen. Es sollte daher deutlich gemacht werden, dass die Antworten der Befragten sich nicht mit der tatsächlichen Verteilung der Merkmale von Einrichtungen decken müssen. Befragte können zudem aus Abteilungen mit unterschiedichen Merkmalen innerhalb derselben Einrichtung stammen oder ihre Hauptarbeitszeit in einer anderen Einrichtung mit anderen Merkmalen verbringen. Diese Effekte können zu einer Verzerrung führen, wenn eigentlich personenbezogene Daten als Aussagen über Einrichtungen verstanden werden.

4.4.3.3 Personenbezogene Merkmale

Alter (n=99)

Das Alter der Befragten spannt sich von 18 bis 64 Jahre. Der Mittelwert liegt bei 41,94 Jahren (SD 10,42) und unterscheidet sich nicht signifikant nach Geschlecht (p=0.25) oder der Studienrichtung (p=0.59).

Berufserfahrung (n=95)

Die Berufserfahrung der Befragten spannt sich von 1 bis 30 Jahren. Der Mittelwert liegt bei 11,28 Jahren (SD=8,51). Die mittlere Berufserfahrung unterscheidet sich nicht signifikant nach dem Geschlecht oder Studienrichtung.

Geschlecht (n=99)

44,6% der Befragten geben als Geschlecht männlich an. 53,5% geben als Geschlecht weiblich an.

Professionszugehörigkeit (n=101)

23,8% geben an, kein Studium abgeschlossen zu haben. 45,5% geben Soziale Arbeit/Sozialpädagogik an. 15,9% geben Psychologie an. 9,9% geben ein Medizinstudium an. 9,9% geben Pädagogik an. Theologie, Suchthilfe und Sozialwirtschaft sind jeweils einmal vertreten. Fälle über 100% entstehen durch mehrere Studiengänge, denn 8 Personen (7,9%) geben an, ein Zweitstudium abgeschlossen zu haben, darunter einmal in Psychologie, einmal Theologie, einmal Suchthilfe, einmal Sozialwirtschaft und viermal Pädagogik. Das Geschlecht hat keinen Einfluss auf die Studienrichtung. Die Verteilung des Erststudiengangs lässt sich Abbildung 6 auf S. 80 entnehmen.

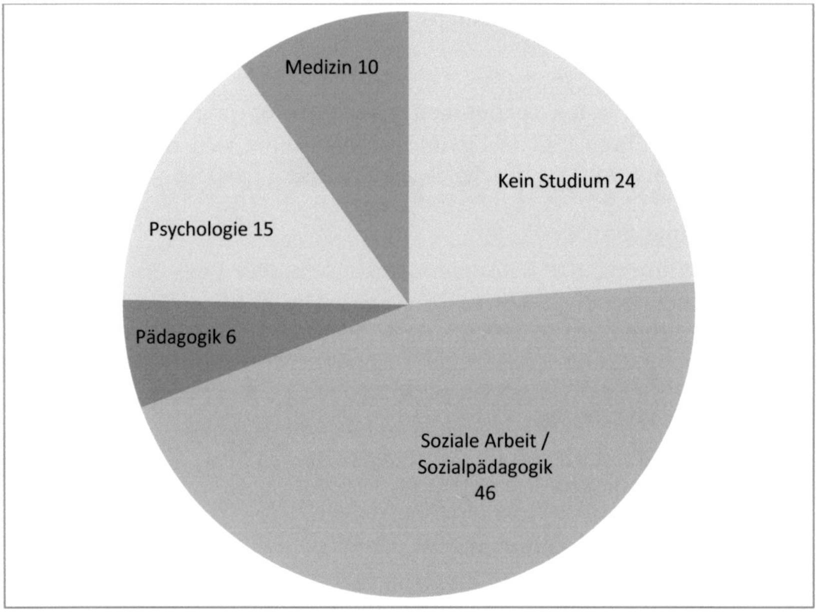

Abbildung 6: Häufigkeitskreisdiagramm der Erststudiengänge *(Zahlen über 100 durch Zweitstudium)*

Zusatzausbildung (n=98)

50% geben keine Zusatzausbildung an. 38,8% geben eine Zusatzausbildung an. 10,2% geben zwei Zusatzausbildungen an. 1% geben 3 oder mehr Zusatzausbildungen an. Die häufigste Zusatzausbildung ist mit 30,6% eine psychotherapeutische, gefolgt von einer suchttherapeutischen mit 21,4% und einer soziotherapeutischen Ausbildung mit 10,2%. Wenig verwunderlich ist, dass die Berufserfahrung signifikant mit der Anzahl der Zusatzausbildungen korreliert (Pearson $r=0.38$, $p<0.000$) (vgl. auch Tabelle 7, S. 81). Geschlecht oder Professionszugehörigkeit haben dabei zwar keinen signifikanten Einfluss auf die Anzahl der Zusatzausbildungen. Befragte mit Erststudiengang Psychologie verfügen jedoch signifikant häufiger über mindestens eine Zusatzausbildung ($p=0.025$), und dabei vor allem über eine psychotherapeutische Zusatzausbildung ($p=0.000$) (vgl. Tabelle 8, S. 81). Im Gegensatz zu den anderen Zusatzausbildungen besteht für die psychotherapeutische Zusatzausbildung alleine zudem kein signifikanter Zusammenhang zur Berufserfahrung.[42]

42 Es spricht daher viel dafür, die Ausbildung von Psycholog/-innen zum Psychologischen Psychotherapeuten in der Suchthilfe als Standard zu betrachten. Auffällig ist aber, dass auch Nicht-Akademiker psychotherapeutische Zusatzausbildungen ange-

Anzahl Zusatz-aus-bildungen	N	Mittelwert	Standard-abweichung	95%-Konfidenzintervall für den Mittelwert	
				Untergrenze	Obergrenze
0	48	8,58	7,909	6,29	10,88
1	35	13,34	7,989	10,60	16,09
2	10	16,70	8,287	10,77	22,63
3	1	25,00	.	.	.
Gesamt	94	11,39	8,492	9,65	13,13

Tabelle 7: Vergleich der Mittelwerte Berufserfahrung x Anzahl Zusatzausbildungen

		STUDIUM					Gesamt
		Kein Studium	SA/SP	Pädagogik	Psychologie	Medizin	
Psychotherap. Z.A.	Nein	18	35	5	3	7	68
	Ja	3	11	1	12	3	30
Gesamt		21	46	6	15	10	98

Tabelle 8: Kreuztabelle Psychotherapeutische Zusatzausbildung x Studium

Eigene Abhängigkeitserfahrung (n=99)

19,2% geben an, in ihrem Leben selbst einmal abhängig gewesen zu sein. Geschlecht, Studienrichtung, Anzahl oder Art der Zusatzausbildungen sowie das Alter und die Berufserfahrung haben keinen signifikanten Einfluss auf die Abhängigkeitserfahrung. Weiterhin fallen viermalige handschriftliche Kommentierungen wie „Tabak“ oder „Nikotin:ja!“ auf. Diese Kommentierung fand nur für Tabak statt, andere Drogen wurden nicht handschriftlich notiert.

ben. Dies deutet darauf hin, dass die Befragten vermutlich je nach Profession unterschiedliche Kriterien verwenden, ab wann eine Fortbildung als „psychotherapeutisch“ gilt.

4.4.3.4 Arbeitsumfeldbezogene Variablen

Einrichtungsform (n=97)

42,3% der Befragten arbeiten in ambulanten Einrichtungen. 4,1% arbeiten teilstationär und 51,5% stationär. Damit arbeiten 55,6% der Befragten in zumindest teilweise stationären Einrichtungen.

Status der Stoffe (n=97)

77,3% der Befragten arbeiten in Einrichtungen, die Abhängigen sowohl von illegalen als auch legalen Stoffen offenstehen. In Einrichtungen, die Angebote nur für illegale Stoffe anbieten, arbeiten 5,2% und in Einrichtungen nur für legale Stoffe 17,5% der Befragten. Damit werden in 94,8% der Einrichtungen von Befragten Angebote für legale Stoffe und 82,5% der Einrichtungen Angebote für illegale Stoffe zur Verfügung gestellt.

Mitarbeiterzahl (n=92)

Die durchschnittliche Anzahl an Mitarbeiter/-innen beträgt 18,83 (SD 20,89). Die Spannweite beträgt dabei zwischen 3 und 100 Mitarbeitern. Aufgrund der Schiefe (2,61) bietet sich jedoch der Median als aussagekräftigere Maßzahl der Zentraltendenz an. Er liegt beit 14. Nicht überraschend unterscheiden sich die Mitarbeiterzahlen in ambulanten, teilstationären und stationären Einrichtungen (ANOVA, $p<0.000$). Dabei gilt: Je stationärer die Einrichtung, desto mehr Mitarbeiter/-innen hat sie. Auch die Angebotsformen haben einen signifikanten Einfluss auf die berichtete Mitarbeiterzahl (ANOVA, $p<0.000$). Einrichtungen, die Entzugsbehandlung anbieten, verfügen dabei über mehr Mitarbeiter/-innen als Einrichtungen, die nur Nachsorge und/oder Beratung anbieten.

Angebotsformen (n=98)

12,2% der Befragten arbeiten in Einrichtungen, die sowohl Beratung als auch Entwöhnung, Entzug und Nachsorge und damit die Möglichkeit einer Rundumversorgung im Sinne eines kompletten Durchlaufs durch die verschiedenen Angebote der Suchthilfe anbieten. 24,4% der Befragten arbeiten in Einrichtungen, die nur eine Angebotsform anbieten. Damit werden in 75,6% der Einrichtungen von Befragten mehr als eine Angebotsform angeboten. Weitere Verteilungen lassen sich der Abbildung entnehmen (vgl. Abbildung 7, S. 83).

Geschlecht (n=96)

94,8% der Befragten arbeiten in Einrichtungen, die Abhängigen beiderlei Geschlechts offenstehen. 4,2% arbeiten in Einrichtungen, die nur für Männer Angebote anbieten, 1% in Einrichtungen nur für Frauen.

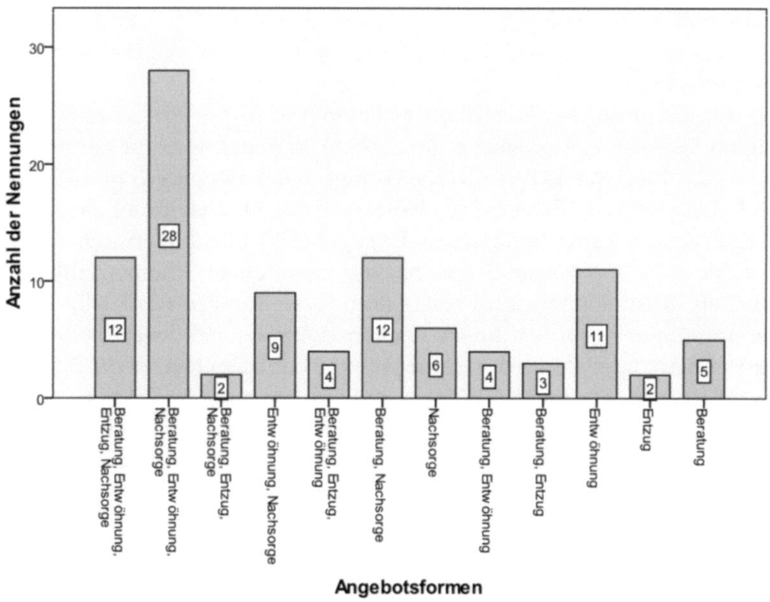

Abbildung 7: Angebote der Einrichtungen von Befragten

	STUDIUM					Gesamt
	Keines	SA/SP	Pädagogik	Psychologie	Medizin	
Ambulant	0	31	3	6	1	41
Teilstationär	0	2	1	1	0	4
Stationär	22	13	2	8	7	52
Gesamt	22	46	6	15	8	97

Tabelle 9: Kreuztabelle Studium x Einrichtungsform

Rechtlicher Druck (n=99)

55,6% der Befragten arbeiten in Einrichtungen, die keine Angebote nach §63/64 StGB (Maßregelbehandlung) oder nach §35/36 BtMG (Therapie statt Strafe) anbieten. 39,4% der Befragten arbeiten in Einrichtungen, die Angebote nach §35/36 BtMG und 16,2% in Einrichtungen, die Angebote nach §63/64 StGB anbieten. Damit arbeiten 11,1% der Befragten in Einrichtungen, die sowohl für §63/64 StGB als auch §35/36 BtMG Angebote zur Verfügung stellen.

Belegzahl (n=80)

Die durchschnittliche Anzahl an Klienten, die in der Einrichtung der Befragten bei voller Auslastung gleichzeitig versorgt werden kann, beträgt 78,16 (SD=106,39). Die Spannweite beträgt dabei zwischen 6 und 700 Klienten.[43] Aufgrund der Schiefe (3,7) bietet sich der Median als aussagekräftigere Maßzahl der Zentraltendenz an. Er liegt bei 40. Nicht überraschend unterscheidet sich die maximal gleichzeitig versorgbare Klientenzahl in ambulanten, teilstationären und stationären Einrichtungen (p<0.000). Befragte aus ambulanten Einrichtungen nennen dabei ein höheres Maximum als teilstationäre oder stationäre Einrichtung. Doch auch hier ist die Spannweite groß und reicht von 18 bis 700 in ambulanten zu 6 bis 130 in teilstationären und stationären Einrichtungen. Die Angebotsformen der Einrichtung haben jedoch keinen signifikanten Einfluss auf die maximal versorgbare Klientenzahl (ANOVA, p=0.1).

		STUDIUM					Gesamt
		Keines	SA/SP	Pädagogik	Psychologie	Medizin	
Entzug	Ja	10	2	0	3	8	23
	Nein	12	43	6	12	2	75
Gesamt		22	45	6	15	10	98

Tabelle 10: Kreuztabelle Studium x Entzugsangebot

4.4.3.5 Zusammenhänge zwischen arbeitsumfeld- und personenbezogenen Merkmalen

Befragte mit Abschluss in Medizin arbeiten signifikant (χ^2 p<0.000) häufiger in stationären Einrichtungen und Sozialarbeiter/Sozialpädagogen häufiger in ambulanten Einrichtungen, während Befragte mit Erststudiengang Psychologie oder Pädagogik weitestgehend gleichverteilt sind. Personen

43 Die relativ große Streuung und teilweise hohen Maxima bei der Anzahl gleichzeitig versorgbarer Klient/-innen liegt eventuell auch darin begründet, dass Einrichtungen, die Beratung anbieten, ihre maximalen Zahlen schätzen, während stationäre Angebote eine konzeptualisierte und abzählbare maximale Bettenzahl aufweisen. Solche scheinbaren Unterschiede in der geschätzten Mitarbeiterzahl könnten auch bei Einrichtungen mit einer hohen Mitarbeiterzahl zutage treten. Die hohen Zahlen sind daher mit Vorsicht zu interpretieren.

ohne Studium arbeiten dagegen nur in stationären Einrichtungen (vgl. Tabelle 9, S. 83). Über die verschiedenen Angebotsformen zeigt sich ein signifikanter Unterschied zwischen den Professionen, der sich durch das Angebot einer Entzugsbehandlung erklärt. Befragte mit Erststudiengang Medizin sind wesentlich häufiger dem Arbeitsumfeld Entzugsbehandlung ausgesetzt als Befragte mit anderen Studienrichtungen (χ^2 $p<0.000$) (vgl. Tabelle 10, S. 84).

4.4.3.6 Generalisierbarkeit

Die Verteilung der Professionen innerhalb der Stichprobe unterscheidet sich nicht von der Verteilung der Professionen aus dem Datensatz der deutschen Suchthilfestatistik (Binomialtest, $p>0.05$) (vgl. 3.2.2). Dies spricht für eine Generalisierbarkeit der Ergebnisse für die gesamte deutsche Suchthilfe. Erfahrungen mit eigener Abhängigkeit sind seltener als in den amerikanischen Stichproben (Binomialtest, $p<0.01$), vor allem wenn man anerkennt, dass ein Teil der Selbstzuschreibungen durch Unklarheit über die Zuordnung von Tabakkonsum entstanden ist. Dies spricht dafür, dass sich die Suchthilfe in Deutschland wesentlich von der US-amerikanischen unterscheidet und damit gegen eine Übertragung nordamerikanischer Inventare auf Deutschland, v.a. gegen das Konzept eines professionellen Therapeuten „in recovery", wie es in den Vereinigten Staaten üblich ist (vgl. 4.2.2). Das Arbeitsumfeld ist vor allem durch die akademische Ausbildung und Professionszugehörigkeit strukturiert. Mediziner arbeiten vermehrt stationär und in Einrichtungen mit Entzugsangeboten. Sozialarbeiter/Sozialpädagogen dagegen ambulant. Dies ist ein weiteres Argument für eine Arbeitsteilung innerhalb der Suchthilfe, die möglicherweise Unterschiede im Suchtverständnis nach sich zieht (vgl. 3.2.3).

4.4.3.7 Konstrukthypothesen

Im Folgenden werden die Hypothesen über das Konstrukt Suchtverständnis als Einstellung mithilfe der probabilistischen Testtheorie überprüft. Die Modellierung und Modelltestung erfolgte mithilf der Software WINMIRA 2001. Die Grundlage der Modellgeltung war die Berechnung der eindimensionalen Personenparameters (Rasch-Skalierung) nach dem Verfahren der konditionalen Maximum-Likelihood entweder unter der Annahme eines Rating-Skalenniveaus der Items oder, bei heterogener Spannweite der Itemantworten, unter Annahme eines ordinalen oder Partial-Credit-Skalenniveaus. Das Modell wurde an derselben Stichprobe durch parametrischen Bootstrap mit 400 Iterationen getestet. Bühner empfiehlt zur Modelltestung eine hohes Signifikanzniveau, da die Power nicht direkt kontrollierbar ist (vgl. Bühner 2009). Daher wurde ein Signifikanzniveau von

„<=0.1" der Pearson´sche χ^2-Prüfgröße und der Cressie-Read-Statistik als Anzeichen für eine Differenz zwischen Modell und empirischen Daten betrachtet. Standardmässig werden zudem Reliabilität der Skala nach Cronbach's Alpha und der Itemfit-Index genannt. Wenn Items einen signfikanten Over- oder Underfit aufwiesen und das Modell abgelehnt wurde, wurden diese Items aus der Modellierung entfernt und die Parameter erneut berechnet. Dadurch können Items, die nicht geeignet sind den Personenparameter zu messen, ausgeschlossen werden. Sollte trotz des Ausschluss eventueller ungeeigneter Items ein Modell signifikant von den Daten abweichen, wurde der entsprechende Konstruktaspekt als widerlegt angesehen und die Annahme der Eindimensionalität verworfen.

4.4.3.8 Hypothesen

Antezedenzien

BPS1. Ursachen sind auf einer biologischen, einer sozialen und einer psychologischen Dimension eindimensional skalierbar

BPS2. Biologische Verursachung korreliert negativ mit Schuldzuschreibung

BPS3. Psychologische Verursachung korreliert positiv mit Schuldzuschreibung

BPS4. Soziale Verursachung korreliert positiv mit Schuldzuschreibung

BPS5. Psychologische und soziale Verursachung korrelieren positiv miteinander

Für die drei hypothetischen eindimensionalen Konstrukte waren je sieben Items pro angenommener Dimension zu Grunde gelegt (BIO1-7;PSY1-7; SOZ1-7). Die Annahme einer biologischen Dimension über alle sieben Items nach dem Partial-Credit-Modell wurde bei hoher Reliabilität (α=0.84) abgelehnt (p=0.005). Keines der biologischen Items wies einen signifikanten Itemfit-Index auf. Die Annahme einer psychologischen Dimension über alle sieben Items nach dem Partial-Credit-Modell wurde bei akzeptabler Reliabilität (α=0.75) abgelehnt (p=0.06). Keines der psychologischen Items wies einen signifikanten Itemfit-Index auf. Die Annahme einer sozialen Dimension über alle sieben Items nach dem Partial-Credit-Modell wurde bei akzeptabler Reliabilität (α=0.77) abgelehnt (p=0.000). Keines der sozialen Items wies einen signifikanten Itemfit-Index auf. Damit kann BPS1 als abgelehnt gelten. Die Ablehnung von BPS1 macht die Überprüfung von BPS2 bis BPS5 sinnlos.

Schuldzuschreibung

V2. Zuschreibung von Schuld am Rückfall korreliert positiv mit Entlassbereitschaft

V3. Der autonome Typus zeigt die höchste Entlassbereitschaft

V4. Der heteronome Typus zeigt die niedrigste Entlassbereitschaft

Die Ablehnung von EB1 macht die Überprüfung von V2 bis V4 sinnlos.

Schuldfähigkeit

S1. Schuldfähigkeit für den Rückfall ist eindimensional skalierbar

S2. Schuldfähigkeit korreliert positiv mit der Zuschreibung von Schuld am Rückfall bei konstant gehaltender Abstinenzstrenge

Für das hypothetische eindimensionale Konstrukte „Schuldfähigkeit" wurden 15 Items zu Grunde gelegt (PLAN1-5; CON1-5;WIL1-5). Die Annahme einer Dimension über alle 15 Items nach dem Rating-Scale-Modell wurde bei akzeptabler Reliabilität (α=0.71) abgelehnt (p=0.000). Keines der Items wies einen signifikanten Itemfit-Index auf. Damit kann S1 als abgelehnt gelten. Die Ablehnung von A1 und/oder S1 macht die Überprüfung von S2 sinnlos.

Abstinenzstrenge

A1. Abstinenzstrenge ist eindimensional skalierbar

A2. Abstinenzstrenge korreliert positiv mit der Zuschreibung von Schuld am Rückfall bei konstant gehaltender Schuldfähigkeit

Für das hypothetische eindimensionale Konstrukte „Abstinenzstrenge" wurden 12 Items zu Grunde gelegt (ERW1.4;ZIEL1-4;VOR1-4). Die Annahme einer Dimension über alle 12 Items nach dem Partial-Credit-Modell wurde bei guter Reliabilität (α=0.85) abgelehnt (p=0.04). ERW4 wies einen signifikanten Item-Underfit auf. Eine Wiederholung des Modelltests unter Ausschluss von ERW4 erlaubte die Anwendung des Rating-Scale-Modells und wurde bei guter Reliabilität (α=0.87) abgelehnt (p=0.08). ERW1 wies einen signifikanten Item-Underfit und ZIEL2 einen signifikanten Item-Overfit auf. Eine Wiederholung des Modelltests unter Ausschluss von ERW1 und ZIEL2 nach dem Rating-Scale-Modell wurde bei guter Reliabilität (α=0.85) abgelehnt (p=0.07). Keines der Items wies einen signifikanten Itemfit-Index auf. Damit kann A1 als abgelehnt gelten. Die Ablehnung von S1 und/oder A1 macht die Überprüfung von A2 sinnlos.

Entlassbereitschaft

EB1. Entlassbereitschaft ist eindimensional skalierbar

Für das hypothetische eindimensionale Konstrukte „Entlassbereitschaft" wurden 10 Items zu Grunde gelegt (DIEB, GANDROH; GSACH; GMENSCH; RFENTZ; RFENTW; RFADAP; RFERNEUT; RFLEUG; ANSTIFT; WGABE). Die Annahme einer Dimension über alle 10 Items nach dem Rating-Scale-Modell wurde bei akzeptabler Reliabilität (α=0.77) abgelehnt (p=0.003). Keines der Items wies einen signifikanten Itemfit-Index auf. Damit kann EB1 als abgelehnt gelten.

Diskussion

Alle Hypothesen über die Aspekte des Konstrukts Suchtverständnis wurden verworfen. Dies ist ein starker Hinweis darauf, die Deutung von Suchtverständnis als Einstellung zu überdenken. Einwände bezüglich dieser Interpretation können sich auf drei Aspekte beziehen, darunter die regelmäßig hohe Reliabilität nach Cronbach, die mathemetische Auswertungsmethode sowie die Stichprobengröße.

Die akzeptabel bis guten Reliabilitätswerte der einzelnen Aspekte wären aus der Sicht der klassischen Testheorie Indikatoren für eine dahinterstehende gemeinsame latente Variable. Eine Hauptkomponentenanalyse der biopsychosozialen Items deutet ebenfalls auf eine Eignung für Interpretationen im Rahmen der klassischen Testtheorie hin. Dies muss nicht generell ausgeschlossen werden. Eine Rückkehr kann sogar sehr fruchtbar sein. Es sollte aber aufgrund professionsethischer Einwände eben gerade die Deutung als Einstellungen untersucht werden. Da diese Hypothese nun keine zulässige Interpretation mehr ist, gestattet die Rückkehr zur klassischen Testtheorie nicht mehr, die Interpretation des Suchtverständnis als Einstellung durch die Hintertür wieder einzuführen. Eine explorative Auswertung mittels klassischer oder probabilistischer Testverfahren kann daher nur dazu beitragen, alternative Fallstrukturgesetzlichkeiten zu plausibilisieren.

Gegen die Verwendung der probabilistischen Testtheorie zur Falsifizierung der Hypothesen kann eingewendet werden, dass die Stichprobe zu klein sei. Dies erschwere die korrekte Schätzung der Parameter, was wiederum Einfluss auf den parametrischen Bootstrap und damit die Modelltestung hat. Mit hoher Stichprobengröße steigt aber auch die Wahrscheinlichkeit, das geringe Unterschiede zwischen Modell und Daten signifikant werden und das Modell ebenfalls abgelehnt wird. Die Stichprobe kann also, wann immer das Modell abgelehnt wird, als zu groß oder zu klein kritisiert werden.[44]

44 Solange der Umgang mit Effektstärken (i.e. die Stärke der erlaubten Abweichung), bei Modelltests nicht geklärt ist, kann dieses Dilemma auch nicht zufriedenstellend gelöst werden (vgl. Bühner 2009, S. 350).

Ein weiterer methodischer Einwand lautet, dass der Fragebogen nicht hinreichend gut geeignet sei, das Suchtverständnis zu erfassen. Dagegen sprechen mehrere Argumente. Erstens die gute Akzeptanz des Fragebogens, die sich durch einen hohen Rücklauf und eine hohe Vollbeantwortung auszeichnet (95% der Befragten liessen im Mittel nur 0,68 Items zum Suchtverständnis aus)[45]. Zudem wurde der Fragebogen vorab einem Peer-Review und Repräsentanten der Stichprobe ausgesetzt (vgl. 4.4.2.4) und in enger Anlehnung an vorhandene Theorien zum Suchtverständnis entwickelt. Zudem deutet die explorative Auswertung (vgl. 4.4.3.10). durchaus darauf hin, dass der Fragebogens im Rahmen der klassischen Testtheorie tauglich wäre. Da die Einwände daher nicht greifen, sollte das Suchtverständnis professioneller Mitarbeiter/-innen in der deutschen Suchthilfe nicht als Einstellung verstanden werden. Jede Neukonzeptualisierung (vgl. 4.4.4) muss sich dann von den bisherigen Annahmen lösen und zugleich ihre Plausibilität empirisch begründen (vgl. Strübing 2008).

4.4.3.9 Deskriptive Hypothesen

Im Folgenden findet eine Überprüfung der deskriptiven Hypothesen E1, E2, E3 und V1 statt. Diese Hypothesen können unabhängig von der Geltung eventueller Fallstrukturgesetzlichkeiten untersucht werden.

E1. Sucht als Krankheit erreicht fast vollständige Zustimmung
E2. 25% der Befragten stimmen allen drei Etiketten zu
E3. Befragte aus stationären Einrichtungen stimmen dem Etikett Willensschwäche häufiger zu
V1. Der kompensatorische Typus ist der häufigste

45 Zwei nicht in die Berechnung einfließende, ansonsten verzerrende Aussreisser (42 bzw 36 nichtbeantwortete Items) erklären sich durch nichtausgefüllte Fragebogenseiten. Dies ist eher als Hinweis auf ein Versäumen der Befragten und nicht auf eine Ungeeignetheit des Fragebogens zur Erfassung der Konstrukte zu verstehen.

		Verantwortung für Bewältigung		Gesamt
		Hoch	Niedrig	
Verantwortung für Entstehung	Hoch	31	1	32
	Niedrig	63	2	65
	Gesamt	94	3	97

Tabelle 11: Kreuztabelle Verantwortung für Bewältigung x Entstehung (dichotom)

Hypothese V1 (n=97)

Zur Überprüfung von V1 fand zuerst eine dichotome Kollabierung der Itemantworten für VENTSTEH und VBEWAELT statt, um mit den Annahmen von Brickman et al. kompatibel zu werden (vgl. 4.2.1.1). Die Verantwortungszuschreibungen „Überhaupt keine" und „Eher geringe" wurden dazu zu „Niedrig"; die Zuschreibung von „Eher volle" und „Voll und ganz" zu „Hoch" kollabiert (vgl. Tabelle 11, S. 90). Das Kompensationsmodell ist das am häufigsten vertretene Modell und weicht signifikant von de bei Gleichverteilung zu erwartenden 25% Häufigkeit ab (Binomialtest, $p<0.01$). Für die Rückfallsituationen wurde zusätzlich ein Indikator aus der mittleren Häufigkeit über alle drei Rückfallsituationen berechnet. Der Blick in die unkollabierte Verteilung und auf den Indikator legt ebenfalls den Schluss nahe, dass ein dominanter Typus der Kompensation existiert (vgl. Abbildung 8, S. 91). Damit kann V1 als bestätigt gelten.

Hypothese E1 (n=100)

Alle Befragten stimmten der Aussage „Abhängigkeit ist eine Krankheit" entweder eher zu (17%) oder völlig zu (83%) (vgl. auch Tabelle 12, S. 92). Das 95%-Konfidenzintervall des Mittelwerts liegt zwischen 3,76 und 3,9. Damit kann E1 als bestätigt gelten.

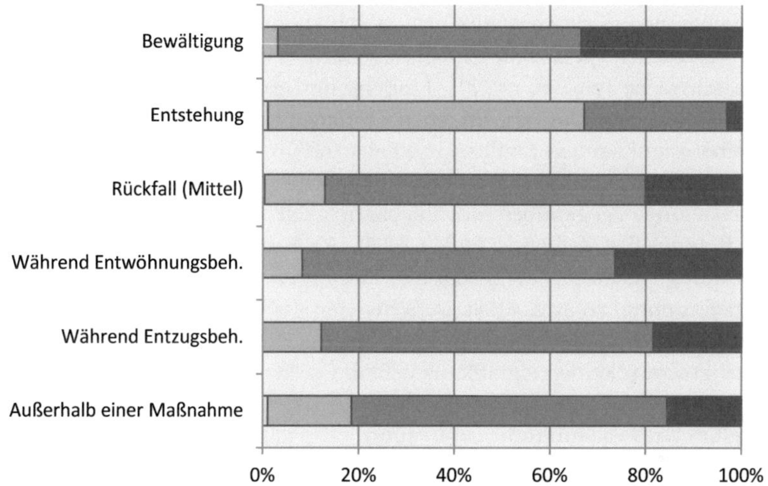

	Außerhalb einer Maßnahme	Während Entzugsbeh.	Während Entwöhnungsbeh.	Rückfall (Mittel)	Entstehung	Bewältigung
□ Überhaupt keine	1,0%	0,0%	0,0%	0,3%	1,0%	0,0%
■ Eher geringe	17,5%	12,2%	8,2%	12,6%	66,0%	3,1%
■ Eher volle	66,0%	69,4%	65,3%	66,9%	29,9%	63,3%
■ Voll und ganz	15,5%	18,4%	26,5%	20,1%	3,1%	33,6%

Abbildung 8: Verteilung der Verantwortungszuschreibung für verschiedene Handlungen

Hypothese E2 (n=99)

Zur Überprüfung von E2 wurden die Antworten „Stimme völlig zu" und „Stimme eher zu" als Zustimmung und „Lehne eher ab" und „Lehne völlig ab" als Ablehnung gewertet (vgl. Tabelle 12, S. 92). Nur 7 von 99 Befragten stimmen allen drei Etiketten zu. Dies unterscheidet sich signifikant (Binomialtest, $p<0.01$) von den aufgrund der schwedischen Studie erwarteten 25%. Damit kann E2 als abgelehnt gelten.

Hypothese E3 (n=96)

Je stationärer die Einrichtung, desto eher stimmen Befragte Willensschwäche zu ($p<0.05$, $r = 0.26$). Besonders auffällig ist die generell hohe Ablehnung von Willensschwäche, und dass von den 11 Befragten, die überhaupt Zustimmung äußern, alle in teilstationären oder stationären Einrichtungen arbeiten. Damit kann E3 als bestätigt gelten. Unterschiede in der Zustimmung lassen sich auch durch das Absolvieren eines Studiums oder das Vorliegen mindestens einer Zusatzausbildung erklären (ANOVA, $p < 0.01$). Auch bei Auspartialisierung dieser Variablen korreliert die Einrichtungsform noch mit der Zustimmung zu Willensschwäche ($p<0.05$, $r=0.21$). Einrichtungsform, Studium oder eine Zusatzausbildung haben auf die Etiketten Krankheit bzw. soziales Problem dagegen keinen signifikanten Einfluss. Die vollständige Zustimmung zu Krankheit und fast vollständige Ablehnung von Willensschwäche erscheint als angesichts der Einstellungen gegenüber Alkoholabhängigkeit aus dem Jahr 1984 als deutlicher Wandel des Zeitgeists (vgl. 4.2.2.4). Aber auch international ist diese Zustimmung besonders, vergleicht man die Ergebnisse mit der eher moderaten Zustimmung zu Krankheit in Schweden (vgl. 4.2.2) Einrichtungsform, Studium oder eine Zusatzausbildung haben auf die Etiketten Krankheit bzw. soziales Problem keinen signifikanten Einfluss. Weder Berufserfahrung noch Alter haben einen signifikanten Einfluss auf die Etiketten. Zudem wird nur sehr selten wird Zustimmung zu mehrern oder gar allen drei Etiketten geäußert, das Suchtverständnis ist damit nicht widersprüchlich.

In Abbildung 9 auf S. 93 sind die Verteilungen der Zustimmung zu den verschiedenen Etiketten dargestellt. Auch hier ist wiederum der Kontrast zu den Ergebnissen der schwedischen Studie auffällig. Es scheint damit, als ob es unabhängig von der Ausbildung in der deutschen Suchthilfe ein konsensuales Verständnis von Sucht gibt, dass sich vor allem als Sucht als Krankheit äußert. Deutlich sind zudem die Hinweise darauf, dass Studium und Zusatzausbildung die Zustimmung zum Etikett Willensschwäche verändern. Während also die prinzipielle Bejahung von Krankheit Konsens ist, gründet die Hegemonie von Krankheit gegenüber anderen Etiketten in der akademischen und professionalisierenden Ausbildung.

Willensschwäche			Krankheit Zustimmung	Gesamt
Ablehnung	Soziales Problem	Ablehnung	47	47
		Zustimmung	41	41
	Gesamt		88	88
Zustimmung	Soziales Problem	Ablehnung	4	4
		Zustimmung	7	7
	Gesamt		11	11

Tabelle 12: Kreuztabelle Etiketten

		Willensschwäche			Gesamt
		Völlig ab	Eher ab	Eher zu	
ATS	Ambulant	27	14	0	41
	Teilstationär	0	2	2	4
	Stationär	23	19	9	51
	Gesamt	50	35	11	96

Tabelle 13: Kreuztabelle Willensschwäche x Einrichtungsform

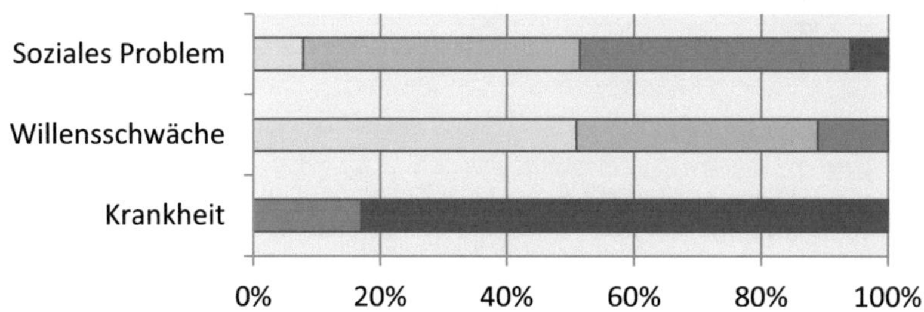

	Krankheit	Willensschwäche	Soziales Problem
Völlig ab	0,0%	51,0%	7,9%
Eher ab	0,0%	38,0%	43,6%
Eher zu	17,0%	11,0%	42,6%
Völlig zu	83,0%	0,0%	5,9%

Abbildung 9: Verteilung der Zustimmung zu den Etiketten

4.4.3.10 Explorative Analyse

Der Fragebogen wurde in Hinblick auf die hypothetischen Konstrukte gebildet. Obwohl die Hypothesen zur Struktur des Suchtverständnis verworfen wurden, eröffnet die explorative Auswertung der Antwortmuster weitere interessante Interpretationsmöglichkeiten. Ein Blick auf die Korrelationsmatrix der Items (vgl. Abbildung 10, S.94) zeigt, dass auf der manifesten Ebene zusammenhängende Antwortmuster zu erkennen sind. Visuell lässt sich erkennen, dass diese Gemeinsamkeit vier Teilbereiche betrifft, die Antezedenzien, die Zuschreibung von Verantwortung, die Abstinenzstrenge und die Entlassbereitschaft, während bei der Schuldfähigkeit keine Komponentenstruktur zu erkennen ist.

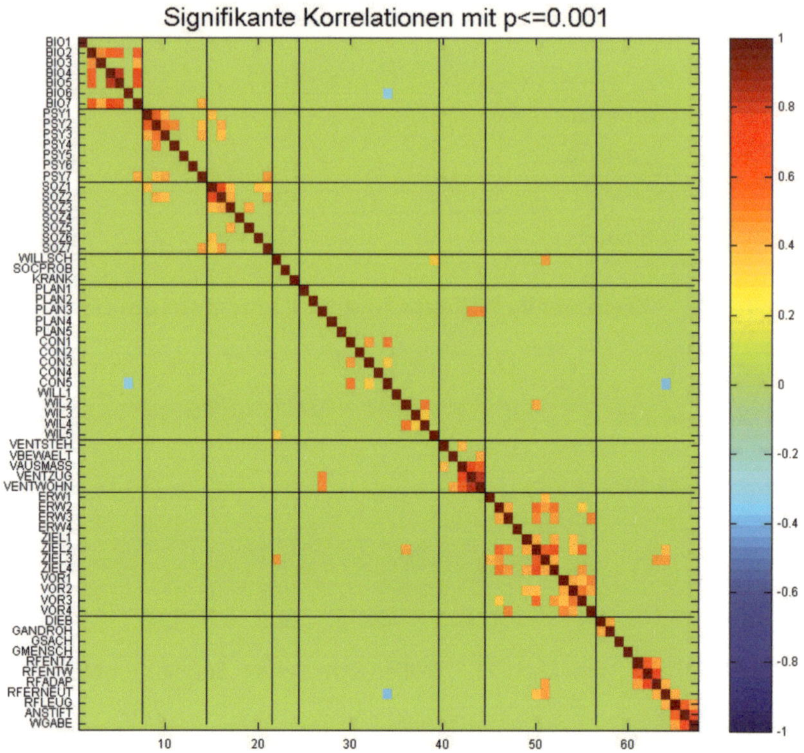

Abbildung 10: Korrelationsmatrix alle Items Suchtverständnis (mit n=79)

Im folgenden Abschnitt werden die Ergebnisse der Interpretation der insgesamt 67 Items vorgestellt und besprochen.

Antezedenzien (n=94)

Die visuelle Inspektion der Korrelationsmatrix der Antezedenzien (vgl. Abbildung 11, S. 95) lässt darauf schließen, dass die biologischen Items sowie die psychosozialen Items jeweils unter sich stark zusammenhängen. Vor allem die psychsozialen Items scheinen aber auch einige unpassende Items zu beinhalten. Bei der biologischen Antezdenz fallen durch ihre geringe konstruktinterne Korrelation die Items BIO1 und BIO6 auf. Beide Items beziehen sich auf die Folgen des Konsums fürs Hirn, während die anderen Items sich auf genetische oder allgemein gehaltene biologische Ursachen beziehen. Bei den psychosozialen Items fallen auf diese Weise PSY5, PSY6 sowie SOZ4 aus der Reihe. Diese Items verweisen auf die Bedeutung von Persönlichkeitseigenschaften und sozialer Kontakte. Interessanterweise korreliert PSY6 (Die Ursachen für Abhängigkeit liegen innerhalb einer Person) mit BIO4 (Abhängigkeit lässt sich auf biologische Sachverhalte zurückführen). Dies könnte ein Indikator für eine Biologisierung personaler Ursachen sein.

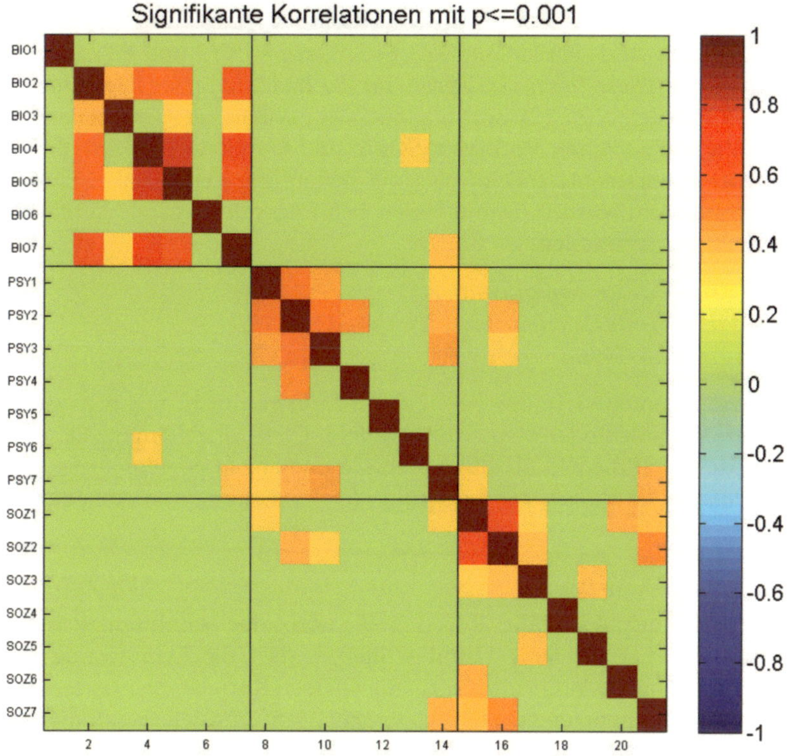

Abbildung 11: Korrelationsmatrix der Antezedenzien

Nach Entfernung der strittigen Items (BIO1, BIO6, PSY5, PSY6, SOZ4) erfolgte eine Hauptkomponentenanalyse der 16 verbleibenden Items. Parallelanalyse und Eigenwertverlauf lassen auf drei Hauptkomponenten schließen (vgl. Anhang, Abbildung 20 & Abbildung 21).[46] Die erste Komponente lädt positiv auf alle biologischen und psychosozialen Items. Dabei sind es vor allem unspezifische Items, die am stärksten laden. Die Items PSY7, SOZ1 und SOZ2 sowie BIO7 führen Abhängigkeit auf psychologi-

[46] Nicht-rotierte Hauptkomponentenanalyse, Vergleich gegenüber dem 50%-Quantil einer Parallelanalyse mit 1000 Repetitionen und dem Eigenwertkriterium.

sche Aspekte, soziale Sachverhalte, soziale oder biologische Ursachen zurück. Damit entspricht diese Komponente dem Leitthema einer *unspezifischen, biopsychosozialen Verursachung*. Die zweite Komponente lädt stark positiv auf die biologischen Items, aber negativ auf die psychosozialen Items. Damit verweist sie auf das Leitthema einer *biologischen Determination*. Die dritte Komponente stellt die sozialen Antezedenzien den psychologischen, und teilweise auch der genetischer Verursachung (BIO2-BIO3) entgegen. Am stärksten laden SOZ3, SOZ5 sowie PSY2 und PS3 auf diese Komponente. Diese Items verweisen auf die Bedeutung tief liegender psychischer Probleme (PSY2) und allgemeiner psychischer Ursachen (PSY3) sowie die Rolle sozialer Vorbilder (SOZ5) und familiärer Einflüsse (SOZ3). In dieser Komponente scheint also die Bedeutung des sozialen Umfelds ausgehandelt zu werden. Damit lassen sich folgende folgende Leitthemen innerhalb der Antezedenzien finden:

- *unspezifisch biopsychosozial*
- *biologische Determination*
- *soziales Umfeld*

Die Komponentenwerte der Befragten korrellieren nicht mit personenbezogenen Variablen oder dem Arbeitsumfeld. Diese Unabhängigkeit spricht dafür, diese Leitthemen als übergreifende und sozial geteilte *professionelle argumentative Leitthemen* zur Erklärung der Entstehung von Abhängigkeit zu verstehen.

Schuldfähigkeit (n=98)

Die visuelle Inspektion der Korrelationsmatrix der Schuldfähigkeit (vgl. Abbildung 11, S. 95) lässt darauf schließen, dass die Items wenig stark zusammenhängen. Aufgrund der relativ sparsen Korrelationsmatrix wurde von einer Komponentenanalyse abgesehen. Am engsten zusammenhängend sind die Items CON1, CON3 und CON5, die um Kontrolle bzw, Kontrollverlust über den Konsum kreisen und nicht wie CON2 und CON4 um die Fähigkeit zur Vermeidung oder Deeskalation eines Rückfalls; sowie die Items WIL2, WIL3 und WIL4, die darum kreisen, ob Willenskraft und Motivation alleine ausreichen, um abstinent zu bleiben (z.B. WIL2: Wer genügend motiviert ist, wird nicht rückfällig). Diese beiden Aspekte sind daher auch relativ einfach zu interpretieren als Leitthemen *Kontrollverlust* sowie *Willenskraft*. Interessant ist die Korrelation von WIL5 (Ein Rückfall zeigt, dass man nicht wirklich abstinent werden wollte) zu PLAN3 (Abhängige wissen genau, wann sie sich in eine riskante Situation begeben). Hier wird die Verknüpfung zur Schuldfähigkeit über das Wissen und die Vermeidung von Risikosituationen hergestellt und nicht über die Willenskraft. WIL2 korreliert zudem mit ZIEL2 (Abhängige, die keine Abstinenz anstreben, haben in einer Maßnahme der Suchthilfe nichts zu suchen). Dies deutet einen Konflikt zwischen verschiedenen Konzepten von Schuldfähigkeit und normativen Erwartungen an und verweist darauf, dass *Willenskraft* innerhalb der Suchthilfe nicht mehr ausreicht, um angemessen über Schuldfähigkeit zu sprechen. Stattdessen scheint hier die Bedeutung einer Kompetenz zur *Risikovermeidung* auf. Damit finden sich in den Items zur Schuldfähigkeit drei Leitthemen:

- *Willenskraft*
- *Kontrollverlust*
- *Risikovermeidung*

Auch diese Leitthemen korrelieren nicht mit personenbezogenen Variablen oder dem Arbeitsumfeld und lassen sich daher als *professionelle Leitthemen* verstehen.

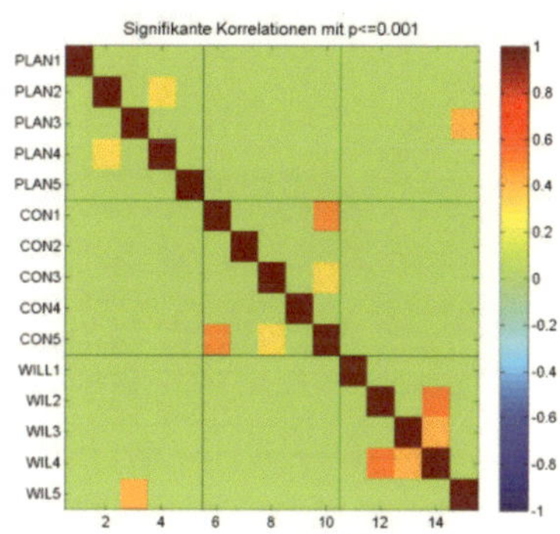

Abbildung 12: Korrelationsmatrix Schuldfähigkeit

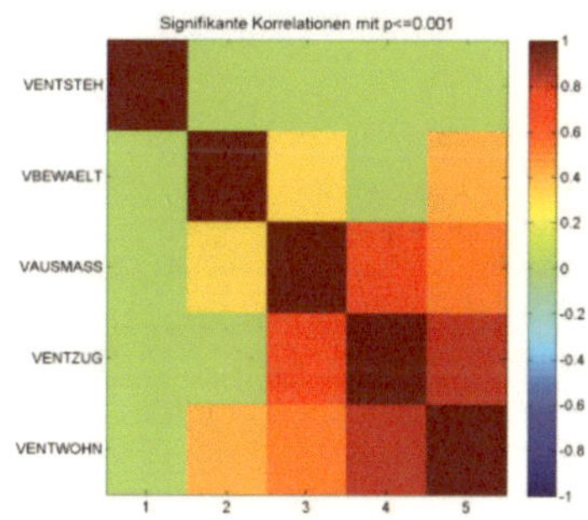

Abbildung 13: Korrelationsmatrix Verantwortungszuschreibung

Verantwortungszuschreibung (n=97)

Die visuelle Inspektion der Korrelationsmatrix der Verantwortungszuschreibung (vgl. Abbildung 13, S. 97) lässt darauf schließen, dass die Items sehr stark zusammenhängen. Alle Items bis auf die Zuschreibung von Verantwortung für die Entstehung der Abhängigkeit korrelieren miteinander. Die Hauptkomponentenanalyse dieser Items verweist auf eine starke Komponente, die positiv auf alle Items lädt (vgl. Anhang, Abbildung 22 & Abbildung 23). Daher kann darauf geschlossen werden, dass in der deutschen Suchthilfe eine dominante Struktur der Verantwortungszuschreibung existiert. In Abbildung 8, S. 91 sind die relativen Häufigkeiten der Verantwortungszuschreibung dargestellt. Eine Kreuztabelle der Zuschreibung von Verantwortung für Entstehung versus Bewältigung findet sich in

Tabelle 11, S.90. Aus den Verteilungen wurde geschlossen, dass Professionelle Mitarbeiter/-innen in der Suchthilfe eher volle Verantwortung für Rückfälle und die Bewältigung der Abhängigkeit und eher geringe für die Entstehung der Abhängigkeit zu schreiben. In der Taxonomie von Brickman et al. (vgl. 4.2.1.1) entspricht diesem Muster der Modus der *Kompensatorischen Verantwortungszuschreibung*. Da die Analyse auf eine Hauptkomponente verweist und das damit unkorrelierte Item auf die Entstehung der Abhängigkeit, ist diese Annahme erneut untermauert. Die *Kompensatorische Verantwortungszuschreibung* ist in der deutschen Suchthilfe also das dominante Leitthema der Verantwortungszuschreibung.

Abstinenzstrenge (n=93)

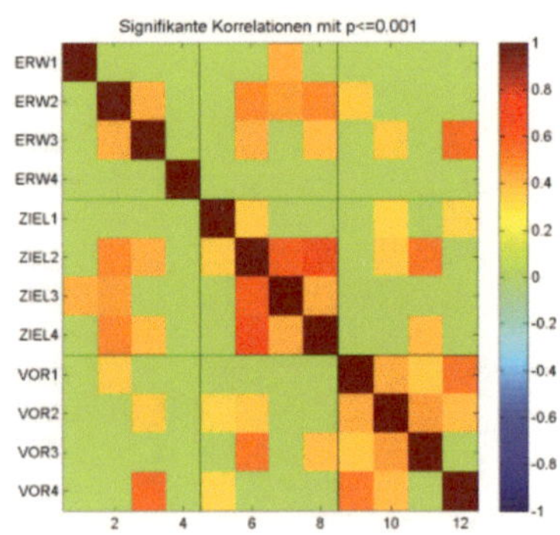

Abbildung 14: Korrelationsmatrix Abstinenzstrenge

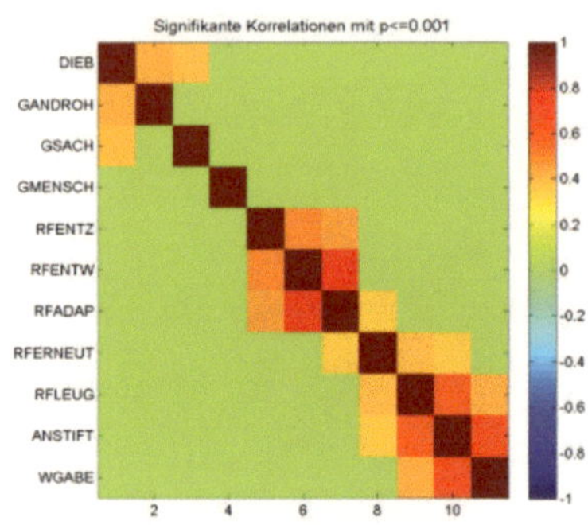

Abbildung 15: Korrelationsmatrix Entlassbereitschaft

Bei einer visuellen Inspektion der Korrelationsmatrix (vgl. Abbildung 14, S. 98) zeigt sich deutlich, dass die Items der Verantwortungszuschreibung auf komplexe Weise zusammenhängen, jedoch nicht so wie ursprünglich angenommen in die Aspekte Erwartung, Ziel und Voraussetzung zerlegbar sind. Die Items ERW1 und ERW4 fallen zudem durch ihre geringe Korrelation mit den restlichen Items auf. Lässt man beide aus der Analyse heraus, verweist der Scree-Plot auf 1 Hauptkomponente (vgl. Anhang Abbildung 24 & Abbildung 25). Diese Komponente lädt positiv auf alle Items und scheint daher am ehesten das Leitthema der Abstinenzorientierung zu verdeutlichen. Weiterhin finden sich Interaktionen mit dem Arbeitsumfeld. Befragte, deren Einrichtungen Entzugstherapie anbieten, stimmen seltener zu, dass es wichtigere Ziele für eine Maßnahme gibt als die Erreichung dauerhafter Abstinenz (AENTZ - ZIEL1, $r=0,43$, $p<0.001$) und häufiger zu, dass Abhängige abstinent in eine Entwöhnungsbehandlung starten sollten

(AENTZ -VOR4, $r=0.39$, $p<0.001$). Befragte mit einer Zusatzausbildung in Soziotherapie stimmen eher zu, dass Abstinenz eine zwingende Vorraussetzung für die Teilnahme an weiterführenden Maßnahmen sein soll (ZASOZIO - VOR3, $r=0.43$, $p<0.001$). Körkel und Wagner (Körkel, Wagner 1995) konnten zeigen, dass professionelle Mitarbeiter/-innen aus der Suchthilfe, die den Rückfall als Herausforderung sehen, stärker engagiert sind. Sie konnten auch zeigen, dass Mitarbeiter/-innen, die den Rückfall als Scheitern betrachten, mit erhöhter Frustration, Betroffenheit, Enttäuschung und Resignation reagieren. Eine ähnliche Gegenläufigkeit zeigt sich auch in dieser Studie. Die Items ZIEL3 („Ein Rückfall ist gleichbedeutend mit dem Scheitern einer Maßnahme") und ERW4 („Ein Rückfall ist eine Herausforderung für die weitere Arbeit") korrelieren negativ miteinander ($p=0.0011$, $r=-0.3242$, $n=99$). Von der Mehrheit der Befragten wird der Rückfall zudem als Herausforderung gesehen und nicht als Scheitern (ERW4: $M=3.50$, $SD=0.56$; ZIEL3: $M=1.45$, $SD=0.66$).Damit wird die von Körkel & Wagner gezeigte Unterscheidung zwischen zwei diametralen Sichtweisen auf den Rückfall als Scheitern oder als Herausforderung repliziert. Diese Diametrie lässt sich zudem als weiteres Leitthema verstehen. Damit finden sich in der Abstinenzstrenge die drei folgenden professionelle Leitthemen:

- *Abstinenzorientierung*
- *Rückfall als Scheitern*
- *Rückfall als Herausforderung*

Reaktionen auf typische Situationen ($n=93$)

Die visuelle Inspektion der Korrelationsmatrix (vgl. Abbildung 15, S. 98) lässt eine klare Mehrkomponentenstruktur erkennen. Nimmt man Gewalt gegen Menschen aufgrund der geringen Korrelation aus der Analyse her aus, verweist der Scree-Plot auf 3 Komponenten (vgl. Anhang, Abbildung 26).

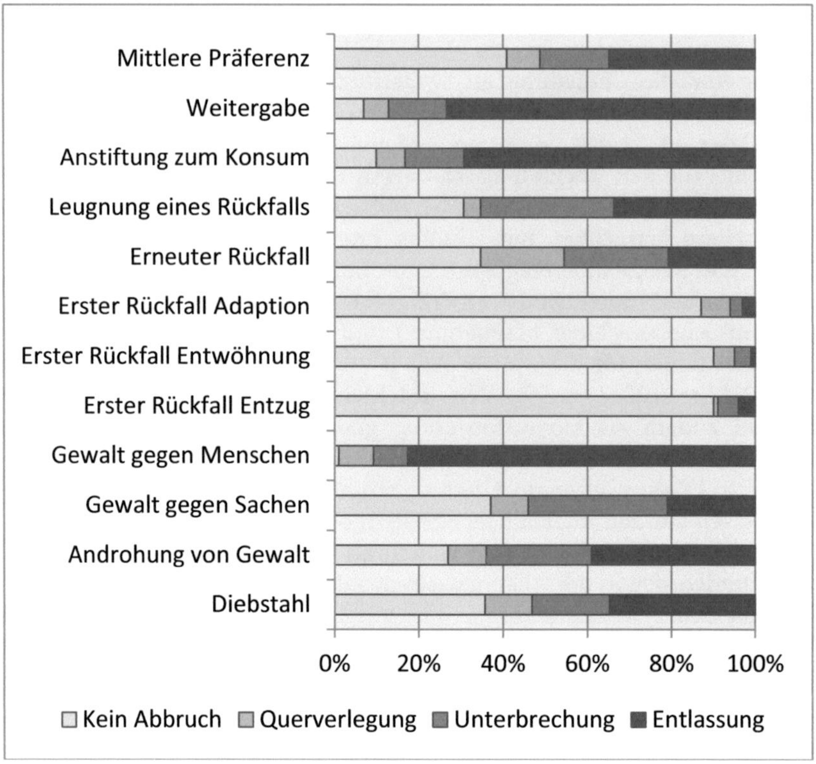

Abbildung 16: Verteilung der Präferenz für bestimmte Reaktionen in typischen Situationen

Die erste Komponente lädt positiv auf alle Items, besonders stark aber auf die letzten sieben Items, i.e. Rückfall in Entwöhnung oder Adaption, Anstiftung, Weitergabe oder Leugnung des Rückfalls (vgl. Anhang, Abbildung 27). Sie zeigt daher eine generelle Tendenz zur Entlassung nach einem Fehlverhalten an, v.a. aber nach Drogenbezogenem Fehlverhalten. Die zweite Komponente lädt positiv auf die Rückfallitems (RFENTZ, RFENTW, RFADAP und RFERNEUT), aber negativ auf alle anderen. Diese Komponente zeigt daher an, dass der Eigene Rückfall als besonders problematisch betrachtet wird und zur Entlassung führt. Die dritte Komponente lädt negativ auf die letzten vier Items (RFERNEUT, RFLEUG; ANSTIFT, WGABE) und ansonsten positiv, dabei besonders stark auf die ersten drei, i.e. Diebstahl, Gewaltandrohung oder Gewalt gegen Sachen. Diese Komponente zeigt daher eine Tendenz zur Entlassung nach Fehlverhalten an, v.a. aber bei Fehlverhalten.

Da unabhängig von arbeitsumfeld- oder personenbezogenen Variablen lassen sich die Komponenten daher als folgende vier professionelle Leitthemen verstehen:

- *Gewalt gegen Menschen*
- *Drogenfreiheit*
- *Eigener Rückfall*
- *Fehlverhalten*

	Kein Abbruch	Querverlegung	Unterbrechung	Entlassung
Diebstahl	35,7%	11,2%	18,4%	34,7%
Androhung von Gewalt	27,0%	9,0%	25,0%	39,0%
Gewalt gegen Sachen	37,0%	9,0%	33,0%	21,0%
Gewalt gegen Menschen	1,0%	8,2%	8,2%	82,7%
Erster Rückfall Entzug	90,1%	1,0%	5,0%	4,0%
Erster Rückfall Entwöhnung	90,0%	5,0%	4,0%	1,0%
Erster Rückfall Adaption	87,0%	7,0%	3,0%	3,0%
Erneuter Rückfall	34,7%	19,8%	24,8%	20,8%
Leugnung eines Rückfalls	30,7%	4,0%	31,7%	33,7%
Anstiftung zum Konsum	9,9%	6,9%	13,9%	69,3%
Weitergabe	6,9%	5,9%	13,9%	73,3%

Tabelle 14: Häufigkeitstabelle der Präferenz für bestimmte Reaktionen in typischen Situationen

Brünger berichtete 1995, dass von 37 stationären Einrichtungen 13, d.h. 35% prinzipiell disziplinarisch nach einem Rückfall entlassen (vgl. Brünger, Martin 1995). Die Verteilung in dieser Studie wird in Abbildung 16, S. 100 und Tabelle 14, S. 101 ausführlich dargestellt. Beim Blick auf die Verteilung lässt sich festhalten, dass nach Rückfällen ein Verbleib in der Einrichtung die dominante Präferenz ist und eine Entlassung nur von maximal 4% der Befragten und damit signifikant seltener gewählt wird ($p<0.001$, Binomialtest). Deutlich zu erkennen ist somit die Präferenz dafür, nach einem Rückfall die Behandlung weiterzuführen. Dieser Unterschied zu Brünger liesse sich eventuell dadurch erklären, dass Brünger nur in stationären Einrichtungen befragte, während in dieser Stichprobe auch ambulante und teilstationäre Einrichtungen inkludiert wurden. In dieser Studie zeigte sich aber kein signifikanter Einfluss des Arbeitsumfelds oder personengebundener Variablen auf die Entlassbereitschaft. Wesentlich plausibler ist daher die Interpretation, dass sich in den letzen 15 Jahren der Umgang mit Rückfälligkeit in der deutschen Suchthilfe drastisch gewandelt hat Angesichts der breiten Publikationstätigkeit zu dieser Thematik in den späten 1990er Jahren findet diese Lesart zusätzliche Plausibilität. Aktuelle Mitarbeiter/-innen in der deutschen Suchthilfe bevorzugen, bei erstmaligen Rückfällen die Maßnahme weiterzuführen; bei Gefährdung anderer Klienten die Maßnahme zu unterbrechen oder zu beenden; und bei erneutem Rückfall oder Rückfallleugnung die weitere Behandlung zu unterbrechen oder den Abhängigen an eine andere Einrichtung zu verweisen.

4.4.4 Diskussion

4.4.4.1 Rücklauf und Generalisierbarkeit

Die Studie erreichte eine sehr gute Rücklaufquote von 101/166, i.e. 60,8%. Eine ähnlich hohe Rücklaufquote (56% bis 58%) fand sich auch in der Untersuchung an schwedischen Mitarbeiter/-innen in der Suchthilfe (Palm 2004). Diese anscheinend stabil hohe Rücklaufquote bei spricht dafür, dass die Thematik Suchtverständnis für professionelle Mitarbeiter/-innen in der Suchthilfe von besonderem Interesse ist. Die Verteilung der Professionen innerhalb der Stichprobe entspricht der Verteilung der Professionen nach dem Datensatz der deutschen Suchthilfestatistik. Dies spricht für eine Generalisierbarkeit der Ergebnisse für die gesamte deutsche Suchthilfe. Erfahrungen mit eigener Abhängigkeit sind seltener als in den nordamerikanischen Stichproben. Zusammen mit der der hohen Akademisierung spricht dies gegen eine Übertragung nordamerikanischer Forschungsergebnisse auf die deutsche Suchthilfe (vgl. 4.4.3.1).

4.4.4.2 Kernbefunde

Mediziner arbeitet vermehrt stationär und in Einrichtungen mit Entzugsangeboten. Sozialarbeiter/Sozialpädagogen dagegen ambulant (vgl. 4.4.3.2) Die Konstrukthypothesen wurden verworfen. Die hypothetische Fallstrukturgesetzlichkeit Suchtverständnis professioneller Mitarbeiter/-innen in der deutschen Suchthilfe sollte daher nicht mehr als Einstellung verstanden werden (vgl. 4.4.3.7). Es besteht auch eine fast vollständige Etikettierung als Krankheit und fast vollständige Ablehnung von Willensschwäche. Widersprüchlichen Suchtverständnissen wird nur sehr selten gleichzeitig zugestimmt (vgl. 4.4.3.9). In stationären Einrichtungen wird

Sucht als Willensschwäche aber stärker zugestimmt, wobei ein Studium oder eine Zusatzausbildung die Zustimmung zu Willensschwäche reduzieren. Es scheint daher vor allem die Professionalisierung zu sein, die zu einer dominanten Etikettierung von Sucht als Krankheit führt.

4.4.4.3 Professionelle Leitthemen

Mittels Hauptkomponentenanalysen konnten aus den Antwortmustern professionelle Leitthemen zum Suchtverständnis gewonnen werden. Diese können eventuell die Deutung der Fallstrukturgesetzlichkeit als Einstellung ablösen. *Professionelle Leitthemen* scheinen aus attributionstheoretischer Perspektive eine Zwitterstellung zwischen der professionellen Rollenerwartung und persönlichen Erfahrungswerten und Emotionen einzunehmen (vgl. 4.2.2.2). Dafür spricht, dass sie teilweise durch Ausbildungsstand und Arbeitsumfeld beeinflusst werden aber zugleich nicht von der Profession abhängen. Sie verweisen damit auf Elemente interprofessionellen Wissens- und Diskussionsbestands über Abhängigkeit. Sie stellen damit die Ankerpunkte dar, um welche die Diskussionen in der Einrichtung, der Profession oder der Öffentlichkeit kreisen können.
Dabei kreist die Debatte um die Verursachung von Abhängigkeit um die Ideen einer *unspezifisch biopsychosozialen* Verursachung, einer primär *biologischen Determination* sowie einem Konflikt zwischen der Relevanz *psychischer Probleme und sozialem Umfeld*. Die unspezifisch biopyschosoziale Verursachung scheint dem eklektischem Ansatz Browers zu entsprechen und auch von der Kritik daran betroffen (vgl. 4.2.1.2), während die zwei weiteren Komponenten sich auch in ähnlicher Weise in empirischen Studien finden (vgl. 4.2.2.2, v.a. Miresco, Kirmayer 2006). Die Schuldfähigkeit kreist um die Themen *Willenskraft, Kontrollverlust* und *Risikovermeidung*. Die Zusammenhänge dieser drei Themen werden im ethischen Kapitel ausführlicher behandelt (vgl. 5.2). Hier sei darauf verwiesen, dass die Willenskraft als eines der naheliegendsten Strategien zur Verhaltenskontrolle vermutlich von Abhängigen bereits ohne Erfolg ausprobiert wurde. Der Aspekt des Kontrollverlusts hängt thematisch stark mit dem Krankheitskonzept zusammen (vgl. 5.2.2.3) und die Risikovermeidung ist eng verbunden mit individuellen Vulnerabilitäten von Abhängigen (vgl. 5.2.2.5). Je höher der Wert in der Komponente *psychische Probleme und soziales Umfeld*, i.e. je mehr Bedeutung dem sozialem Umfeld bei der Enstehung der Abhängigkeit zuschrieben wird, desto niedriger ist die *Abstinenzorientierung* ausgeprägt, i.e. desto weniger Bedeutung wird der Abstinenz als Ziel, Erwartung oder Voraussetzung in der Behandlung eingeräumt ($r = 0.23$, $p<0.05$, $n=85$). Kommt man von der Schuldfähigkeit zur Schuldzuschreibung, fällt vor allem die starke Relevanz einer Komponente auf. Ähnlich wie Mitarbei-

ter/-innen in der deutschen Suchthilfe ein dominantes Konzept von Sucht als Krankheit vertreten, wird in der Schuldzuschreibung ein dominantes Thema der *Kompensatorischen Verantwortungszuschreibung* verhandelt. Daher entstehen Diskurspositionen vor allem durch Unterschiede in der normativen Erwartung. Die *Abstinenzorientierung* stellt dabei ein wichtiges Thema dar. Dabei wird sie als Ziel zwar bisweilen relativiert, als Voraussetzung für weiterführende Behandlungen ist sie jedoch von großer Bedeutung innerhalb der Diskurse in der Suchthilfe. Unterschiede in der *Abstinenzorientierung* finden sich auch in unterschiedlichen Arbeitsfeldern. Konflikte können auch dadurch entstehen, ob der Rückfall als *Scheitern oder als Herausforderung* gesehen wird (vgl. Körkel, Wagner 1995). Normative Erwartung und Schuldfähigkeit sollten die Entlassbereitschaft für typisches Fehlverhalten beeinflussen. Tatsächlich finden sich jedoch vor allem die Themen der *Drogenfreiheit* der Einrichtung, der Bedeutung eines *Eigenen Rückfalls* sowie die Gefährung durch *Fehlverhalten.* Passenderweise korreliert der Komponentenwert für die *Abstinenzorientierung* signifikant mit dem Komponentenwert für das Thema *Drogenfreiheit* ($r=0.39$, $p<0.001$, $n=85$). Je wichtiger den Befragten also Abstinenz als Ziel, Erwartung und Voraussetzung ist, desto eher sind sie bereit, Abhängige zu entlassen, und dies vor allem bei Rückfall, Weitergabe oder Anstiftung.

4.5 Schluss

In den vorangehenden Kapiteln wurde das Forschungsfeld auf das Suchtverständnis als Einstellung professioneller Mitarbeiter/-innen in der deutschen Suchthilfe gegenüber Abhängigkeit im Generellen beschränkt (vgl. 3) und unter Bezug auf die Forschungsfrage nach dieser Fallstrukturgesetzlichkeit, die dem Denken, Werten und Entscheiden der professionellen Mitarbeiter/-innen in der deutschen Suchthilfe zu Grunde liegen solle (vgl. 4.1) der theoretische und empirische Forschungsstand (vgl. 4.2) gesichtet. Dabei wurde eine eigene Theore zum Suchtverständnis als Einstellung entwickelt (vgl. 4.3) und rational auf Basis des Forschungsstands Hypothesen zum Konstrukt Suchtverständnis als Einstellung generiert (vgl. 4.4.1).
Zwei wesentliche Befunde prägen die Ergebnisse der Forschungsarbeit. Erstens wurde das Konstrukt Suchtverständnis als Einstellung verworfen (vgl. 4.4.3.7). Stattdessen wird angenommen, dass professionelle Leitthemen das Antwortverhalten der Befragten strukturieren 4.4.4). Dabei zeigten sich konsistente Ergebnisse.
Besonders herauszuheben sind der Zusammenhang zwischen Abstinenzorientierung und Entlassbereitschaft bei Bruch mit der Drogenfreiheit

sowie die deutliche Etikettierung von Abhängigkeit als Krankheit und dem bevorzugtem Modus einer kompensatorischen Verantwortungszuschreibung.

5 Das Suchtverständnis - Ethisches

Eine interdisziplinär angelegte Doktorarbeit steht vor besonderen Herausforderungen, da sie neben den Grundlagen der jeweiligen Disziplinen, die sie anwendet, auch die Beziehungen zwischen den beiden klarstellen muss. Dies ist vor allem im Rahmen eines Forschungsprojektes, welches sich in der „Ethik in den Wissenschaften“ verortet, problematisch. Eine Beschränkung auf Traditionen einzelner Disziplinen ist nicht mehr statthaft und mit jeder zusätzlichen Disziplin wächst die Komplexität. Interdisziplinäre Forschung ist nun aber allein dort sinnvoll und potentiell fruchtbar, wo (1) die beteiligten Disziplinen dasselbe Materialobjekt haben und (2) die jeweiligen Formalobjekte nicht allzu unähnlich sind oder, falls einer der ersten beiden Punkte nicht zutrifft, wo (3) die Zusammenhangsgesetzlichkeiten zwischen den Material- und Formalobjekten der beteiligten Disziplinen in größerem Umfang bekannt oder zumindest abschätzbar sind (vgl. Löffler 2010, S. 162f). Da durch die empirische Untersuchung das Vorliegen des Materialobjekts Suchtverständnis als Einstellung in Zweifel gezogen wurde, muss ein Materialobjekt gefunden werden, auf welches sich beide Disziplinen beziehen können. Zusätzlich sind anders als bei jeweils empirisch vorgehenden Wissenschaften die Formalobjekte, d.h. der spezifische Zugriff auf das Thema, nicht auf einen Nenner zu bringen. Während die empirischen Wissenschaften fragen: „was ist?“, will die Ethik die Frage beantworten: „was soll sein?“.[1] Die Details der geforderten Zusammenhänge zwischen den Material- und Formalobjekten der beteiligten Disziplinen, d.h. zwischen Ethik und Empirie sind komplex und die ethische For-

---

1 Anders als in zwar interdisziplinär, aber empirisch vorgehenden Forschungsprogrammen ist eine Triangulation somit nicht möglich. Will man die geometrische Metapher von der Triangulation aufrechterhalten, so könnte man sagen, dass Ethik und Empirie auf verschiedene Dimensionen abzielen und daher keinen gemeinsamen Zielpunkt besitzen. Auch im professionsethischen Binnendiskurs ist diese Trennung bekannt. So kritisieren Rauschenbach und Thiersch - stellvertretend für alle strukturanalogen Professionsgruppen - die Sozialpädagogik: „Mit dem Nimbus wissenschaftlicher Dignität konnte sie -so schien es - dem Dilemma, Moral mit Moral kritisieren zu müssen, entrinnen: Logische Begründungen, empirische Nachweise und vernünftige Schlußfolgerungen waren die neuen argumentativen Waffen [...]. In der wissenschaftlichen Bearbeitung [...] aber blieben zwei Fragen nach wie vor aktuell: Wie erreiche ich etwas, als Frage nach ihren Mitteln und Technologien, und - noch davorliegend - was will ich erreichen, als Frage nach einem materialen Kern und nach den normativen Zielen“ Rauschenbach, Thiersch 1987, S. 7f.An dieser Stelle will ich aber nicht verhehlen, dass die kritische Auseinandersetzung mit der eigenen Sozialisation zu der in den Sozialwissenschaften durchaus üblichen Tradition einer „impliziten Ethik“ mitunter herausfordernd war.

schungsarbeit ist nur möglich unter teilweiser Suspendierung der metaethischen Komplexität der Fragestellung. So haben Sebastian Schleidgen, Michael Jungert und ich argumentiert, dass ein Zusammenhang zwischen Ethik und Empirie (1) die Übersetzung von idealen Normen in praxisgerechte Normen sein kann oder (2) die Evaluation sozialer Praxis und das Auffinden ethischer Probleme oder (3) die Konkretisierung einer Norm durch Bestimmung ihrer Anwendungsbedingungen (vgl. Schleidgen et al. 2009, auch Musschenga 2005; Dietrich 2009a; Birnbacher 1999). Tatsächlich stehen hinter diesen Aspekten aber auf subtile Weise weitere Probleme, wenn es z.B. um die anthropologische Grundlegung von Moral geht, die auf empirischen Befunden über den Menschen basiert (vgl. z.B. Illies 2006; Tugendhat 2007) oder um die Zurückführung von begrifflicher Analyse auf Erfahrung, die auch die (analytische) Differenz von Fakten und Werten in Frage stellt (vgl. z.B. Quine 1951; Engels 1993). Die Vielfalt und der Detailreichtum dieser metaethischen Problempalette zum Verhältnis von Empirie und Ethik kann hier nur angerissen, aber nicht ausgeführt werden. Pragmatisch beschränke ich mich auf die erste und dritte Zusammenhangsgesetzlichkeit.[2] Dies ist gerechtfertigt, weil die empirische Arbeit nicht als Evaluation der Praxis gedacht und dafür auch von ihrer Anlage her nicht geeignet ist.

5.1 Forschungsfrage

Das Geschäft der Ethik ist mehr als ein `lang geratener Diskussionsabsatz´ zur Empirie. Daher sind die folgenden ethischen Reflexionen als disziplinär eigenständige Arbeiten mit dem ihnen je eigenen Zeitaufwand für Recherche, Lektüre und Reflexion zu verstehen. Um zu ethisch vertretbaren Aussagen gelangen zu können, müssen zudem andere empirische Forschungsstände integriert werden. Auf den ersten Blick mag daher das ethische Kapitel als losgelöst von der bisherigen Doktorarbeit erscheinen. Nimmt man aber den interdisziplinären Forschungsauftrag ernst, müssen die jeweiligen Disziplinen auch Abstriche in Kauf nehmen, da erst dadurch die Fragen der beiden Disziplinen in einem zeitlich und ökonomisch begrenzten Rahmen behandelbar werden.[3] Im diesem Kapitel wird daher

2 Dabei ist die erste Zusammenhangsgesetzlichkeit v.a. bei der Besprechung der dritten Forschungsfrage von Relevanz (vgl. 5.2.3), die dritte bei der Besprechung der ersten und zweiten Forschungsfrage (vgl. 5.2.1., 5.2.2).

3 Einige Einschränkungen sind z.B. dass aus philosophisch-ethischer Perspektive die Komplexität der Betrachtung des Verhältnisses von Ethik und Empirie; aus sozialwissenschaftlicher Perspektive die Weiterentwicklung des Forschungsansatzes: z.B. eine Neuformulierung der Konstrukthypothesen, ein Methodenwechsel oder simpel ausgedrückt, weitere empirische Studien ausbleiben werden.

keine ethische Besprechung der empirischen Forschungsarbeit nachgeliefert, sonder einer ethischen Forschungsfrage nachgegangen. Diese lautet:

Kann, darf und soll Abhängigen für einen Rückfall Schuld zugeschrieben werden?

Eine systematische Auseinandersetzung erfolgt in dieser Arbeit, in dem die Forschungsfrage in drei Einzelfragen zerlegt wird. Diese einzelnen Forschungsfragen lauten:

- *Kann Abhängigen für einen Rückfall legitim Schuld zugeschrieben werden?*
- *Darf Abhängigen für einen Rückfall Schuld zugeschrieben werden?*
- *Soll Abhängigen für einen Rückfall Schuld zugeschrieben werden?*

Sie bilden die Struktur für die Bearbeitung der übergreifenden Forschungsfrage in der ethischen Forschungsarbeit (vgl. 5.2).

5.1.1 Metaethische und begriffsanalytische Vorüberlegungen

Im folgenden Abschnitt findet eine Besprechung verschiedener Vorüberlegungen zu Aspekten der Forschungsarbeit statt. So wird der Verantwortungsbegriff erneut analysiert, diesmal zur Konstruktion einer normativen Hypothese mit Hinblick auf die ethische Forschungsfrage. Fragen der Begründungstiefe und Kontextsensitivität werden verhandelt. Zudem wird ein Blick auf das Verhältnis allgemeiner und angewandter Ethik sowie Professionstheorie gelegt und skeptischen Einwänden gegen Moral und Professionalität entgegnet.

5.1.2 Normative Hypothese

Nach einem Verständnis von Verantwortung als Relationsbegriff (vgl. 4.3.3) und nach der vierstelligen Definition von Werner[4] kann Schuld nur für retrospektive Handlungen zugeschrieben werden, und benötigt dazu eine Handlung, die von einer normativen Erwartung abweiche, eine Instanz zur Bewertung des Normbruchs sowie einen normativen Hintergrund. Die Handlung im Zusammenhang der ethischen Forschungsfrage ist der Rückfall, d.h. der Konsum nach einer Phase der Abstinenz. Der Umgang mit dem Rückfall ist dabei ein dominantes Thema innerhalb der Suchthilfe. Günthner nennt als Problemfelder in der Suchtbehandlung die Problematik der Zuständigkeit und Kooperation (wer ist für Behandlung

4 „Jemand (Subjekt) ist für etwas (Gegenstand) vor oder gegenüber jemandem (Instanz) aufgrund bestimmter normativer Standards (Normhintergrund) prospektiv verantwortlich. Bzw.: Jemand (Subjekt) verantwortet sich – retrospektiv – für etwas (Gegenstand) vor oder gegenüber jemandem (Instanz) unter Berufung auf bestimmte normative Standards (Normhintergrund)" (Werner 2006, S. 522).

zuständig, wie gelingt ein Arbeitsbündnis), die Frage nach der Wirksamkeit (welche Intervention ist wann und unter welchen Umständen wirksam) sowie die Aspekte der Selbstkontrolle und Akzeptanz (welches Verhalten fällt unter den pathologischer Kontrollverlust, wo beginnt die Selbstverantwortung) (vgl. Günthner 2008). Die ethische Forschungsfrage widmet sich also den Aspekten der Selbstkontrolle und Akzeptanz und erlaubt es somit, ein über die Grenzen einzelner Professionen und Institutionen hinweg für die Suchthilfe relevantes Thema anzusprechen. Dadurch erhoffe ich einen Gewinn an praktischer wie theoretischer Relevanz der Doktorarbeit sowie einen Anstoß zu mehr Forschung unter dem Motto: „Auf dem Weg zu einer Ethik der Sucht" (Wolf 2003). Die Instanz im Rahmen dieser Arbeit sind Professionelle Mitarbeiter/-innen in der Suchthilfe. Unter normativen Hintergrund wird ein komplexes Gefüge von verschiedenen Normen bis ethischen Theorien verstanden, unter dem sich Abhängige für ihre Handlungen rechtfertigen. Relevant für die Forschungsfrage ist, dass sich diese Normen mithilfe einer allgemeinen Schablone formulieren lassen:

Wenn die empirischen Bedingungen B ($B_1,B_2,B_3,\ldots B_n$) erfüllt sind, ist die empirisch mögliche Handlung H ($H_1,H_2,H_3,\ldots H_n$) entweder verboten, erlaubt oder geboten (normative Verbindung)

Eine normative Forderung muss also empirische Bedingungen haben, wenn sie auf die Welt gerichtet sein soll.[5] Normen müssen daher empirisch gefüllt werden (vgl. Birnbacher 1999) oder bleiben unzureichend formuliert.[6] Zudem stehen drei ethische Verbindungsmöglichkeiten, d.h. deontische Kopula zur Verfügung: verboten, erlaubt oder geboten. Für die Forschungsarbeit ist die Analyse der deontischen Kopula „erlaubt" für die ersten beiden Forschungsfragen ausreichend, da die Erlaubnis die notwen-

5 Üblicherweise werden in ethischen Diskussion schon aus praktischen Gründen nicht alle empirischen Bedingungen genannt. Dies ist soweit unproblematisch, solange die relevanten Bedingungen genannt werden. Von geringer Relevanz sind hier die Bedingungen, dass die Schuldzuschreibung durch Professionelle Mitarbeiter/-innen in der Suchthilfe erfolgt, daher wird die Instanz in allen Formulierungen der normativen Hypothese zum Zwecke besserer Lesbarkeit nicht mehr erwähnt. Forderungen, die keine empirischen Bedingungen haben (z.B: Man soll nicht töten) sind entweder Idealnormen, die bei der Anwendung in Praxisnormen transformiert werden müssen oder Praxisnormen legitimieren.

6 Eine Spezialform der unzureichenden Formulierung sind normative Forderungen, deren empirische Bedingungen über einen Allquantor verfügen, die also unter allen empirischen Bedingungen eine bestimmte Handlung fordern, erlauben oder verbieten. Während beliebig viele Erlaubnisse und Verbote über einen Allquantor verfügen können, sind Handlungsforderungen nur dann möglich, solange sie sich nicht widersprechen, da ansonsten die Forderung nach der empirischen Möglichkeit der Handlungen verletzt wäre.

dige Vorraussetzung für eine mögliche Gebotenheit ist. Füllt man die normative Schablone nun mit den vorausgegangenen Überlegungen, gelangt man zu der folgenden Rohfassung der normativen Hypothese, deren Falsifizierung man nun anstreben kann[7]:

> ***Rohfassung der Normativen Hypothese:***
> *Wenn eine Person abhängig ist (empirische Bedingung B_1) UND nach einer Phase der Abstinenz Drogen konsumiert (empirische Bedingung B_2), ist es erlaubt, ihr dafür Schuld zuzuschreiben (mögliche Handlung H_1).*

5.1.3 Falsifizierung

Die Falsifizierung der normativen Hypothese muss sich mit den folgenden drei Aspekten beschäftigen:

- Die Legitimität der deontischen Kopula
- Die Möglichkeit der Handlungsforderung
- Die Möglichkeit der empirischen Bedingungen

Falls man erstens zeigen kann, dass es keine legitimierenden empirischen Bedingungen finden lassen, welche die Schuldzuschreibung an Abhängig nach einem Rückfall erlauben, ergibt sich damit notwendigerweise, dass die Hypothese verworfen werden muss.[8] Zweitens und drittens gilt auch, dass bei Unmöglichkeit der empirischen Bedingungen oder der Handlungsforderung die normative Hypothese aufgrund von praktischer Irrelevanz verworfen werden muss. Damit lässt sich festhalten: Bei Falsifizierung eines Aspektes der Hypothese ist die gesamte Hypothese zu verwerfen. Die Hypothese gilt dagegen als bestätigt, wenn eingeräumt werden muss, dass alle drei Aspekte möglich und/oder legitim sind. Das Ergebnis einer Bestätigung der Hypothese wäre, dass die Zuschreibung von Schuld erlaubt wäre. Über die Frage, ob Schuld zugeschrieben werden soll, ist damit noch nichts ausgesagt (vgl. 5.2.3). Der erste Aspekt beschäftigt sich mit der Frage, ob es ethisch legitim ist, zwischen die empirischen Bedingungen und die Handlungsforderung die deontische Verbindung „erlaubt" zu setzen. Die Legitimation einer Norm erfolgt durch die Einführung von legitimierenden empirischen Bedingungen (B_L). Die Legitimation geschieht dabei durch die Begründung von B_L durch den Verweis auf eine

7 Es ist zu beachten, dass in dieser Formulierung eine logische UND Verbindung gewählt wurde – d.h. alle empirischen Bedingungen müssen für Erlaubnis der Handlung gelten. Sollte eine empirische Bedingung nicht erfüllt sein, ist die Handlung nicht erlaubt.

8 Damit ist die Schuldzuschreibung unter diesen Bedingungen verboten, d.h. nicht erlaubt und keinesfalls geboten.

ethische Theorie, Prinzipien oder Werte.[9] Dabei stellt sich die Fragen nach der Begründungstiefe, d.h. wieviel Begründung reicht aus (vgl. 5.1.4)? Die letzten beiden Aspekte beschäftigen sich mit der deskriptiven Frage nach der Möglichkeit von Handlungsforderungen und empirischen Bedingungen. Die zu beantwortende Frage lautet: Ist es möglich, dass unter den empirischen Bedinungen B die Handlung H vollzogen wird? Offensichtlich und von anderen Autoren ebenfalls festgestellt, schreiben Professionelle Abhängigen Schuld für einen Rückfall zu: „We have all had the experience of finding ourselves in an antagonistic relationship with a substance abuser, feeling angry, blaming him or her for lack of motivation, and pushing for an administrative discharge from the treatment program" (Brower et al. 1989, S. 149) (vgl. auch z.B: Herder, Sakofski 1988; Körkel, Wagner 1995). Es sollte daher kein Zweifel daran bestehen, dass die Zuschreibung von Schuld für einen Rückfall an Abhängige vonseiten professioneller Mitarbeiter/-innen möglich ist. Die Möglichkeit der empirischen Bedingungen dagegen muss gesondert verhandelt werden (vgl. 5.2.2). Wenn weiterhin zusätzliche empirische Bedingungen in die Norm eingeführt wurden, um die deontische Kopula zu legitimieren, müssen auch diese möglich sein. Damit wird aber auch klar, dass die Frage nach der Legitimitation einer normativen Hypothese zuerst gestellt werden sollte. Denn erst wenn alle zur Legitimation notwendigen empirischen Bedingungen zusammengetragen sind, lohnt eine Überprüfung der empirischen Möglichkeit der normativen Hypothese.

5.1.4 Begründungstiefe

Die Begründung einer Norm kann verschiedene Begründungstiefen erreichen. Dabei sind zwei Extreme vorstellbar - der Versuch der Letztbegründung sowie die tautologische Begründung. Bei der tautologischen Legitimation wäre eine Norm legitim durch den Verweis auf ihre Legitimität. Diese Argumentation zieht sich auf eine rein logische Rechtfertigung zurück: es ist erlaubt, weil es erlaubt ist. Dadurch hat die normative Hypothese aber keinen Informationsgehalt mehr und eine Falsifizierung wird unmöglich gemacht. Eine solche Begründungstiefe ist unzureichend. Demgegenüber steht der Versuch der Letztbegründung einer deontischen Kopula, d.h. der Nachweis, dass die normative Hypothese objektiv gültig ist. Alle Letztbegründungsversuche führen zum nichtlösbaren Münchhausen-Trilemma.[10]

9 „Ein ethisches Urteil ist also stets in dem Sinne ‚gemischt', dass es sowohl auf einer Wahrnehmung als auch auf bestimmten Normen oder Werten beruht und beide in ihrere Wechselwirkung verbindet" (Dietrich 2009b, S. 215).

10 „Man hat hier offenbar nämlich nur die Wahl zwischen: 1. einen infiniten Regreß, der durch die Notwendigkeit gegeben erscheint, in der Suche nach Gründen immer wei-

Begründungsversuche erreichen daher nur ein maximales Ausmaß an Begründungstiefe. Einige Autoren versuchen zwar durch Konstrukte wie „reflective equilibrium" o.ä. eine Begründbarkeit vorzuspiegeln (vgl. z.B. Langer 2004; Beauchamp, Childress 2008). Fakt ist jedoch, dass alle Sicherheit in der Begründung selbstfabriziert ist und auf der Setzung von Prämissen beruht. Dies führt zu zwei Alternativen. Entweder man akzeptiert, dass keine deontische Verbindung ausreichend begründet werden kann. Damit sind auch die deontischen Verbindungen der ethischen Hypothese falsifiziert. Mit ihr werden aber zugleich auch alle anderen normativen Forderungen (wie z.B. das Verbot der Schuldzuschreibung) falsifiziert. Dies ist eine paradoxe und somit wenig sinnvolle Folge. Sinnvoll ist daher nur, zu akzeptieren, dass zur Begründung deontischer Verbindungen eine geringere Begründungstiefe als die Letztbegründung ausreichend ist. Unter dieser Perspektive gilt eine deontische Kopula als ausreichend legitimiert, wenn sie auf ethische Grundlagen (d.h. Prinzipien oder Werte) verweist, deren Autorität sozial weitestgehend anerkannt ist (*Verweis auf Konsensus*) und wenn sie zwischen unterschiedlichen Situationen diskriminiert, d.h. in unterschiedlichen Situationen mit ausreichender Trennschärfe angemessene Handlungen fordert (*Diskriminationsfähigkeit*).[11]
Die Legitimität einer deontischen Kopula wird durch den Verweis auf legitimierende empirische Bedingung erzeugt. Diese legitimierenden empirischen Bedingungen gelten selbst als ausreichend begründet, wenn sie auf einen Konsens verweisen können und situationsangemessen diskriminieren.

5.1.5 Konkretionsbedarf

Doch selbst bei ausreichender Begründung wird damit die ethische Hypothese nur in ihrer Erlaubnisform bestätigt. Es stellt sich dann weiterhin die Frage, ob individuellen Abhängigen nun tätsächlich für einen Rückfall Schuld zugeschrieben werden soll. Diese Frage ist aber auf einer abstrakten Ebene nicht mehr zu lösen. Neben die Frage nach der Begründungstiefe tritt somit die nach der Kontextsensitivität. „Kontextsensitivität bedeutet in diesem Sinne, den Umfang und den Zuschnitt ethischer Urteilsbildung [...]

ter zurückzugehen, der aber praktisch nicht durchzuführen ist und daher keine sichere Grundlage liefert. 2. einem logischen Zirkel in der Deduktion, der dadurch entsteht, daß man im Begründungsverfahren auf Aussagen zurückgreift, die vorher schon als begründungsbedürftig aufgetreten waren, und der, weil logisch fehlerhaft, abenfalls zu keiner sicheren Grundlage führt; und schließlich: 3. einem Abbruch des Verfahrens an einem bestimmten Punkt, der zwar prinzipiell durchführbar erscheint, aber eine willkürliche Suspendierung des Prinzips der zureichenden Begründung involvieren würde" (Albert 1968, S. 13).

11 Was in meinem Verständnis von ethischer Forschungs das ethische Äquivalent zum von Popper geforderten Informationsgehalt einer deskriptiven Hypothese ist.

an die Bedingungen der konkreten Problemlage anzupassen" (Dietrich 2009b, S. 219). Im Rahmen einer schriftlichen, abstrakten Arbeit ist natürlich unmöglich das Maximum an Kontextsensititivität erreichbar, welches professionelle Mitarbeiter/-innen in ihrer täglichen, praktischen Tätigkeit erleben.[12] In der Praxis stehen sie jedoch regelmäßig vor ethischen Problemen, Dilemmata und Paradoxien.[13] Will man nun auch für diese Situationen normative Ratschläge erteilen, stößt man an eine Grenze der Kontextualisierbarkeit: „der Bezug einer präskriptiven Prämisse auf eine deskriptive Prämisse initiiert [...] sowohl einen Spezifikations- als auch einen Abwägungsprozess der präskriptiven Prämisse, der bei der Begründung der präskriptiven Prämisse als solcher in seinem konkreten Zuschnitt nur schwerlich vorhergesehen werden kann" (Dietrich 2009b, S. 218). Für den Umgang mit derartigen nicht-eindeutigen Situationen werden im folgenden Kapitel auch Lösungsvorschläge vorgestellt, besprochen und analysiert (vgl. 5.2.3).

Während also Fragen nach dem Verhältnis von Abhängigkeit, Krankheit und Schuld unter Bezug auf Abhängigkeit sowie die Geltung der ethischen Hypothese allgemein verhandelbar ist, muss die Frage nach dem Sollen konkreter, angewandt verhandelt werden. Beim Fortschreiten entlang der drei Forschungsfragen entsteht somit eine Verstärkung der Kontextsensitivität bei gleichzeitiger Abnahme der Begründungstiefe.[14]

---

12 Konkret bedeutet dies, dass natürlich Situationen vorstellbar sind, unter denen die normative Hypothese nicht gilt. Genauso sind auch Situationen vorstellbar, unter denen Schuld zugeschrieben werden soll. Es ist unmöglich, mit ausreichendem Detail auf alle wohl in die Millionen gehenden Rückfälle von Abhängigen einzugehen. Daher muss eine genügend diskriminationsfähige und kontextsensitive normative Hypothese verwendet werden.

13 „Ein ethisches Problem taucht auf, wenn der Akteur sich in eine Situation involviert sieht, in der es eine schwierige moralische Entscheidung zu treffen gibt. [...] Ein ethisches Dilemma liegt in Situationen vor, in denen sich der Professionelle vor die Wahl zweier (oder mehrerer) Alternativen gestellt sieht, bei der jede Entscheidung schlechte Folgen hätte oder in jedem Fall gegen ein moralisches Prinzip verstoßen würde. [...] Ein ethisches Paradoxon bezeichnet dagegen Situationen, wenn durch das Handeln einer Person Folgen auftreten, die dem Ziel der Handlung widersprechen" (Langer 2004, S. 141f).

14 Dabei wandelt sich das Methodenspektrum der ethische Forschungsarbeit weg von der Allgemeinen hin zur Angewandten Ethik: „Als Allgemeine Ethik behandelt die Ethik Probleme der Handlungsorientierung, die unabhängig von einer Zuschreibung zu bestimmten Personen bzw. Personengruppen oder raumzeitlichen Situierungen sind und sich von vornherein auf ‚Handlungstypen ohne Eigennamen' beziehen. Als Angewandte Ethik bezieht sich die Ethik auf konkrete ethische Probleme, das heißt auf Probleme, deren Eintreten zumindest wahrscheinlich, wenn nicht sogar aktual, und deren Zuschreibung und Kontext bestimmtbar ist" (Dietrich 2009b, S. 216).

5.1.6 Skepsis gegenüber Ethik und Professionalität

Da somit in letzter Instanz bei Erreichen minimaler Begründungstiefe diese Arbeit allenfalls Ratschläge geben kann und die Entscheidung für oder gegen die Schuldzuschreibung den Professionellen in der Praxis in Auseinandersetzung mit der größten Kontextsensitivität obliegt, sind einige vorhergehende Darstellungen zum Hintergrundverständnis der Rolle von Ethik in Professionellen Entscheidungsprozessen sinnvoll (vgl. auch 3.2).
Es ist „ein konstitutives Merkmal jedes professionellen Handelns, dass die Akteure paradoxale Handlungssituationen bewältigen müssen; professionelles Handeln findet konstitutiv in dilemmatischen Situationen statt" (Langer 2004, S. 95). Diese paradoxalen Handlungssituationen[15] haben zur Folge, das professionelles Wissen und Handeln „einen auf seine Anwendung bezogenen Unbestimmtheitsbereich" (Gildemeister, Robert 1987, S. 76) enthält. Die situative Unbestimmtheit und mangelnde Kodifizierbarkeit der professionellen Entscheidungen sind die Gründe, warum dem Deutungsanspruch der Ethik und dem Machtgefälle Professioneller mit Skepsis begegnet wird. Selbst der Bezug auf Regelwissen wird kritisch begutachtet, auch im Umgang mit dem Rückfall. „Ein Therapeut, der sich für vorzeitige Entlassung entscheidet, wenn der Rückfall durch mangelnde Motivation erklärt wird, kann nie überprüfen, ob seine Entscheidungsgrundlage richtig ist" (Vollmer 2002b, S. 88).

5.1.6.1 Ideologievorwurf

Damit ein Phänomen Professionalität benötigt, darf die „Wissensbasis zur Problemlösung weder zu vage noch zu präzise sein. Wird sie ‚mechanisiert' bzw. ‚automatisiert', droht die Deprofessionalisierung" (Gildemeister, Robert 1987, S. 75). Dabei scheint es aber, dass „Professionen ein Phänomen des Übergangs von der ständischen Gesellschaft des alten Europa zur funktional differenzierten Gesellschaft der Moderne sind und daß sie vor allem darin ihre gesellschaftsgeschichtliche Bedeutung haben" (Stichweh 1996, S. 50) und in Organisation aufgehen werden. Da Professionalität als Standeskategorie aber mit Vorteilen bezüglich Status und Einkommen verbunden ist, streben zahlreiche Berufe eine Professionalisierung an. Dadurch kann die Postulierung eines Technologiedefizits (vgl. Luhmann, Schorr 1979), oder einer Individualisierung evidenzbasierten Regelwissens (vgl. Sommerfeld, Hüttemann 2007; Wiesing, Marckmann 2009), welches

15 Krüger nennt als Kernkonflikte die Paradoxien von Freiheit versus Zwang; Distanz versus Nähe; Differenzierung versus Einheit; Organisation versus Interaktion und vor allem das „interaktiv-asymetrische Vermittlungsverhältnis in der Spannung von Fallverstehen und angewandten Regelwissen" (vgl. Krüger et al. 2007) zwischen den Eckpunkten von Person, Gesellschaft, Kultur und Natur.

Organisierung nur begrenzt erlaube, kritisiert werden. Der Verweis auf die Bedeutung von Professionalität im herausfordernden Umgang mit Pluralität (Wiesing 2004) scheint dann durch das Eigeninteresse der Professionellen am Fortbestand von Standesmerkmalen motiviert

5.1.6.2 Moralisierungsvorwurf

Auch an „die *Ethik* werden heute sehr unterschiedliche Erwartungen gerichtet; Erwartungen, die teilweise ehr in starken Befürchtungen bestehen. Wir erwarten von ihr [...] Zurechtweisungen und Moralisierung oder aber [...] Erbaulichkeit, Bestätigung [...] Schließlich begegnet dem Ethiker noch die Erwartung [...], dass er stellvertretend für sein Publikum diejenigen kritisiert, die es wagen [...] zu kritisieren: also all diejenigen kritisiert, die nicht hinreichend Ressourcen, Anerkennungspotentiale, Personalstellen etc. [...] zur Verfügung stellen" (Volz 2000, S. 207). Daher wird auch dem Moralgeschäft eine ideologische Motivation unterstellt. „Moral wird in Verbindung mit Macht in den Verdacht gestellt, zur Durchsetzung hegemonialer Interessen funktionalisiert zu werden. [...] Der Verdacht gegenüber Moral manifestiert sich in unklaren Erwartungen gegenüber ethischer Reflexion oder in einer ambivalenten Haltung gegeüber professionellen Kodizes" (Langer 2004, S. 93). Das Geschäft der Ethik ist natürlich selbst eine soziale Praxis, und auch Ethiker haben ein Interesse, ihr Geschäft weiterhin zu betreiben. Es scheint in den Professionen eine Dethematisierung der Ethik stattgefunden zu haben,[16] die in den letzten Jahren aber durch die Gründung zahlreicher Ethikinstitute vor allem in der Profession Medizin wieder zu einer Thematisierung zu werden scheint (wobei eingewendet werden kann, dass durch Verschiebung auf professionsinterne Ethikinstitute einer politischen Kontrolle der Standespraxis entgegnet und zuvorgekommen werden soll).

16 „Heute lassen sich mehrere Gründe nennen, warum die [...] Diskussion auf die Verwendung der Unterscheidung zwischen Gut und Böse weitgehend verzichtet. Ein erster Grund besteht in der Ablehnung eines moralisch stigmatisierenden Essentialismus, der in der Verwendung eines moralischen Urteils seine Zuschreibung macht, also den gesamten Menschen eindimensional zum Merkmalsträger moralischer Werturteile werden lässt. Ein weiterer Grund besteht darin, dass im Zuge der Ausdifferenzierung von Theorie und Forschung, also im Modernisierungsverlauf von Wissenschaft, mit anderen Paradigmen - zwischen Abweichung und Kontrolle - gearbeitet wird. Auch wenn das Gut-Böse-Schema mitunter reaktualisiert wird, um Fragen professionellen Selbstverständnisses kritisch nachzugehen, verändert sich an dieser Dethematisierung wenig" (Treptow 2006, S. 72).

5.1.6.3 Notwendigkeit von Ethik und Professionalität

Damit stehen Professionalität und Ethik vor dem Vorwurf, Standesinteressen zu verfolgen, Wissen ideologisch zu transformieren und als Herrschaftswissen anzuwenden sowie ihre Handlungspraxis rein apologetisch zu betreiben. Für jeden Beruf, und darunter auch die professionelle Suchthilfe gilt aber: „Wenn sie sich verstehen will als ‚professionelle Praxis personenbezogener Dienstleistungen', dann sind - neben all dem, was weiterhin wichtig bleibt - gerade diejenigen Leitvorstellungen dringend neu zu bedenken und zu klären, die bisher meist autoritativ als geklärt oder als klärungsunbedürftig ‚voraus-gesetzt' wurden" (Volz 2000, S. 220). Dieses Argument möchte ich untermauern durch den Nachweis der Notwendigkeit von Ethik und Professionalität in der Suchthilfe. Zuerst sollte offensichtlich gemacht werden, dass nicht jedes Arbeitsfeld Professionalität benötigt: „Die Alternative besteht darin, deutlicher herauszuarbeiten, daß Professionalisierung […] ein bestimmtes Lösungsmuster für spezifische Probleme in einigen Funktionssystemen ist" (Stichweh 1996, S. 57f). Warum benötigt die Suchthilfe also Professionalität?
Aufgrund der „Verkettung von Behandlung und sozialer Kontrolle" gerät „Arbeit mit Substanzabhängigen [...] unabhängig vom Ansatz, den sie mit ihren Hilfsangeboten verfolgt, in Konflikt und in Dilemmata, für die es einfache Lösungen nicht gibt (vgl. Vogt 2006, S. 426). Damit werden auch die „jahrelang unbewusst gepflegten Hoffnungen, dass Professionalisierung eher einem ‚technologisch-therapeutischem Berufsverständnis dient und damit auch die moralische Frage in den Hintergrund gedrängt wird, […] nicht bestätigt. […]. Denn schließlich beruht die Wirkungs sozialer Berufe fast immer auf einer vertrauensvollen, manchmal sogar intim anmutenden Beziehung zu den Hilfesuchenden, die nicht von außen kontrolliert werden kann'" (Grohall 2000, S. 241). In dieser asymetrischen Beziehung (vgl. Brumlik 2004) kann der ethischen Frage nicht entgangen werden: „Spezifische Formen von Professionalität legen spezifische Problemdeutungen von Verhaltensforderungen nahe, die jeweils kritisch zu prüfen sind, soll es sich nicht um Zumutungen handeln, die Autonomiespielräume von Leistungsadressaten nur simulieren" (Schmidt-Semisch, Dollinger 2007, S. 335). Dabei hilft ein „Nimbus wissenschaftlicher Dignität […]: Logische Begründungen, empirische Nachweise und vernünftige Schlußfolgerungen" (Rauschenbach, Thiersch 1987, S. 7f) nicht, „dem Dilemma, Moral mit Moral kritisieren zu müssen, [zu] entrinnen" (Rauschenbach, Thiersch 1987, S. 7f). Jede Profession, und dies gilt auch für die professionelle Suchthilfe, benötigt daher eine innere Freiheit als „Schutzrecht, um situativ angemessen reagieren zu können und um Einflussnahme zum Schaden der Patienten von Dritten abzuwehren, aber keine Freiheit, um in der therapeutischen Beziehung Beliebigkeit oder gar bewusst schädliche

Handlungen zu ermöglichen" (Wiesing, Marckmann 2009, S. 29). Daher kann die professionelle Suchthilfe dem Spagat aus Einzelfall, Regelwissen und Berufsethos, an dem sie ihre Handlungen reflektiert, nicht entkommen (vgl. Krüger et al. 2007). Helfende Berufe benötigen Ethik zur „Legitimation intervenierender Eingriffe vor dem zentralen Problem der Machtasymmetrie im Interaktionsgeschehen professioneller Tätigkeit" (Langer 2004, S. 92, vgl. auch Baum 1996).

Besondere Bedeutung gewinnt die Professionalität, da alle professionellen Entscheidungen mit einer Restunsicherheit behaftet sind, die durch Fachlichkeit teilweise kompensiert werden kann. Daher benötigt Professionalität die fachliche Standeskontrolle. Die Professionalität ist aufgrund der Komplexität von Situationen und ihrer Schutzfunktion für den Klienten verbunden mit der Freiheit zur Anwendung von Regelwissen auf den Einzelfall sowie mit der Freiheit zur normativen Abwägung der Prinzipien im Einzelfall. Das dadurch entstehende asymetrische Machtgefälle zum Klienten ist hingegen nur legitim solange der Freiheit die Pflicht entgegensteht, im Bedarfsfall Entscheidungen gegenüber anderen Professionellen durch Bezug auf den gemeinsamen Wissenskorpus und die professionsethischen Grundsätze zu rechtfertigen und überprüfen zu lassen. Alle Professionen kennen daher ethische Leitfäden und Diskussionen ihrer ethischen Leitprinzipien (vgl. z.B. DBSH 1997; DHS 1999; Hutterer-Krisch 1996; Beauchamp, Childress 2008; Wilken 2000b; Baum 1996). Ethik und Professionalität sind daher trotz aller kritischen und skeptischen Einwände weiterhin notwendig: „The trust placed in counselors and therapists makes it appropriate that counselors be committed to professionalism" (Kleinig 2004, S. 393).

5.2 Ethische Forschungsarbeit

Im folgenden Kapitel wird die Forschungsfrage bearbeitet. Die Forschungsfrage wurde dazu in drei Teilfragen aufgeteilt, die nacheinander bearbeitet werden. Zuerst wird die Legitimität der deontischen Kopula „Erlaubnis" überprüft. Dazu werden zwei legitimierende empirische Bedingungen eingeführt (vgl. 5.2.1). Anschließend wird die Frage nach dem Können gestellt und dabei die Möglichkeit der empirischen Bedingungen überprüft (vgl. 5.2.2). Abschließend findet eine Vorstellung und Besprechung von Möglichkeiten des Umgangs mit Rückfälligkeit statt. Dazu werden Lösungsmöglichkeiten für die Frage nach der Schuldzuschreibung im konkreten Einzelfall vorgestellt (vgl. 5.2.3).

5.2.1 Darf Abhängigen für einen Rückfall Schuld zugeschrieben werden?

> ***Rohfassung der Normativen Hypothese:***
> *Wenn eine Person abhängig ist (empirische Bedingung B_1) UND nach einer Phase der Abstinenz Drogen konsumiert (empirische Bedingung B_2), ist es erlaubt, ihr dafür Schuld zuzuschreiben (mögliche Handlung H_1).*

Die erste Forschungsteilfrage untersucht die Legitimität der normativen Hypothese. Für die normative Hypothese lässt sich eine Rohfassung formulieren (s.o). In dieser Rohfassung ist die normative Hypothese noch nicht ausreichend legitimiert.[17] Daher werden zwei legitimierende Bedingungen eingeführt und besprochen. Die erste ist das Vorliegen von Schuldfähigkeit. Die zweite Bedingung ist die therapeutische Nützlichkeit der Schuldzuschreibung. Sollten diese Bedingungen nicht ausreichen, um die normative Hypothese zu legitimieren, darf Abhängigen für einen Rückfall keine Schuld zugeschrieben werden.[18]

5.2.1.1 Schuldfähigkeit

Es stellt sich zuerst die Frage, wie Schuldfähigkeit bestimmt werden soll. Damit gelangen wir zu der zweiten, nun durch eine legitimierende empirische Bedingung erweiterten, normativen Hypothese.

> ***Zweite Normative Hypothese***
> *Wenn eine Person abhängig ist (empirische Bedingung B_1) UND nach einer Phase der Abstinenz Drogen konsumiert (empirische Bedingung B_2) UND dies schuldfähig geschieht (legitimierende empirische Bedingung B_{L1}), ist es erlaubt, ihr dafür Schuld zuzuschreiben (mögliche Handlung H_1).*

17 So sind Situationen vorstellbar, in denen es nach erstem Eindruck ungerecht erscheint, Schuld zuzuschreiben, zum Beispiel der Konsum von Drogen ohne das Wissen oder gegen den Willen des Abhängigen.

18 Dies gilt natürlich nur unter der Annahme, dass diese beiden Legitimationsversuche erschöpfend die Legitimationsmöglichkeitenabdecken. Möglicherweise gibt es über die beiden hier diskutierten hinaus noch weitere legitimierende Bedingungen. Da es an dieser Stelle aber um die Falsifizierung der ethischen Hypothese geht,, ist das Erreichen einer darüber hinausgehenden Begründungstiefe nicht notwendig. Bereits der Nachweis einer ausreichenden Legitimation ist ausreichend um die normative Hypothese nicht zu verwerfen.

In den folgenden Abschnitten findet nun eine genauere Bestimmung der Schuldfähigkeit statt und eine Besprechung der dadurch begründeteten Legitimität der Erlaubnis der Schuldzuschreibung.

5.2.1.2 Kompatibilismus

Als Schuldfähigkeit wird das empirische Kriterium der Freiwilligkeit einer Handlung verstanden. Damit behaupte ich, dass Willensfreiheit existiert und frage, worin das auszeichnende empirische Merkmal dieser Handlungen besteht.[19] Die Notwendigkeit einer empirischen Bestimmung führen zwangsläufig zu einer kompatibilistischen Position. Diese Position wird nun verteidigt. Um sie überhaupt verhandeln zu können, ist eine erste Arbeitsdefinition notwendig. Henrik Walter zufolge beinhaltet eine solche Arbeitsdefinition von Willensfreiheit folgende Komponenten (vgl. Walter 1999, S. 66):

- Freiheit im Sinne von Anderskönnen
- Intelligibilität im Sinne von aktiv handeln aus verständlichen Gründen
- Urheberschaft im Sinne von Ursprung im Selbst

Von den Komponenten dieser Arbeitsdefinitionen sind unterschiedlich starke Interpretationen möglich, die zu verschiedenen philosophischen Positionen führen. Unter der sehr reichhaltigen Vielzahl philosophischer Positionen zur Willensfreiheit (welche ich hier unmöglich alle zusammenfassen kann) fallen aber zwei Extreme ins Auge. Auf der einen Seite stehen Positionen, welche die Existenz von Willensfreiheit ablehnen. Auf der anderen Seite stehen Positionen, welche die Existenz von Willensfreiheit behaupten. Dieser Strang wiederum teilt sich in libertäre und kompatibilistische Vertreter. Ein klassischer Vertreter einer maximalen Interpretation der Arbeitsdefinition und somit einer libertären Position ist Immanuel Kant. Die jeweils maximale Interpretation der drei Komponenten führt bei ihm dazu, Freiheit als Anderskönnen unter identischen Bedingungen; Intelligi-

19 Meine Begriffsbestimmung basiert somit auf dem Argument des paradigmatischen Falles (vgl. Walter 1999, S. 66). Dieses Argument muss bereits deswegen verwendet werden, weil zur Legitimation der deontischen Kopula meiner metaethischen Position zufolge nur eine empirische Bedingung eine legitimierende Bedingung sein kann. Zudem existieren ethische Argumente für eine empirische Begriffsbestimmung. Adorno z.B. kritisiert die nicht-empirische Definition als ideologisch und herrschaftsorientiert: „je mehr Freiheit das Subjekt, und die Gemeinschaft der Subjekte, sich zuschreibt, desto größer seine Verantwortung, und vor ihr versagt es in einem bürgerlichem Leben, dessen Praxis nie dem Subjekt die ungeschmälerte Autonomie gewährte, die es ihm theoretisch zuschob. […] Die intelligible Freiheit der Individuen wird gepriesen, damit man die empirischen umso hemmungsloser zur Verantwortung ziehen kann" (Adorno 1975, S. 214). Im Folgenden werden nicht-empirische Bestimmungen von Willensfreiheit einer rein begriffskritischen Analyse unterzogen.

bilität als Bezug auf eine übernatürliche Vernunft und Urheberschaft als Erstauslösung durch ein transzendent(al)es Subjekt zu verstehen. Kant verhandelt diese Frage als dritte Antinomie: „Man kann sich nur zweierlei Kausalität in Ansehung dessen, was geschieht, denken, entweder nach der Natur, oder aus Freiheit" (Kant, Heidemann 2006, S. 488). Zur Lösung der Antinomie unterscheidet Kant zwischen einem empirischen Subjekt, welches der Naturkausalität unterworfen und damit unfrei ist, und einem intelligiblem Subjekt, welches der Naturkausalität enthoben ist und damit eine Kausalität aus Freiheit besitzt: „so ist die Freiheit, ob sie zwar nicht eine Eigenschaft des Willens nach Naturgesetzen ist, [...] eine Kausalität nach unwandelbaren Gesetzen, aber von besonderer Art, [...] denn sonst wäre ein freier Wille ein Unding" (Kant 1999, S. 106f).

5.2.1.3 Sinnlosigkeit nicht-empirischer Bestimmung

Ob in einem konkreten Fall aber Kausalität aus Freiheit oder aus Naturkausalität herrscht, ist aufgrund von Erfahrung nicht unterscheidbar, da alle äußere Erfahrung als durch Naturkausalität entstanden, also determiniert erscheinen muss. Auch Kant gesteht ein: „Die Freiheit ist in dieser Bedeutung eine reine transzendentale Idee, die erstlich nichts von der Erfahrung Entlehntes enthält, zweitens deren Gegenstand auch in keiner Erfahrung bestimmt gegeben werden kann" (Kant, Heidemann 2006, S. 488). Damit lässt sich aber die Willensfreiheit nur spekulativ postulieren, empirische Bedingungen für ihre tatsächliche Geltung lassen sich nicht formulieren. Dann läuft Kants Position aber auf eine widersprüchliche und empirisch irrelevante Bestimmung von Willensfreiheit hinaus. In diese Problematik geraten auch alle anderen maximalen Interpretationen der Komponenten. Falls maximale Positionen keinen Kompatibilismus anstreben, müssen sie eine Zufälligkeit in der Verursachung postulieren – was begrifflich widersprüchlich zu einer Verursachung durch ein Selbst ist: „wären wir jene unbewegten Beweger, die aus sich heraus neue Kausalketten beginnen können und dabei von nichts abhängen, so würde uns dies nicht zu verantwortlichen Urhebern rationaler Handlungen machen, sondern zu Zufallsgeneratoren" (Goschke 2004, S. 195) (vgl. auch Pauen, Roth 2008). In diesem Sinne „erfordert Willensfreiheit sogar den Determinismus, nämlich den Determinismus durch Gründe. Denn nur dann können sich Handlungen als frei qualifizieren" (Walter 2004, S. 172). Libertäre Positionen sind also entweder begrifflich widersprüchlich oder können nicht diskriminieren.[20] Ihre Verwendung ist damit sinnlos.

20 Sieht man von der Erfahrung ab und weisst einfach allen Subjekten unabhängig von empirischen Bedingungen Willensfreiheit zu, wird die legitimierende empirische Bedinung BL1 zu einem Allquantor. Logisch ist sie damit immer erfüllt, und ihre Einfügung in die normative Hypothese ist nicht notwendig. Dadurch, dass sie als Allquan-

5.2.1.4 Rhetorik des Inkompatibilismus

In den letzten Jahren wurden derartige maximale Interpretation der Willensfreiheit durch inkompatibilistische Neurowissenschaftler angegriffen und dadurch in Deutschland eine reichhaltige Diskussion angeregt (vgl. z.B. Geyer 2004; Markowitsch 2004; Heinze et al. 2006b). Mit den angegriffenen Verständnissen von Willensfreiheit werden aber Strohmänner als Gegner aufgebaut, die leicht zu stürzen sind.[21] Dadurch erhalten inkompatibilistische Positionen, welche aufgrund einer deterministischen Weltanschauung die Möglichkeit von Willensfreiheit ablehnen, ungerechtfertigten Beifall. Mittlerweile hat sich in der Debatte durch den Einbezug von Philosophen aber herauskristallisiert, dass kompatibilistische Positionen am meisten unterstützt werden und Plausibilität für sich beanspruchen können (vgl. Goschke 2004; Bieri 2006a; Wilken 2000a). Sogar frühere „harte Deterministen" wie Gerhardt Roth übernehmen mittlerweile kompatibilistische Positionen.[22] Es sei auch derauf hingewiesen, dass empirische Studien darauf hindeuten, dass inkompatibilistische Positionen wenig Rückhalt in der Bevölkerung haben: „most people do not express incompatibilist intuitions" (Battin 2007, S. 571).

5.2.1.5 Alternative Lösungen

Henrik Walter schlägt neben der maximalen Interpretation auch moderate und minimale Interpretationen der Willensfreiheit vor, die den Vorteil haben, mit empirischem Wissen kompatibel zu sein.[23] Daher rate ich dazu,

tor aber keine Unterscheidung zwischen legitimer und illegitimer Schuldzuschreibung erlaubt, führt sie auch kein Argument in den ethischen Diskurs ein. Damit wird jede legitimierende Kraft von BL1 negiert. Eine solche Position kann daher nicht vertreten werden.

21 An dieser Stelle ist nicht der Raum und es ist auch nicht von Relevanz für die Forschungsfrage, die deutsche Debatte zur Willensfreiheit und die Nuancen der verschiedenen Positionen zu rekonstruieren und zu diskutieren. Eine Übersicht über die häufigsten Argumente in der globalen Debatte zur Willensfreiheit findet sich in Walter 1999, S. 66:94f. Die deutsche Debatte ist am besten in *Hirnforschung und Willensfreiheit. Zur Deutung der neuesten Experimente, 2004* zusammengefasst. Einen interessanten wissenssoziologischen Blick auf die Debatte wirft Volz 2000.

22 Gemeinsam mit dem Neurophilosoph Michael Pauen schreibt der Neurowissenschaftler Gerhard Roth: „Wenn ein Mensch aufgrund der ihm zuschreibbaren Wünsche, Überzeugungen und sonstigen Motive handelt, dann handelt er selbstbestimmt und frei. Dies gilt auch dann, wenn die zugrundeliegende Entscheidung determiniert ist, oder wenn die der Entscheidung zugrunde liegenden physichen Prozesse vollständig in neurobiologischen Kategorien erfaßt werden können" (Pauen, Roth 2008, S. 176). Glasklar eine kompatibilistische Position.

23 Diese ermöglichen eine auf empirischen Wissensbeständen basierende Diskrimination. Die (a) moderaten und (b) minimalen Interpretationen der Komponenten nach Walter: Freiheit wird gesehen als (a) Übereinstimmung mit höherstufigen Volitionen

jeglichen Versuch einer maximalen Interpretation der Willensfreiheit aufzugeben und zu einer der weniger strengen, dafür jedoch mit empirischen Bedingungen kompatiblen Positionen zu greifen. Eine Position, welche diese Kriterien erfüllt und von mir vertreten wird, basiert auf der Kohärenz höherer und niederer Volitionen.[24]

5.2.1.6 Bestimmung der Schuldunfähigkeit

Eine solche auf empirischen Bedingungen basierende Zuschreibung von Schuldfähigkeit hat den hohen praktischen Nutzen der Diskrimination: „the will, a relatively, naturally functional will, not a metaphysically free will, could regain significance in validating (and invalidating), in principle, individual responsibility." (Felthous 2008, S. 23). Kompatibilistische Positionen werden durch ihre empirische Orientierung zwar nicht plötzlich problemlos: „auch kompatibilistische Konzeptionen von Willensfreiheit [stehen] vor einer Reihe philosophischer Probleme [...] Aus der Sicht der empirischen Psychologie ist allerdings der entscheidende Punkt, dass ein kompatibilistisch verstandener Begriff von Willensfreiheit der Einzige ist, der überhaupt Gegenstand der Forschung sein kann" (Goschke 2004, S. 187f). Daher muss ein empirisch möglicher und mit Diskriminierungsfähigkeit ausgestatter Begriff von Willensfreiheit, d.h. Schuldfähigkeit entwickelt werden. Dazu sind eine Theorie volitionaler Kompetenzen, die Klärung der Relevanz neurobiologischer Prozess sowie ein Kriterium für das Vorliegen von Schuldunfähigkeit basierend auf diesen Grundlagen notwendig. Dies soll in den folgenden Abschnitten geschehen.

In seiner stark zitierten Theorie der Willensfreiheit unterscheidet Harry Frankfurt zwischen Wünschen erster und zweiter Ordnung. Wünsche erster Ordnung beziehen sich direkt auf Handlungen: „what I shall call ‚first-order desires' [...] are simply desires to do or not to do one thing or another" (Frankfurt 1971, S. 7). Volitionen zweiter Ordnung beziehen sich auf Wünsche erster Ordnung und reflektieren diese: „Someone has a desire of the second order either when he wants simply to have a certain desire or when he wants a certain desire to be his will. In situations of the latter kind, I shall call his second-order desires ‚second-order volitions'" (Frankfurt

(moderat) oder (b) Freiheit von äußerem Zwang (minimal); Intelligibilität als (a) aus verständlichen Gründen reflektiert und absichtlich aktiv handeln (moderat) oder (b) aktiv handeln, bei dem der Grund auch das stärkste Motiv ist (minimal); Urheberschaft als (a) Übereinstimmung mit dem Selbst (moderat) oder (b) wenn der Urheber auch die ausführende Instanz ist (minimal).

24 Nach Henrik Walters Taxonomie vertritt diese Position eine eine moderate Interpretation der Freiheit (Übereinstimmung mit höherstufigen Volitionen); eine minimale Interpretation der Intelligibilität (der Grund ist auch das stärkste Motiv); sowie eine moderate Urheberschaft (Handlung in Übereinstimmung mit dem Selbst).

1971, S. 10) Das Willensfreiheitskonzept von Harry Frankfurt basiert also auf der Annahme zweier Stufen von Wünschen (first-order desires & second-order volitions). Ein solches Konzept ist relativ basal.[25] Es lässt sich leicht um weitere Ordnungen, Reflexionsstufen und Volitionsfunktionen erweitern.

Volitionale Ebenen

So zählt z.B. Thomas Goschke aus volitionspsychologischer Perspektive fünf Ebenen der Handlungssteuerung auf (vgl. Tabelle 15, S. 126). Diese volitionalen Stufen und Kompetenzen umfassen „sowohl automatische als auch bewusste Vorgänge" (Schmalt, Sokolowski 2006, S. 504). Dabei existiert keine klare Hierarchie mehr darin, welche Volition handlungsauslösend ist: „es [ist] wichtig zu sehen, dass mit der Evolution „höherer" kognitiver Funktionen basalere Determinanten des Verhaltens keineswegs ausgelöscht wurden, sondern das menschliche Verhalten vielmehr das Ergebnis der Interaktion multipler, phylogenetisch älterer wie neuerer Kontrollsysteme ist, die um die Verhaltenssteuerung konkurrieren" (Goschke 2002, S. 273).

Neurobiologische Grundlage

Die volitionalen Funktionen lassen sich neurobiologisch im meso-cortico-limbischen Kortex verorten (Roth 2006; Cardinal et al. 2002). Obwohl es „erhebliche Uneinheitlichkeit bezüglich der darunter zu subsumierenden Hirnareale" (Köhler 2001, S. 58) gibt, lässt sich das meso-cortico-limbische System im wesentlichen in die drei Bestandteile der Amygdala, des Nucleus Accumbens und des Frontalhirn zerlegen: „the amygdala, nucleus accumbens (NAc), and prefrontal cortex (PFC) are involved in interdependent functional modalities that coordinate emotional and cognitive behavior" (Jackson, Moghaddam 2001, S. 676). Auch bei dem Zusammenspiel dieser Kerne gibt es keine klare Hierarchie. Handlungen werden durch Schleifen und vielfältige konkurrierende wie kooperierende Prozesse reguliert und initiiert: „There are not just straightforward top-down connections from top forebrain structures to slightly lower ones. Instead, complex reentrant loops connect together [...] forebrain limbic structures"(Berridge 2004, S. 204). Für die Klärung der Schuldfähigkeit ist es aber nicht wichtig, die neurobiologischen Prozesse der volitionalen Handlungskontrolle vollständig zu kennen,[26] sondern zu erkennen, dass die neurobiologische Grundle-

25 Frankfurt selbst erkennt an, dass die Realität vermutlich komplexer ist.

26 Während für basales negatives emotionales Erleben (Unlust) die Amygdala und dabei vor allem die zentrale Amygdala von Bedeutung ist, spielt der Nucleus accumbens und dabei vor allem die opioidergen Neuronen der Schale eine Rolle bei positivem emotionalen Erleben (Lust) (vgl. Lang et al. 15.12.1998; Ito et al. 2004; Peciña 2008; Berridge 2003). Das Frontalhirn verfügt über derartig vielfältige und vor allem

gung volitionaler Kompetenzen zwar einen Determinismus begründen mögen (vgl. Markowitsch 2004), aber eben noch keinen Inkompatibilismus (vgl. Bieri 2006b). Der Verweis auf neurobiologische Vorgänge ist also nicht ausreichend, um die Möglichkeit von Schuldfähigkeit abzustreiten. Stattdessen müsste erst der mögliche Beitrag neurowissenschaftlicher Befunde zur Bestimmung der Schuldfähigkeit geklärt werden (vgl. Silva 2007, S. 9). [27]

Bestimmung der Hierarchie

Da es nun laut neurobiologischer und volitionspsychologischer Forschung zahlreiche Ebenen und Funktion mit unklarer Hierarchie in der Frage der Auslösung von Handlungen gibt, macht die Verwendung von Kausalität zur Bestimmung der Hierarchie keinen Sinn mehr. Es ist alsonicht mehr einfach möglich, einen bestimmten Willen als *höheren, reflektierten Willen* zu erkennen, der sich mehr oder minder auf den *niederen, handelnden Willen* niederschlägt. Ross und Reiter sind auf komplexe Weise miteinander verbunden. Goschke weißt ebenfalls darauf hin, dass „es schwierig […] sein dürfte, auf diesem Kontinuum zunehmender Komplexität antizipativer Leistungen den qualitativen Sprung zu lokalisieren, von dem ab Verhalten als „genuin" willentlich gelten kann" (Goschke 2004, S. 189). Stattdessen

---

integrierende Funktionen (vgl. Bechara et al. 2000; Förstl 2005), dass es „nicht verwunderlich [ist], dass inzwischen eine fast unüberschauber Vielzahl von Funktionsbegriffen mit dem präfrontalen Kortex in Verbindung gebracht wird" (Gruber et al. 2005, S. 28). Da der Nucleus Accumbens eng mit vor allem motorischen Arealen verbunden ist und die Amygdala eng mit vor allem physiologische Arealen, können beide auch basales Annäherungs- und Vermeidungsverhalten auslösen. Komplexe Prozesse wie motiviertes Verhalten und alle Planungsakte bauen dagegen bereits vermutlich wesentlich auf die Fähigkeit des Frontalhirns zur Integration und Bewertung der Informationen von Nucleus Accumbens und Amygdala sowie anderer Areale, die z.B. für Gedächtnis (Hippocampus), Aufwandseinschätzung (Anteriores Cingulum) oder Vorhersage zukünftiger emotionaler Zustände (Orbitofrontaler Cortex) relevant sind. Auch die Fähigkeit zur „sprachliche[n] Repräsentation von Zielen, Handlungen und Effekten spielt eine zentrale Rolle bei der menschlichen Fähigkeit, Reaktionsdispositionen von einem Moment zum nächsten und ohne längeres Training „umkonfigurieren" zu können"(Goschke 2004, S. 189).

27 Dieser Klärungsprozess steht zur Zeit noch vor praktischen wie theoretischen Problemen: „there is a mismatch between questions that the courts and society wish answered and those that neuroscience is capable of answering" (Eastman, Campbell 2006, S. 311). „As neuroscience and psychology provide us with more insight into the processes involved in decision-making and regulation of behavior in humans, it might be possible to frame a new theory […] for our responsible functioning in society. […] This could result in a compatibilist theory of moral responsibility that is not predicated on paradoxical views of absence of causation or freedom from causal laws"(Roskies 2006, S. 423). Willensfreiheit auf neurobiologischer Grundlage ist also ebenso möglich wie auf psychologischer, und bringt keine wesentlichen neuen Argumente in die Debatte ein (vgl. Greene, Cohen 2004).

scheint es daher besser, von Kohärenz oder Inkohärenz von Volitionen (z.B. den konfligierenden oder konvergierenden Handlungstendenzen verschiedener Ebenen oder Hinregionen) zu sprechen. Aber die Idee der Kohärenz als Identifikation höher- mit niederrangigen Wünschen erscheint problematisch, wenn angenommen wird, dass die Rangordnung eines Wunsches vom Inhalt bestimmt wird („gibt es [...] überhaupt so etwas wie ‚minderwertige' Wünsche?" (Heinz, Beck 2007, S. 2) oder als Grundlage des Subjekts Krise und Dynamik, nicht Stabilität und Persistenz von Eigenschaften gesehen wird (vgl. Wagner, Oevermann 2001).[28] Ein persistierender Personenbegriff oder eine Hierarchisierung über den Inhalt ist aber für das Kriterium der Kohärenz gar nicht notwendig, denn bei der Identifikation mit der Handlung spielt nur die momentane und daher zeitlich gebundene Identifikation eine Rolle, und nicht eine übergreifende Eigenschaft.[29] Das Kriterium zur Bestimmung der Hierarchie zwischen den Volitionen entsteht aus dem Verhältnis der volitionalen Ebenen zueinander. So sind höherrangige Ebenen in zunehmendem Maße an Bewusstheit und Sprachlichkeit gekoppelt und können die Inhalte niederrangiger Ebenen reflektieren. Je mehr eine Ebene die Inhalte andere Ebenen reflektiert, desto höherrangiger ist sie. Damit ist es auch bei Vorliegen komplexer Interaktionen von Hirnregionen[30] oder pluralen Volitionsfunktionen (vgl. Tabelle 15, S. 126) weiterhin möglich, eine Hierarchie zu finden, die sich

28 Aus der praktischen Perspektive ist auch unklar, ob zum Nachweis von Unfreiwilligkeit die Selbstzuschreibung des Befragten ausreicht, oder ob einem objektiven Nachweis der Vorzug gegeben werden sollte. Unabhängig davon, dass noch völlig unklar ist, wie ein solcher Nachweis ohne sprachliche Vermittlung gelingen könnte, verweist verweist auf die fundamentale Problematik der Behandlung phänomenaler Qualia, die nur in der Ersten-Person-Perspektive existieren (vgl. Heckmann et al. 2006), aber auch auf die psychologische Diskrepanz von Selbst- und Fremdbeschreibung (vgl. Laux 2003). Das Qualia-Problem bleibt metaphysisch, ist empirisch nicht lösbar und hat daher auch keine Diskriminierungsfunktion. Relevant aber bleibt die Frage nach der Subjektivität und damit die Notwendigkeit der sprachbasierten Interaktion und hermeneutischen Rekonstruktion der Perspektive des Handelnden - ohne dieses Vorgehen ist die Zuschreibung von Freiwilligkeit nicht möglich.

29 Auf diese Eigenschaften wird eventuell durch die sprachliche Rekonstruktion der Handlung rekurriert - dies ist jedoch eine Perspektive auf den Prozess der Verantwortungsverhandlung anstatt auf das Vorliegen von Kriterien zur Zuschreibung von Freiwilligkeit.

30 Die wesentlich in Funktionen des Frontalhirns repäsentierten sprachlich reflektierten Ziele sowie zeitübergreifend geplante Handlungen verweisen dabei auf höhere Ebenen. Sprachliche „Äußerungen besitzen ihr neurobiologisches Korrelat [...] unter anderem in einem komplexen Zusammenspiel temporaler und frontaler Hirnregionen" (Heinz, Beck 2007, S. 2). Die wesentlich durch Funktionen von Amygdala und Nucleus Accumbens repräsentierten durch akute Bedürfnisse modulierte Emotionen und reizinduzierte motorische und physiologische Verhaltensreaktionen verweisen dagegen auf die niedere Ebene von desires.

binär, d.h. als Kohärenz oder Inkohärenz zwischen höherrangigen und niederrangingen Wünschen verstehen lassen.

1. Starre Reflexe & Instinkte
   - Angeborene Reaktionen auf spezifische Auslösereize
   - Evolutionäre Verhaltensanpassung an invariante Umweltbedingungen
2. Assoziatives Lernen
   - Erfahrungsabhängiges Erlernen oder Ändern von Reiz-Reaktions-Assoziationen
   - Vergangenheitsorientierte Verhaltensanpassung an variable Umwelt
3. Motiviertes Verhalten
   - Modulation von Reaktionsdispositionen durch aktuelle Bedürfnisse
   - Gegenwartsorientierte Verhaltensanpassung an fluktierende Bedürfnislage
4. Intentionale Handlungen
   - Kognitive Repräsentation, Rekombination und Kopplung von elementaren Aktionen und Handlungseffekten zu Handlungssequenzen
   - Zukunftsorientierte Verhaltensanpassung durch Antizipation von Bedürfnislagen
5. Volitionale Selbststeuerung
   - Abschirmung, Unterdrückung und Beeinflussung von Reaktionen und Motivationstendenzen
   - Zukunftsorientierte Verhaltensanpassung durch Selbstkontrolle der eigenen Funktionsweise

Tabelle 15: Ebenen der Handlungssteuerung nach Goschke (2002)

5.2.1.7 Kriterium der Schuldunfähigkeit

Im Laufe der Philosophiegeschichte wurden unterschiedliche Vorschläge[31] gemacht, um zu bestimmen, ab wann eine Handlung unfrei bzw. frei ist.[32]

31 Zum Beispiel Aristoteles definiert Unfreiheit folgendermassen: „Unfreiwillig scheint zu sein, was aus Zwang oder Unwissenheit geschieht. Erzwungen oder gewaltsam ist dasjenige, dessen Prinzip außen liegt, und wo der Handelnde oder Gewalt Leidende nichts dazutut“ (Aristoteles 1995, S. 1110a) und Peter Bieri beschreibt den zwanghaften Willen, als unbelehrbar, unkontrollierbar, er wird als fremd erlebt. Es ist ein innerer Zwang, der jedoch als äußerlich und abgespalten erlebt wird.

Das von Frankfurt eingebrachte Kriterium der Kohärenz von höheren mit niedrigeren Wünschen scheint jedoch das sinnvollste zu sein. Bei Harry Frankfurt ist das Verhältnis der beiden Ebenen entscheidend für die Zuschreibung von Freiwilligkeit oder Unfreiwilligkeit: „A person's will is free only if he is free to have the will he wants. This means that, with regard to any of his first-order desires, he is free either to make that desire his will or to make some other first- order desire his will instead" (Frankfurt 1971, S. 18). Wünsche erster Ordnung müssen dabei nicht durch Wünsche zweiter Ordnung erzeugt oder verändert werden, eine Identifikation mit ihnen ist ausreichend. Zudem ist für die Möglichkeit von Freiwilligkeit die Existenz eines höherrangigen Willens entscheidend: „It is only because a person has volitions of the second order that he is capable both of enjoying and lacking freedom of the will" (Frankfurt 1971, S. 14). Nicht notwendig dagegen ist, dass Wünsche erster oder zweiter Ordnung selbst kausal frei sind, d.h. beide können durch Determination oder Zufall entstanden sein. Die Freiwilligkeit einer Handlung ergibt sich somit allein aus dem Verhältnis der beiden Willensebenen. Handlungen von Personen sind unfreiwillig entweder bei Nichtvorhandensein von second-order volitions[33] oder bei Vorliegen von Inkohärenz, sei es zwischen verschiedenen second-order volitions oder second-order volition und first-order desire (Unfreiwilligkeit aufgrund von Inkohärenz).

Offensichtlich geschehen Handlungen auch unfreiwillig. Menschen reflektieren ihre Handlungen aber in der Regel, verorten sie in einen größeren Handlungszusammenhang und können sprachlich zu ihnen Stellung nehmen. Daher ist die Annahme, dass *volitions* in der Regel vorhanden sind, plausibel. Aufgrund der konkurrierenden Organisation führt Inkohärenz zwischen *volitions* und *desires* zudem meist zu energieaufwändigen Reflexionsprozessen oder gegenläufigen Handlungsbestrebungen, welche die Handlungsfähigkeit einschränken. Daher ist die Annahme plausibel, dass, wenn Menschen handeln, sie in der Regel kohärent handeln. Aus diesen beiden Annahmen begründet sich ein Primat der Annahme von Freiwilligkeit, d.h. Schuldfähigkeit. Daher ist es pragmatisch, nicht die Kriterien für Freiwilligkeit, sondern für Unfreiwilligkeit zu bestimmen.

Eine Handlung geschieht genau dann unfreiwillig, d.h. ohne Schuldfähigkeit, wenn entweder keine second-order volitions vorhanden sind (Un-

32 Beide Zustände müssen natürlich disjunkt sein, können also keine gemeinsamen Elemente enthalten. Dadurch könnte praktisch ein in ethischen Diskursen umstrittener Bereich entstehen, der von verschiedenen Positionen verschiedenen Zuständen zugeordnet wird. Die beiden Zustände müssen aber nicht aneinander angrenzen. Ein dritter Zustand der Grauzone ist möglich und kann eventuell besondere Diskriminierungsfunktionen erhalten. Tatsächlich ist sogar ein Kontinuum von Freiheitsgraden vorstellbar.

33 Frankfurt beschreibt diesen Typus als „wanton".

freiwilligkeit aufgrund von Reflektionsunfähigkeit), oder Inkohärenz zwischen höheren und niederen Wünschen vorliegt. Diese Inkohärenz hat zwei Facetten, die auch zugleich auftreten können: entweder ein Konflikt mehrerer höherer Volitionen über die gewünschte second-order volition (Unfreiwilligkeit aufgrund von Ambivalenz), oder eine Unfähigkeit, die Handlung aufgrund eines Konflikts mit einem niederer Volitionen entsprechend einer höheren Volition auszuführen, (Unfreiwilligkeit aufgrund von Kontrollverlust). Da das völlige Fehlen höherrangiger Wünsche bei nicht schwer kognitiv beeinträchtigen Menschen äußerst unplausibel ist, ist *Unfreiwilligkeit aufgrund Inkohärenz zwischen höheren und/oder zwischen höheren und niederen Volitionen* oder kurz *volitionale Inkohärenz* das sinnvollste Kriterium zur Bestimmung von Schuldunfähigkeit.

5.2.1.8 Legitimationskraft von Schuldfähigkeit

Im letzten Abschnitt wurde die für die zweite Forschungsfrage relevante Begründung der kompatibilistischen Position und die Bedingungen für das Vorliegen von Unfreiwilligkeit geliefert. In diesem Abschnitt stellt sich aber die Frage nach der Legitimationskraft der Schuldfähigkeit für die geforderte Handlung, d.h. Schuldzuschreibung. Dabei muss auch die Legitimät der Norm begründet werden, für deren Bruch Schuld zugeschrieben werden darf, denn wer von einer normativen Erwartung abweicht, die nicht legitim ist, dem darf keine Schuld zugeschrieben werden.

Bruch mit einer normativen Erwartung

Das Vorliegen von Willensfreiheit führt also nicht dazu, dass Schuldzuschreibung automatisch legitim wird. Notwendig für das Zuschreiben von Schuld ist, dass eine normative Erwartung verletzt wurde. Die normative Erwartung hierbei ist, dass Abhängige in Maßnahmen der Suchthilfe nicht rückfällig werden dürfen, d.h. nach einer Phase der Abstinenz dauerhaft abstinent bleiben sollen. Diese Erwartung ist normativ zu verstehen, d.h. kontrafaktisch stabil und nicht deskriptiv (vgl. Lamnek 2007). Dass Abhängige also in Maßnahmen der Suchthilfe rückfällig werden, hat keinen direkten Einfluss auf die Legitimität der normativen Erwartung.[34] Somit stellen sich auch die Fragen nicht, ob es legitim ist, von Abhängigen außerhalb von Maßnahmen der Suchthilfe Abstinenz zu erwarten, oder ob Nicht-Abhängige Drogen konsumieren dürfen.[35]

---

34 Wohl ist aber aus einer Perspektive der Translation von Ideal- in Praxisnormen auch eine Adaption der normativen Erwartung möglich und durchaus legitim. Daraus leitet sich aber nicht ab, dass eine Nicht-Adaption illegitim wird (vgl. zur Begründungstiefe und Problematik widersprüchlicher normativer Erwartungen 5.1.4).

35 Es ist aufgrund der Forschungsfrage an dieser Stelle. nicht notwendig oder zielführend, diese beiden Nebenfragen zu klären. Zum Einstieg in die Thematik, ob Nicht-

In der Debatte um diese normative Erwartung ist die Einblicknahme in den suchtpolitische Diskurs leider relativ ungeeignet.[36] Eine auf den Diskurs verweisende Notiz ist aber angebracht: Nur weil Abhängige in bestimmten Maßnahmen für den Konsum keiner Schuldzuschreibung oder Tadel ausgesetzt sind (z.B. während der Substitution, bei Heroinvergabe oder in Konsumräumen, sowie in Programmen zum kontrollierten Konsum), ist damit die Erwartung von Abstinenz in anderen Maßnahmen nicht illegitim geworden. Für den Legitimationdiskurs relevant ist die Einsicht, dass zwei Umstände vorliegen, welche konsistent erklären können, warum in bestimmten Maßnahmen der Suchthilfe keine Schuld zugeschrieben wird, obwohl die Erwartung der Rückfallfreiheit vorhanden ist. Der erste Umstand ist, dass bei allen Abhängigen, die zur Maßnahme zugelassen werden, die Willensfreiheit gegenüber dem Konsum eingeschränkt ist. Die zweite ist, dass diese Abhängigen kontinuierlich konsumieren, also keine ausreichend lange Phase der Abstinenz erreicht haben, um von einem Rückfall zu sprechen. Beide Argumente führen also zu der Behauptung, dass in diesen Maßnahmen die normative Erwartung der Rückfallfreiheit gilt, aber allein die empirischen Bedingungen für die Erlaubnis der Schuldzuschreibung nicht gegeben sind. Diese Argumentation „schließt nicht aus, auch bei diesen Personen Dauerabstinenz als Utopie aufrechtzuerhalten" (Langer 2004, S. 67).

Selbst wenn in einigen Maßnahmeformen keine Abstinenz erwartet wird, ist damit nicht ausgeschlossen, dass in anderen Maßnahmeformen der Suchthilfe Rückfallfreiheit normativ erwartet werden darf. Diese Erwartungsdifferenz betrifft wohl vor allem ambulante Beratung versus stationäre Einrichtungen (vgl. zu einem institutionellen und historischem Überblick über das Abstinenzparadigma Grohall 2000, auch Günthner 2008). Das Ziel der dauerhaften Abstinenz ist Bestandteil der Hierarchie der Be-

---

Abhängige Drogen konsumieren dürfen, empfiehlt sich der Sammelband Kaufmann 2003 sowie Gildemeister, Robert 1987 und natürlich als Klassiker Szasz 1974. Zur Frage, ob Abhängigen außerhalb von Maßnahmen dieselbe normative Erwartungshaltung entgegnet werden sollte wie innerhalb, ist zuerst zu argumentieren, dass außerhalb von Maßnahmen exkulpierende empirische Bedinungen hinzutreten können - dadurch ist die normative Erwartung noch nicht unbedingt eine andere. Abhängige ausserhalb von Maßnahmen sind aber vermutlich weniger schwer abhängig - dies spräche für eine höhere Quote an Schuldfähigkeit - ebenfalls bei identisch gehaltener normativer Erwartung.

36 Ein Konsensus ist schon alleine dadurch schwer zu erkennen, dass eine Mischung von therapeutischen und an Public Health orientierten mit an Autonomie und Menschenwürde orientierten Argumentationen vorherrscht, die selten konsistent sind oder auf einen gemeinsamen Nenner gebracht wurden. Die Debatte um z.B. Kontrolliertes Trinken als Therapieziel zeigt diese Vermengung der Argumente in idealer Weise.

handlungsziele (vgl. Abbildung 3, S. 63). Eine solche Erwartung ist damit offenbar konsensusfähig.[37]
Sie kann zudem ethisch begründet werden. Jede Konsumhandlung hat ein inhärentes Risiko moralisch negativ zu evaluierenden Folgen. Gleichzeitig ist der Konsum von Rauschmitteln keine unmittelbare Lebensnotwendigkeit ist. Dadurch ist eine Subsumierung des Konsums als Bestandteil eines gelungenen Lebens äußerst umstritten. Die Folge ist, dass der Konsum und nicht die Abstinenz prima facie unter Begründungserwartung steht. In der Regel ist es daher legitim, von Menschen Abstinenz zu erwarten - unter diese generelle Erwartung fallen auch Abhängige. Mögliche Begründungen für den Konsum von Drogen sind der Konsum für explorative Zwecke, zum Genuss und zur notwendigen Leidenslinderung. Der Konsum für explorative Zwecke ist legitim, da alle Normen durch die vergesellschafteten Individuen zustimmungsfähig sein müssen. Sollte daher der Konsum zur Exploration prinzipiell nicht erlaubt sein, ist es Individuen unmöglich, Erfahrungen aus erster Hand über die Wirkung von Drogen zu erlangen. Dadurch wäre aber die Zustimmungsfähigkeit illegitim eingeschränkt.[38] Da Abhängige meist über eine relativ hohe Konsumerfahrung aus erster Hand verfügen, trifft dieses Argument in der Regel nicht mehr zu. Auch aufgrund einer meist beeinträchtigten Fähigkeit zum Genuss von Drogen, durch Toleranzentwicklung oder Verschiebung des homöostatischen Regelwerts (vgl. Koob, Le Moal 1997) trifft das zweite Argument in der Regel nicht mehr zu. Da Entzugssymptome zudem keine notwendige Folge von Abstinenz sind, und entweder behandelbar sind oder ausklingen, trifft auch das letzte Argument nicht mehr zu. Es sollte jedoch eingeräumt werden, dass diese drei Argumente bisweilen in veränderter Form zur Exkulpation des Rückfalls verwendet werden. So kann ein Rückfall auftreten, weil Abhängige ihre Kontrollfähigkeit explorieren wollten (vgl. Marlatt 1996), weil sie keine anderen Möglichkeiten des Genusses kennen oder sehen (vgl. Körkel, Kruse 2005), oder weil körperliche oder seelische Be-

37 Da durch eine solche idealnormative Erwartung zusätzliche Normen für spezifische Teilgruppen von Abhängigen erspart bleiben, ohne den normativen Output einer drogenethischen Theorie zu verändern, ist eine derartige Formulierung aus der Perspektive der ökonomischen Konstruktion ethischer Theorien sogar wünschenswert (vgl. Beauchamp, Childress 2008, S. 335).

38 Natürlich ist es nicht geboten, zu konsumieren, um zu einem Urteil über eine Drogen zu kommen und es ist auch nicht verboten, dass Individuen Wissensbestände aus dritter Hand in ihre Konsumplanung einbeziehen. Jedoch halte ich es für problematisch, die direkte Erfahrung mit der Droge prinzipiell zu verbieten. Die Ausnahme trifft auch nur auf relativ unschädliche Drogen zu, bei denen also die Abwägung des Rechts auf Exploration mit dem zu erwartenden Schaden nicht zu einem Konsumverbot führt und es schließt auch nicht die Einführung schadensvermindernden Zugangsbeschränkungen aus.

schwerden selbst-behandelt werden (vgl. Marlatt 1996).[39] All diese möglicherweise exkulpierenden Gründe sind jedoch in Abwägung zu dem durch einen Rückfall verursachten oder riskierten persönlichen und fremden Schaden zu setzen. Aufgrund des durch die lange Abhängigkeit in der Regel erhöhten Schadenspotentials ist daher nicht davon auszugehen, dass Abhängige über eine ausreichende Legitimation für den Konsum von Drogen nach einer Phase der Abstinenz verfügen. Zudem wird von Abhängigen zu Beginn stationärer Maßnahmen oft ein Therapievertrag unterschrieben. Ein Rückfall kann aufgrund der Unterzeichung dann als „Scheitern der Behandlung und juristisch als Vertragsverletzung gesehen werden" (Lubenow, Köhler 2002, S. 442). Eine ähnliche gesellschaftsvertragstheoretische Begründung des Rückfalls als Normbruch ist möglich, wenn Abhängige gesellschaftlich finanzierte Hilfsmaßnahmen nutzen, z.B. ambulante Beratung oder ärztlich unterstützen Entzug. Damit sind stichhaltige Argumente für eine Ausnahme vom Konsumverbot nicht gegeben. Angesichts dieser Überlegungen darf mit hinreichender Begründungstiefe der Rückfall als Normbruch verstanden werden.[40]

Legitimation der deontischen Kopula

Der auf der Freiwilligkeit einer Handlung basierende Begriff der Schuldfähigkeit und der sich davon ableitende Schuldvorwurf sind in eine spezifische Begründungsstruktur eingebettet. Innerhalb der Kette Freiwilligkeit - Schuldfähigkeit - Normverletzung - Schuldvorwurf - Sanktion stellt der „Schuldvorwurf [...] einen zentralen konstitutiven Bestandteil unserer Reaktionen auf Normverletzungen dar" (Pauen, Roth 2008, S. 141). Ein auf volitionalen Kompetenzen basierender Schuldfähigkeitsbegriff als legitimierende empirische Bedingung hat dabei eine starke Anfangsplausibilität: „The idea of volition is central to this process, since in order to deserve punishment, something `bad´ has to be carried out `on purpose´" (Davies 2006, S. 108). Daher scheint es auf den ersten Blick legitim zu sein, Schuldzuschreibung an die Freiwilligkeit einer Handlung zu knüpfen: „when someone freely chooses to live life in a particular way, he, not society must shoulder the responsibility for those choices" (Gillies, Sheehan 2006, S. 279). Doch warum sollte ein freiwilliger Normbruch überhaupt zum Schuldvorwurf oder gar einer Sanktion führen?

39 Die Verursachung eines Rückfalls durch die Gabe opiathaltiger Schmerzmedikamente oder der Genuss von alkoholhaltigen Süßigkeiten ohne Wissen der Abhängigen ist dagegen kein exkulpierendes Argument, sondern eine Einschränkung bis Negation der Freiwilligkeit des Rückfalls und damit der Schuldfähigkeit.

40 Diese Annahme der Legitimität der normativen Erwartung im Regelfall ist für die Diskussion der Legitimation an dieser Stelle ausreichend - inwiefern auf die Aspekte des Einzelfalls eingegangen werden soll und kann, wird später verhandelt werden (vgl. 5.2.3).

Es gilt bei der Begründung der Kette zu beachten, dass diese nicht der therapeutischen Logik folgt. Sie ist nicht den Interessen des Klienten verpflichtet, sondern dient der Restitution der Geltungskraft der Norm. Der Schuldvorwurf basiert also auf der Idee einer Restitutierbarkeit der normativen Erwartung und hat nur Sinn durch den Bezug auf diesen Geltungsanspruch. Ein freiwilliger Normbruch ist eine Verletzung des Geltungsanspruchs einer Norm. In der Restitutionslogik wird nun durch den Schuldvorwurf und eine angemessene Sanktion „die moralische Ordnung wieder hergestellt […] Man kann sagen, dass die Gesellschaft ihr Selbstvertrauen wieder gewinnt und die Unverletzlichkeit der durch die Straftat erschütterten Norm bekräftigt" (Strübing 2008, S. 295). Die Restitution kann dabei metaphysisch (vgl. Kant 1990), kriminologisch oder etikettierungstheoretisch (vgl. Wiswede 1979; Lamnek 2007) verstanden werden. Auch bei einer nicht-metaphyischen Begründung des Schuldvorwurfs liegt der Fokus auf dem Geltungsanspruch. Eine Norm, deren Nichtbefolgung keine negativen Folgen hat, kann faktisch keine Geltungskraft beanspruchen (vgl. Lamnek 2007). Durch eine auf der Grundlage von Freiwilligkeit zugeschriebene Schuldfähigkeit erfolgt eine Responsibilisierung (vgl. Prinz 2004; Bayertz 1995) und es wird so möglich, auf die devianten Individuen auszuweichen, wenn ein Normbruch vorliegt, und wenn soziale Systeme anderweitig nicht mehr kontrollierbar erscheinen (Lampe 1989). Abhängig von der konkreten Form, welche die Schuldzuschreibung annimmt, kann jedoch die Geltungskraft der Norm durch Restitution oder Responsibilisierung mehr oder weniger effektiv sein und daher sehr unterschiedliche konkrete Handlungen nach sich ziehen.[41] Zwar kann auf diese Weise als nicht-intendierter Nebeneffekt die Schuldzuschreibung auch therapeutisch nützlich für den Abhängigen sein. Aber selbst unabhängig davon wäre nach der Logik der Restitution die deontische Kopula legitim.

Die legitimierenden empirischen Bedingungen der an Restitution orientierten Schuldzuschreibung sind Schuldfähigkeit und Rückfall, d.h. die Freiwilligkeit der devianten Handlung und der Konsum von Drogen nach einer Phase der Abstinenz. Der Einwand, unfreiwillig konsumierende Abhängige würden bei Geltung der Norm, dass Abhängige nicht rückfallig

41 Mögliche Sanktionen sind z.B. disziplinarische Entlassung oder Fleißarbeit. Aus der Schuldzuschreibung lassen sich aber nicht mit Notwendigkeit bestimmte Folgen für den Rückfälligen ableiten. Es kann durchaus sein, dass die Schuldzuschreibung nur innerhalb des Teams verhandelt wird und der Rückfällige keine Rückmeldung darüber erhält, faktisch also keine Folgen eintreten. Schuldzuschreibung und Sanktion sind also nicht die einzig möglichen Formen, Normbrüche zu reduzieren oder die Normgeltung zu restituieren und angesichts der Problematik sekundärer Devianz eventuell sogar kontraproduktiv. Dennoch kann Schuldzuschreibung legitim sein – der Nachweis dieser Möglichkeit ist ausreichend. Restitutive und normbruchreduzierende Reaktionen auf Devianz in der Suchthilfe können unterschiedlich aussehen.

werden dürfen, ungerechtfertigt beschuldigt, wurde entkräftet, indem darauf verwiesen wird, dass diese Gruppe von Abhängigen die empirischen Bedingungen für Schuldzuschreibung nicht erfüllt. Damit ist die Schuldzuschreibung an schuldfähig rückfällige Abhängige legitim.

5.2.1.9 Therapeutischer Nutzen

Neben der Legitimation der Schuldzuschreibung über den Nachweis von Willensfreiheit kann auch eine Begründung über den therapeutischen Nutzen einer Schuldzuschreibung versucht werden. Gegen die auf Schuldfähigkeit basierte Schuldzuschreibung lässt sich einwenden, dass sie in unangemessener Weise an Strafe und Tadel orientiert ist und die positiven Aspekte von Rehabilitation verkennt: „moral models can become harshly moralistic or punitive because those who offend morals and the law can be demonized as sinful „others" who deserve whatever harsh treatment they receive. Moreover, their application can blind people to the virtues of more rehabilitative approaches to aberrant behavior" (Morse 2004, S. 456).[42] Schuldzuschreibung ist zudem gerechter, wenn sie beinhaltet, den Devianten bei seiner zukünftigen Verhaltenskontrolle zu unterstützen (vgl. z.B. Pauen, Roth 2008). Aufgrund der weitgehenden Finanzierung der professionellen Suchthilfe durch Institutionen mit Interesse an einer Rehabilitation der Abhängigen (d.h. Krankenkassen und Rentenversicherungen (vgl. Sonntag et al. 2009)) und dadurch, dass sich die meisten Abhängigen von Maßnahmen der Suchthilfe Unterstützung erwarten, ist in der Suchthilfe eine Orientierung der Schuldzuschreibung an therapeutischer Nützlichkeit geboten. Aber gegen eine reine Orientierung an therapeutischer Nützlichkeit ist einzuwenden, dass eine Schuldzuschreibung, die nicht auf Schuldfähigkeit basiert, nicht legitim ist. Die Schuldfähigkeit des Beschuldigten nicht zu beachten führt dazu, dass das begrenzende Kriterium für Schuldzuschreibung und der Sanktion verloren geht. Für rückfällige Abhängige wird es unvorhersehbar, wann und wieviel Schuld ihnen zugeschrieben wird. Damit sind Abhängige den Schuldzuschreibungsprozessen hilflos ausgeliefert. Dies „kann [...] zu Ergebnissen führen, die unser Gerechtigkeitsgefühl verletzen" (Dreher 1987, S. 21). Durch eine dergestalte Abkehr von der Schuldfähigkeit wird zudem der Personenstatus der Abhängigen gefährdet: „applying the medical model to intentional behavior can lead to unwarranted demeaning of the dignity and personhood of human agents and unwanted parentalistic treatment"(Morse 2004, S. 456). Der Schutz des Personenstatus ist der Hauptgrund, der nach Morse für das moralische Suchtmodell spricht (vgl. Morse 2004) und nach Davies gegen das Krank-

42 Vergleiche dazu auch Brower et al. 1989 und das Zitat von Adorno in Fußnote 19, S. 129.

heitsmodell (vgl. Davies 2006). Ignoriert man die Schuldfähigkeit, und damit die *volitions* von Abhängigen, ignoriert man auch deren Selbstreflexionsprozesse und nimmt ihnen den Personenstatus (vgl. Frankfurt 1971). Daher halte ich die Erlaubnis oder das Verbot der Schuldzuschreibung alleine auf der Basis therapeutischer Nützlichkeit für nicht legitim.

Aus ethischen Gründen müssen daher therapeutische Nützlichkeit und Schuldfähigkeit verbunden werden.[43] Festgehalten werden sollte dabei, dass es vor allem die Form der Schuldzuschreibung ist, die aus der Perspektive der therapeutischen Nützlichkeit umstritten ist. „Bei Verwendung des Begriffes Schuldfähigkeit ist zu bedenken, daß psychiatrisch Tätige meist einen anderen Schuldbegriff haben als bei Gericht Tätige, was wiederum der betroffene Begutachtete nicht wissen kann. Dies kann dort eine Rolle spielen, wo auf Grund neurotischen Handelns der Betroffene im strafrechtlichen Sinne nicht schuldfähig ist, weil krank, man gleichzeitig an die kranken Anteile aber nur herankommen kann, wenn der Betroffene in die Lage gesetzt wird, sich mit seinen gewissensbildenen Instanzen und Schuldgefühlen auseinanderzusetzen“ (Dörner, Bargfrede 2004, S. 494).

Bereits im vorhergehenden Kapitel wurde aber dargelegt, dass die konkrete Form der Schuldzuschreibung zahlreiche Formen annehmen kann. Anders als in einem an Restitution orientiertem Konkretionsprozess wird in dieser Kompromisslösung nun vorgeschlagen, die Legimität einer Schuldzuschreibung von der Schuldfähigkeit abhängig zu machen, während die konkrete Form der Schuldzuschreibung von der therapeutischen Nützlichkeit bestimmt wird. Die Verbindung von Schuldfähigkeit und therapeutischer Nützlichkeit führt damit zu der folgenden erweiterten und vollständig legitimierten normativen Hypothese:

43 Dies ist auf zwei Weisen möglich:

- Schuldzuschreibung bei Vorliegen von Schuldfähigkeit ist legitim. Die konkrete Form der Schuldzuschreibung soll therapeutisch nützlich sein
- Schuldzuschreibung bei Vorliegen von Schuldfähigkeit ist nicht legitim, bei therapeutischer Nützlichkeit dagegen legitim. Schuldzuschreibung ist aber nur dann therapeutisch nützlich, wenn Schuldfähigkeit vorgelegen hat. Die konkrete Form der Schuldzuschreibung soll ebenfalls therapeutisch nützlich sein.

Da bereits dargelegt wurde, dass die Zuschreibung von Schuld bei Vorliegen von Schuldfähigkeit legitim sein kann darf die zweite Verbindung ignoriert werden. Sie ist der Vollständigkeit halber aufgeführt, um Lesern, welche eine Legitimation qua Schuldfähigkeit nicht überzeugend finden, eine weitere Möglichkeit der Versöhnung von Schuldfähigkeit und therapeutischer Nützlichkeit vorzuschlagen. Da die zweite Option für die weitere Forschungsfrage aber nicht weiter relevant ist, erfährt sie keine nährere Betrachtung mehr. Es sollte aber darauf hingewiesen werden, dass die zweite Option auf empirischen Annahmen fußt und dadurch einen umstrittenen, da konditionalen Begriff von der Schutzwürdigkeit des Personenstatus besitzt.

> ***Legitimierte normative Hypothese***
> *Wenn eine Person abhängig ist (empirische Bedingung B_1) UND nach einer Phase der Abstinenz Drogen konsumiert (empirische Bedingung B_2) UND dies freiwillig geschieht (legitimierende empirische Bedingung B_{L1}), ist es erlaubt, ihr dafür in einer therapeutisch nützlichen Art und Weise (legitimierende empirische Bedingung B_{L2}) Schuld zuzuschreiben (mögliche Handlung H_1).*

Solte es also bei Vorliegen von Schuldfähigkeit keine therapeutisch nützliche Art und Weise der Schuldzuschreibung geben, ist eine legitime Schuldzuschreibung *nicht möglich*. Erscheint es dagegen therapeutisch nützlich, Schuld zuzuschreiben, aber Schuldfähigkeit liegt nicht vor, so ist die Schuldzuschreibung *nicht erlaubt*. Damit sind die beiden Diskussionsstränge über den Streit „Sucht zwischen Krankheit und Willensschwäche" (vgl. Brower et al. 1989; Morse 2004, S. 456) weitestgehend versöhnt. Es liegt also nur noch daran, herauszufinden, ob die empirischen Bedingungen erfüllt sein können.

5.2.2 Kann Abhängigen für einen Rückfall legitim Schuld zugeschrieben werden?

Analog zur Besprechung der Legitimation der deontischen Kopula der ethischen Hypothese wird nun die Möglichkeit der Erfüllung der empirischen Bedingungen besprochen. Folgende empirische Bedingungen müssen dazu erfüllt sein:

B_1:	*Es gibt mindestens eine Person, die abhängig ist*
$B_1 \wedge B_2$:	*Es gibt mindestens eine abhängige Person, die nach einer Phase der Abstinenz Drogen konsumiert, d.h. rückfällig geworden ist*
$B_1 \wedge B_2 \wedge B_{L1}$:	*Es gibt mindestens eine abhängige Person, deren Rückfall freiwillig war*
$B_1 \wedge B_2 \wedge B_{L1} \wedge B_{L2}$:	*Es gibt eine therapeutische nützliche Art und Weise, mindestens einer abhängigen Person, die freiwillig rückfällig geworden ist, Schuld zuzuschreiben*

Da relativ unstrittig ist, dass es Personen gibt, die abhängig sind (B_1) und dass es abhängige Personen gibt, die rückfällig geworden sind ($B_1 \wedge B_2$), teilt sich die Forschungsfrage „Kann Abhängigen für einen Rückfall Schuld zugeschrieben werden" auf in die Teilfragen, ob es Abhängige gibt, die freiwillig rückfällig werden und ob es für diese Gruppe von Abhängige möglich ist, Schuldzuschreibung therapeutisch nützlich zu gestalten. Es sollte darauf hingewiesen werden, dass in diesem Kapitel nur die Möglichkeit der Erfüllung dieser Bedingungen erörtert wird. Da aller Vermutung nach alle vier empirischen Bedingungen nur für eine Teilgruppe aller Abhängigen zutreffen, wird nicht allen rückfällig gewordenen Abhängigen in legitimer Weise Schuld zugeschrieben werden können. Für die Falsifikation der normativen Hypothese müsste aber gezeigt werden, dass es keine Teilgruppe von Abhängigen gibt, für die alle empirischen Bedingungen gelten. Daher können die folgenden Ausführungen auch nicht beanspruchen, Aussagen über alle Abhängigen zu machen, sondern nur für diese Teilgruppe.

5.2.2.1 Abhängigkeitsbegriff

Dass nur für eine Teilgruppe der Abhängigen die Bedingungen zutreffen oder dass falsch-positive diagnostizierte Abhängige existieren, sind keine gültigen Argumente. Sie können daher die normative Hypothese nicht falsifizieren. Dies bedeutet im Schluß, dass nicht der Einzelfall, d.h. konkrete Abhängige, sondern nur ein abstrakter Abhängigkeitsbegriff, wie er in Konsensusdefinitionen, Diagnosemanualen oder Suchtheorien entwickelt wird, für die Bearbeitung der Forschungsfrage relevant sein kann (vgl. 5.2.2.5). Diese Argumentation lässt sich auch an Beispielen verdeutlichen.
So gibt es eine starke philosophische Tradition, Abhängigkeit als theoretisches Gegenbeispiel zur Willensfreiheit zu verwenden. Peter Bieri (vgl. Bieri 2006a, S. 100) und Harry Frankfurt (vgl. Frankfurt 1971) verwenden Abhängigkeit nur, um den Begriff der Willensfreiheit zu klären.[44] Eine solche Verwendung legt nahe, Abhängigkeit kontradiktorisch zur Willensfreiheit zu konstruieren, ohne sich tatsächlich näher mit Abhängigkeit zu beschäftigen. Nun lässt sich Abhängigkeit natürlich so verwenden, dass damit eine bestimmte Verhaltensweise als unfreiwillig kennzeichnet wird. Damit ist aber leider noch nichts über das tatsächliche Verhältnis ausgesagt, denn bereits aufgrund der Ambiguität des Abhängigkeitsbegriffs sind vielfältige Interpretationen möglich (vgl. 5.2.2.1). Der Begriff darf daher nicht zu abstrakt sein, um nicht von der tatsächlichen Verwendung entfernt zu sein und beliebig gefüllt werden zu können.
Oft wird die Diskussion um Freiwilligkeit und Abhängigkeit und dem Nutzen von Schuldzuschreibung auch mithilfe von Verweisen auf die Möglichkeit des selbstinitiierten Ausstiegs oder dem kontrollierten Konsum geführt. Dies macht zumindest deutlich, dass man den „Drogenkonsument als autonomes Subjekt“ (Frohnenberg 2000, S. 29) sehen kann und dafür auch empirische Hinweise hat. Doch reicht der Verweis auf „Ergebnisse, die denen der Abhängigkeitsforschung konträr gegenüberstehen“ (Frohnenberg 2000, S. 29) nicht aus. Ohne Zweifel gibt es Drogenkonsu-

44 Eine Ausnahme ist R. Wallace der explizit Abhängigkeit aus philosophischer Perspektive betrachtet (vgl. Wallace 1999)

menten, die kontrolliert konsumieren (vgl. z.B. Schippers, Cramer 2004; Heinz, Beck 2007) oder selbstständig ihren Konsum beenden (vgl. z.B. Klingemann, Carter Sobell 2006). Nicht jeder Konsument von Drogen muss abhängig sein: „It is clear that one does not have to be sick or inadequate to be curious about drugs, to want to try them, or to wish to use them for their positive effects from time to time." (Davies 2006, S. 23). Der Verweis auf Einzelfälle kann daher nicht Grundlage für die Debatte sein. Denn ihnen lässt sich in der Regel leicht entgegnen, dass die beschriebenen Personen eben einfach (noch) nicht abhängig sind oder es nie waren. Die Frage nach dem Verhältnis von Abhängigkeit und Schuldfähigkeit sowie Behandlungsfolgen benötigt zuallererst eine begriffliche Klärung, da ansonsten der Verweis auf Einzelfälle oder Konsumstile verzerrend und mindestens uneindeutig ist (vgl. Petry 2001).

Missverständnisse können durch die Ambiguität und oft vage Verwendung des Begriffs Abhängigkeit entstehen. So kann es passieren, dass die Bezugsebene unklar bleibt und einmal von Abhängigkeit als Krankheit, ein andermal von Abhängigen als krank gesprochen wird (vgl. Hucklenbroich 2006). Änderungen in den Diagnosekriterien können ebenfalls zu Missverständnissen führen: „the result of the diagnostic changes of the last 20 years has been much confusion and mystification" (Room 1998, S. 316). Bisweilen werden auch Teilsymptome (z.B. Toleranz, Entzugssymptome) falsch verwendet und suchtähnliche Störungen fälschlicherweise als Abhängigkeit diagnostiziert. Batton et al. sprechen in diesem Zusammenhang von Pseudoabhängigkeit[45] und Pseudotoleranz[46]: „Because so many symptoms overlap in cases of physical dependence, tolerance, pseudoaddiction, and pseudotolerance, they can often be difficult to identify in any given case" (Battin 2007, S. 129).

Daher muss der Abhängigkeitsbegriff abstrakt genug sein, um Missverständnissen vorzubeugen und um eine Falsifikation möglich zu machen. Ein Abhängigkeitsbegriff auf einem geeigneten mittleren Abstraktionsniveau kann durch Konsensusdefinitionen, Diagnosekriterien und Suchttheorien etabliert werden. Daher lohnt ein Blick auf diese drei Aspekte, um zu

45 „Pseudoaddiction results from health professionals providing too little [...] medication and thus causing their patients to seek more medication [...]. Thus, pseudoaddiction is a pattern of drug-seeking that can be mistaken for addiction" (Battin 2007, S. 122f). Verleiche dazu auch eine Studie zu „dopamine replacement therapy dependence" bei Parkinson-Patienten (Bearn et al. 2004). Toleranzentwicklung nach regelmäßiger Medikamentengabe ist nicht ausreichend, um von Abhängigkeit zu sprechen: „As a purely pharmacological phenomenon, tolerance is neither necessary nor sufficient for addiction" (Battin 2007, S. 102).

46 „Similar behavior can stem from clinicians failing to increase the dose of [...] medication in response to increased illness, which is an instance of a larger phenomenon that has been described as ‚pseudotolerance'" (Battin 2007, S. 129).

erkunden, ob es durch die Analyse der dort entwickelten Abhängigkeitsbegriffe gelingen kann, die normative Hypothese zu falsifizieren.

DSM IV	*ICD 10*
1. Toleranzentwicklung, definiert durch eines der folgenden Kriterien: a. Verlangen nach ausgeprägter Dosissteigerung, um einen Intoxikationszustand oder erwünschten Effekt herbeizuführen b. Deutlich verminderte Wirkung bei fortgesetzter Einnahme derselben Dosis 2. Entzugssymptome, die sich durch eines der folgenden Kriterien äußern: a. Charakteristisches Entzugssyndrom der jeweiligen Substanz b. Dieselbe (oder eine sehr ähnliche Substanz) wird eingenommen, um Entzugssymptome zu lindern oder zu vermeiden 3. Die Substanz wird häufig in größeren Mengen oder länger als beabsichtigt eingenommen 4. Anhaltender Wunsch oder erfolglose Versuche, den Substanzgebrauch zu verringern oder zu kontrollieren 5. Viel Zeit für Aktivitäten, um die Substanz zu beschaffen 6. Wichtige soziale, berufliche oder Freizeitaktivitäten werden aufgrund des Substanzmissbrauchs aufgegeben oder eingeschränkt 7. Fortgesetzter Substanzmissbrauch trotz Kenntnis eines anhaltenden oder wiederkehrenden körperlichen und psychischen Problems, das wahrscheinlich durch den Substanzmissbrauch verursacht oder verstärkt wurde	1. Toleranzentwicklung gegenüber den Wirkungen der Substanz a. Für eine Intoxikation oder um den gewünschten Effekt zu erreichen, müssen größere Mengen konsumiert werden b. Oder es treten bei fortgesetztem Konsum derselben Menge geringere Effekte auf 2. Ein körperliches Entzugssyndrom, wenn die Substanz reduziert oder abgesetzt wird: a. Mit den für die Substanz typischen Entzugssymptomen b. oder der Gebrauch derselben oder einer sehr ähnlichen Substanz, um Entzugssymptome zu mildern oder zu vermeiden 3. Verminderte Kontrolle über den Substanzgebrauch, d.h. über Beginn, Beendigung oder die Menge des Konsum, deutlich durch mehr oder längeren Konsum als geplant oder erfolglose Versuche, den Konsum zu verringern oder zu kontrollieren 4. Ein starkes Verlangen (Craving) oder eine Art Zwang, die Substanz zu konsumieren 5. Einengung auf den Substanzgebrauch, deutlich durch Vernachlässigung oder Aufgabe anderer wichtiger Vergnügungen oder Interessen. Es wird viel Zeit darauf verwandt, die Substanz zu bekommen, zu konsumieren oder sich davon zu erholen 6. Anhaltender Substanzgebrauch trotz eindeutig schädlicher Folgen und obwohl sich der Betreffende über Art und Ausmaß des Schadens bewusst oder bewusst sein könnte

Tabelle 16: Diagnosekriterien Substanzabhängigkeit ***Ein Substanzkonsum gilt dann als Substanzabhängigkeit, wenn mindestens drei der genannten Kriterien gemeinsam innerhalb eines 12-Monats-Zeitraums aufgetreten sind (nach DSM-IV und ICD 10, modifiziert)***

5.2.2.2 Konsensusdefinition

Die 2001 von AAPM, APS und ASAM veröffentlichte Konsensusdefinition behauptet, dass Abhängigkeit zwar eine chronische und neurobiologische Krankheit mit genetischen, psychosozialen und umweltbedingten Einflüssen ist, aber auch, dass nur eines von vier Kriterien erfüllt sein muss: „Addiction is a primary, chronic, neurobiological disease with genetic, psychosocial, and environmental factors influencing its development and manifestations. It is characterized by behaviors that include one or more of the following: impaired control over drug use, compulsive use, continued use despite harm, and craving" (Battin 2007, S. 98). Diese Kriterien sind entweder (1) eingeschränkte Kontrolle über den Konsum, (2) Zwanghafter Konsum, (3) Konsum trotz Schäden oder (4) das Craving nach der Droge.

- *Diagnosemanuale*

Abhängigkeit findet sich sowohl im DSM IV (Saß et al. 2003) als auch im ICD 10 (Dilling 2006) (vgl. 3.3.1). Beide Manuale unterscheiden sich teilweise in Anzahl und Formulierung der Symptome (vgl. Tabelle 16, S. 138) als auch in der Bezeichnung der Störung.[47] Die Diagnosemanuale haben große Bedeutung für die interprofessionelle Praxis der Sucht- und Drogenhilfe, denn es ist die „Diagnose "Sucht", die das Vorgehen der unterschiedlichen Professionen innerhalb der Sucht- und Drogenhilfe gewissermaßen eint" (Schmidt-Semisch, Dollinger 2007, S. 331).

5.2.2.3 Suchttheoretische Aspekte

Aufgrund der engen Anbindung an die jeweiligen Fragen werden suchttheoretische Aspekte in den jeweiligen Kapiteln diskutiert (vgl. 5.2.2.5. und 5.2.2.6).

Krankheitsargument

Das vermutlich am häufigsten angewandte Argument gegen die Behauptung, dass Abhängigen Schuld am Rückfall zugeschrieben werden darf, lautet, dass Abhängigen keine Schuld für den Rückfall zugeschrieben werden dürfe, weil Abhängigkeit eine Krankheit sei. Dieses Argument lässt sich in zwei Teilsätze zerlegen:

---

47 Im DSM IV wird der Begriff Substance Use Disorders verwendet, der ICD 10 nennt dieselbe Störung Abhängigkeitssyndrom. Für den DSM V steht vermutlich eine Rückkehr zum Begriff addiction (Sucht) bevor. Mit der damaligen Sprachregelung war die Hoffnung verbunden, diese Regelung habe entstigmatisierende Wirkung. Nun wird gefürchtet, dass dadurch ein falscher Umgang mit Pseudoabhängigkeit und Pseudotoleranz entstanden ist, der eine Rückkehr nahelegt (vgl. Fainsinger et al. 2006).

(1) Abhängigkeit ist eine Krankheit.
(2) Krankheit verbietet Schuldzuschreibung.

Ich möchte dieses Argument „Krankheitsargument" nennen. Das Krankheitsargument hat seinen Ursprung in der sozialen Praxis. Denn in der Regel wird kranken Personen eine besondere soziale Rolle zugewiesen, die mit Rollenentlastungen und -erwartungen einhergeht. Zur Krankenrolle gehört die Entlastung von der Schuld an der Krankheit und die Exkulpation von normalen Pflichten, aber auch die Erwartung, professionelle Hilfe zu suchen und wieder gesund werden zu wollen: „the label disease allows subjects to take the "sick role". This role (1) frees from usual duties and normal role performance and (2) exculpates from responsibility for the condition. Yet it demands from the sick person (3) to be motivated to become healthy again and (4) to seek professional treatment and show compliance (Williams 2005). Die Krankenrolle hat auch rechtliche Implikationen. In Deutschland verstehen „Gerichte [...] unter Krankheit im Sinne der gesetzlichen Krankenversicherung einen regelwidrigen, körperlichen oder geistigen Zustand, der Behandlungsbedürftigkeit und/oder Arbeitsunfähigkeit zur Folge hat" (Gottschalk-Mazouz 2008, S. 12). Daher steht Kranken in Deutschland aufgrund der Krankenrolle die Möglichkeit zur Wahrnehmung professioneller Hilfe offen. Zugleich wird von ihnen aufgrund der Krankenrolle aber auch erwartet, dass sie diese Hilfe aufsuchen und wieder gesund werden wollen. Weiterhin werden sie von Pflichten befreit und von der Schuld an der Krankheit entlastet. Diese vier sozialen Implikationen (Exkulpation, Schuldunfähigkeit, Compliance[48], Hilfsangebot) lassen sich in Gestalt einer Norm verhandeln (s.u). Die Norm bedarf wie alle normativen Forderungen einer ethischen Analyse und eventuellen Begründung (vgl. 5.1.2). Diese normative Formulierung der Krankenrolle verweist auf einen für die Forschungsfrage relevanten Aspekt.

Normative Formulierung der Krankenrolle:
Wenn eine Person krank ist (empirische Bedingung B_1), ist es anderen verboten, ihr Schuld für die Symptome zuzuschreiben (mögliche Handlung H_1) UND der Gesellschaft geboten, ihr Hilfe zur Überwindung der Krankheit anzubieten (mögliche Handlung H_2) UND es ist der Person geboten, die Hilfe anzunehmen (mögliche Handlung H_3) UND die Krankheit überwinden zu wollen (mögliche Handlung H_4).

Falls Krankheit nicht nur eine empirische, sondern auch eine legitimierende empirische Bedingung sein soll, muss eine ethische Legitimation der

48 Umfasst das Gebot Hilfe zu suchen und gesund werden zu wollen.

deontischen Kopula stattfinden. Doch benötigen nur drei der Handlungsforderung (Exkulpation, Compliance und Hilfsangebot) weitere Bedingungen um legitimatorisch auf den Krankheitszustand zu verweisen.[49] Das Verbot der Schuldzuzuschreibung basiert ethisch betrachtet, dagegen allein auf der Verknüpfung von Schuldunfähigkeit und therapeutischer Nützlichkeit analog zu der normativen Hypothese in ihrer dritten, legitimierten Form.[50] Das Krankheitsargument basiert auf der Annahme: dass im Krankheitsfall entweder Schuldfähigkeit nicht vorliegt oder die therapeutische Nützlichkeit einer Schuldzuschreibung nicht gegeben ist. Ein solcher Verweis auf Krankheit postuliert eine rein deskriptive Beziehung und hat daher für das Verbot der Schuldzuschreibung keine legitimatorische Bedeutung. Die Legitimation erfolgt für H_2 bis H_4 durch einen ethisch legitimen Zweck, welcher durch diese Handlungen erfüllt wird.[51] und für H_1 durch den Verweis auf Schuldunfähigkeit und therapeutische Nützlichkeit (vgl. 5.2.1.9). Daher muss geklärt werden, welche deskriptive oder logische Beziehung Krankheit mit Schuldunfähigkeit und therapeutischer Nützlichkeit besitzt.

---

49 Beispielhaft Hesslow, der sich auf Exkulpation und Hilfsangebot bezieht und dabei argumentiert: „Having a disease is not sufficient or necessary for having a right to special treatment or a valid excuse for normally criticizable behaviour" (Hesslow 1993, S. 6). Damit bezeichnet er eben den Aspekt, dass zum Vorliegen von Krankheit zusätzlich eine normative Legitimation der Handlungsforderung benötigt wird. Angesichts endlicher Ressourcen müssen z.B. zusätzlich zum Krankheitsstatus auch Fragen der Allokation von Ressourcen im Gesundheitswesen beantwortet werden (vgl. z.B. Gutmann 2002). Daher muss die normative Hypothese um zusätzliche legitimierende empirische Bedingungen erweitert werden. Ist der Krankheitsstatus aber nicht ausreichend und es muss eine zusätzliche Legitimation erfolgen, lässt sich dann aber auch fragen, wozu es überhaupt „einer allgemeinen Definition von Krankheit [bedarf], wenn sich die moralischen Aspekte einer Handlung treffender mit moralischen Argumenten klären lassen? " (Wiesing 2007, S. 137). Patienten suchen auch nicht aufgrund einer bestimmten Krankheitstheorie um Hilfe, sondern aufgrund einer Motivation: „patients go to their doctors not because they believe themselves to be evolutionary disadvantaged, but because there is some state of affairs which they wish altered" (Toon 1981, S. 197). Verfolgt man eine solche Linie, „stellt sich die Frage, ob eine allgemeine Definition von Krankheit nicht einen - möglicherweise verlustreichen - Umweg darstellt, wenn es zu entscheiden gilt, welchen Zustand man verändern will" (Wiesing 2007, S. 137).

50 Die Hypothese lautet: Wenn eine Person abhängig ist (empirische Bedingung B1) UND nach einer Phase der Abstinenz Drogen konsumiert (empirische Bedingung B2) UND dies freiwillig geschieht (legitimierende empirische Bedingung BL1), ist es erlaubt, ihr dafür in einer therapeutisch nützlichen Art und Weise (legitimierende empirische Bedingung BL2) Schuld zuzuschreiben (mögliche Handlung H1).

51 Für die Forschungsfrage relevant ist aber nur die Verknüpfung zwischen Krankheitsstatus und Schuldzuschreibung. Daher wird die Legitimation der anderen Handlungsforderungen nicht weiter ausgeführt.

Definierbarkeit

Der erste Schritt ist, herauszufinden, aufgrund welcher Kriterien ein Zustand Krankheit genannt werden darf. Nun ist der Krankheitsbegriff recht umstritten.[52] Dabei stellte sich auch die Frage, ob es eine alle Krankheiten umfassende, gemeinsame Definition gibt: „do instances of disease have anything in common other than being called „disease"?" (Hofmann 2001, S. 218). Um die Fragestellung beantworten zu können, muss die Möglichkeit einer Definition angenommen werden. Es gibt zwar Autoren, welche die Sinnhaftigkeit einer solchen Annahme infragestellen (vgl. z.B. Wiesing 2007; Hesslow 1993). Deren Argumentation basiert auf der Behauptung, dass eine allgemeine Krankheitsdefinition keine Bedeutung für die konkrete medizinische Behandlungsplanung und die Erforschung geeigneter Interventionen hat. Die Möglichkeit einer Definition wird dagegen nicht verneint und die Autoren weisen sogar auf die Relevanz einer Definition für die ethische Diskussion hin: „there may be no scientific laws about diseases, but there are certainly many rules, both moral and legal, about medical intervention and responsibility for ones actions, which are logically tied to concepts of health and disease" (Hesslow 1993, S. 5). Die Annahme der Definierbarkeit von Krankheit ist somit plausibel.

Definition

Die Weltgesundheitsorganisation WHO definiert Gesundheit folgendermaßen: „Health is a state of complete physical, mental and social wellbeing and not merely the absence of disease or infirmity [*Die Gesundheit ist ein Zustand des vollständigen körperlichen, geistigen und sozialen Wohlergehens und nicht nur das Fehlen von Krankheit oder Gebrechen*]"[53] (WHO 1946, S. 1). Derartige Definitionen sind zu weit, da dabei „der Arzt über die Medizin hinaus auch zur Lösung von sozialen Problemen herangezogen oder jeder Beruf […] ein Heilberuf" (Lanzerath, Dirk 1998, S. 483) wäre. Aber auch starke Vereinseitigungen sind nicht hilfreich, sie „würden den Arzt zum reparierenden Mechaniker machen" (Lanzerath, Dirk 1998, S. 483). Aufgrund der Relevanz des Krankheitskonzeptes für die ethische Diskussion sollte die Definition also komplex und zugleich genau sein. In der Diskussion über Krankheitstheorien ist umstritten, ob Krankheitsdefinitionen normativ oder deskriptiv sind: „In der medizintheoretischen Diskussion gibt es zwei konträre Traditionslinien, eine normative und eine nichtnormative (‚naturalistische'), den Krankheitsbegriff zu bestimmen. Die normative Tradition hält eine negative Bewertung, die naturalistische Tra-

52 Hofmann nennt über 80 Definitionversuche und weist auf die extensive Literatur hin: „extensive attempts to define the concept of disease have been made, and the literature has become extensive" (Hofmann 2001, S. 211).

53 Übersetzung durch Robert Bauer.

dition eine Abweichung von biologischer Normalität für das essenzielle Merkmal von Krankheit" (Gottschalk-Mazouz 2008, S. 12f). Da es hier um die *empirische* Möglichkeit geht, ist eine weitgehende Orientierung an deskriptiven Definitionen und damit eine Definition von Krankheit nötig, die unabhängig von ethischen Erwägungen ist.[54]

Damit wird von einem sinnvollen Krankheitsbegriff erwartet, drei Kriterien zu erfüllen. Er soll eine allgemeine Definition ermöglichen, ausreichend komplex sein und deskriptiv verwendet werden können. Mit der Definition nach Christopher Boorse[55] wird eine der meistdiskutierten modernen Krankheitsdefinitionen vorgestellt, die diese Kriterien erfüllt. Die Diskussion wird daher von den folgenden Sätzen ihren Ausgangspunkt nehmen.

1. *Gesundheit* ist die Abwesenheit von Krankheit.
2. Eine *Krankheit* ist ein internaler Zuständ, bei dem die normale Funktionsfähigkeit gestört ist, d.h. eine oder mehrerere Funktionsfähigkeiten auf eine geringere als typische Wirksamkeit verringert sind, oder eine durch Umwelteinflüsse bedingte Störung einer Funktionsfähigkeit vorliegt.

---

54 Falls ein Zustand eine Krankheit genannt werden darf aufgrund einer negativen Bewertung des Zustandes, muss damit eine ethische Rechtfertigung dieser negativen Bewertung vollzogen werden. Da aber das Konzept der Schuldfähigkeit ethisch legitimiert wurde und ethische Entscheidungen unter dem Primat der Praxisorientierung (vgl. 5.1.5) nicht segmentiert werden dürfen, müssen alle Umstände, d.h. auch die Schuldfähigkeit in die Bewertung einbezogen werden. Bei Entscheidung für einen normativen Krankheitsbegriff kann es also geschehen, dass ein identischer Zustand bei verschiedenen Individuuen unterschiedlich bewertet wird. Schuldfähig rückfällig gewordene Abhängige könnten eventuelle keine negative Bewertung ihres Zustands erhalten - damit wären sie nicht mehr krank. Dies trifft für alle empirischen Vergleiche verschiedener normativ definierter Zustände zu. Ein normativer Begriff von Krankheit verhindert somit eine systematische und objektive Diskussion des empirischen Verhältisses. Er wird daher nicht weiter verfolgt. Es mag sich aber für die hier nicht stattfindende Diskussion der Legitimation der anderen Handlungsforderungen lohnen, zwischen einem theoretischen und einem klinischen Krankheitsbegriff zu unterscheiden, „wobei der theoretische wissenschaftlich und wertfei ist und der klinisch die negativen Wertungen sowie den appelativen und exkulpatorischen Aspekt von ‚Krankheit' umfasst" (Gelhaus 2007, S. 107). Dabei würden alle legitimierenden empirischen Bedingungen für H2 bis H4 zu einem klinischen Krankheitsbegriff zusammengefasst. Inwiefern ein derartiger Krankheitsbegriff sinnvoll für das Krankheitsargument ist, bleibt fraglich. Für die Frage nach dem Verhältnis von Schuldzuschreibung und Krankheit sollte daher der theoretische Krankheitsbegriff verwendet werden.

55 Die in der theoretischen Diskussion bedeutendsten Position vertreten sicherlich Lennart Nordenfelt, Christopher Boorse und Peter Hucklenbroich (vgl. Boorse 1977; Hucklenbroich et al. im Druck; Nordenfelt 1995).

3. Die *normale Funktion* eines Teils oder eines Prozesses von Mitgliedern einer Referenzklasse ist ein statistisch gesehen typischer Beitrag zum Erreichungen bestimmter Ziele des individuellen Mitglieds.
4. Eine *Referenzklasse* ist eine natürliche Klasse von Organismen mit gleichförmigen Funktionen. [56]

Physiologie, Unfreiwilligkeit, Symptomprofil, Chronizität und Rückfall

Die Störung physiologischer Funktionen bildet dabei die Grundlage für die Zuschreibung von Krankheit: „physical illnesses are identified by observing the patient´s *body* [...] there are objective, physical-chemical markers to ascertain that a person has, or has not, a particular brain disease" (Szasz 2004b, S. 53f).[57] Aus einer modernen neurophilosophischen und kompatibilistischen Perspektive ist diese Argumentation etwas verquer, denn eine physiologische Grundlegung ist für alle Handlungen vorhanden. Sinn macht der Ruf nach Physiologie nur, wenn damit auf den Nachweis der Unfreiwilligkeit der Symptome gezielt wird. Die dahinterstehende (veraltete) Idee ist die Annahme, dass physiologische Prozesse willentlich nicht beeinflusst werden können. Es ist daher besser von einer Unfreiwilligkeit der Symptome zu sprechen.[58] Funktionseinschränkungen, die freiwillig, d.h. mittels volitionaler Kompetenzen aufgehoben werden können, sind keine Funktionstörungen und somit folgerichtig auch keine Krankheit.[59]

56 Gekürzt, zudem nach eigener Übersetzung und Zusammenfassung sowie unter veränderter Reihenfolge. Der Originaltext lautet: „1. The reference class is a natural class of organisms of uniform functional design; specifically, an age group of a sex of a species. 2. A normal function of a part or process within members of the reference class is a statistically typical contribution by it to their individual survival and reproduction"(Boorse 1977, S. 555). „3. A disease is a type of internal state which is either an impairment of normal functional ability, i.e. a reduction of one ore more functional abilitites below typical efficiency, or a limitation on functional ability caused by environmental agents. 4. Health is the absence of disease" (Boorse 1977, S. 567).

57 Boorse verlangt analog eine physiologische Grundlage: Krankheit ist „the inability to perform all typical physiological functions with at least typical efficiency" (Boorse 1977, S. 542).

58 Auf dieser Argumentationsbasis geht eine Traditionslinie in der krankheitstheoretischen Diskussion soweit das Konzept geistige Krankheit komplett zu verwerfen, weil diese Krankheiten keine physiologische Grundlagen haben würden: „mental illness does not exist not because no one yet has found such a disease, but because no one can find such a disease: the only kind of disease medical researches can find is literal, bodily disease" (Szasz 2004a, S. 322). Aber diese Traditionslinie ist angesichts der Durchbrüche der Neurowissenschaften vollkommen unplausibel geworden (vgl. auch Schramme 2003a).

59 Gleichzeitig wird dadurch klar, dass nicht jede deviante Handlung bei Nachweis der vier Aspekte (Referenzklasse, Abweichung, Zielorientierung und physiologische Grundlage) eine Krankheit wird. Die Unfreiwilligkeit muss nachgewiesen werden und ist das eigentlich Kriterium anstatt der Physiologie.

Wenn ein Zustand also eine Krankheit ist, muss auch die Schuldfähigkeit für die Funktionseinschränkungen dieses Zustands eingeschränkt oder negiert sein. Krankheit und Schuldfähigkeit an den Symptomen der Krankheit widersprechen sich also. Krankheit bezieht sich zudem auf eine gestörte *Funktionsfähigkeit*, da Funktionen keine unabhängigen Prozesse sind, sondern von Umständen ausgelöst werden: „functions are usually performed on appropriate occasions, not continuously. What occasions are appropriate is an empirical fact about the reference class. Thus vision occurs when the eyes are open, digestion when food is in the alimentary canal, adrenalin secretion under stress, sweating when temperature is rising, blood-clotting after a wound, and so on" (Boorse 1977, S. 562). Da Funktionen nicht ständig ausgeübt werden, ist auch das Erscheinen von Funktionseinschränkungen und damit von Symptomen von der Situation abhängig. Dies erlaubt, ein *individuelles Profil von Funktionstörungen* zu erstellen. Es sollte dadurch auch möglich sein, Abhängigen ein individuelles symptomatisches Profil der Situationen und Bereiche zuzuweisen, in denen ihre Funktionen gestört sind. Der Verweis auf Funktionsfähigkeit ermöglicht zudem chronisch und symptomfreie Krankheiten: „An inability to perform a function remains a disease even if the occasion to perform it never arises" (Boorse 1977, S. 562). Da in solchen Fällen auch keine Symptome auftreten, sind symptomfreie Krankheiten möglich. Durch die Möglichkeit zur erneuten Manifestierung in bestimmten Situationen sind dadurch aber auch *rückfallartige chronische Krankheiten* möglich.[60]

Referenzklasse

Zur Zuschreibung von Krankheit wird eine Referenzklasse benötigt. Dazu muss genügend Gleichförmigkeit der individuellen Mitglieder einer Spezies angenommen werden: „When the uniformity breaks down - as with polymorphic or continuously distributed traits like eye color, blood type, height, metabolism, body build - no one version of the trait can be required for health" (Boorse 1977, S. 562f). Durch die Aufnahme qualitativer Funktionsunterschiede entsteht jedoch das Problem, dass damit die Referenzklasse zum Abgleich der Funktionswirksamkeit problematisch wird. Boorse löst dies durch die Unterscheidung in disjunkte Funktionen (z.B. Blutgruppe, Augenfarbe) und Funktionsgruppen (z.B. Geschlecht, Alter). Während eine solche Aufteilung für einige Funktionen relativ plausibel eindeutig ist (Boorse verwendet im Zitat nur relativ eindeutige), ist dies für andere (wie

60 Diese unterscheiden sich von chronischen persistierenden Krankheiten (wie z.B. Parkinson) dadurch, dass die Funktionseinschränkungen nicht offensichtlich erkennbar sind (Symptomfreiheit) und somit scheinbar schlagartig, d.h. rückfallartig auftreten können (evtl. abhängig vom individuellen Profil).

Geschlecht oder volitionale Kompetenzen) weniger klar.[61] Dieses Problem stellt sich generell für die Idee der interindividuellen Gleichförmigkeit von Funktionen sowie der Bündelung von Funktionsvarianten zu interindividuellen Klassen.[62] Wie sollen aber Referenzklassen sinnvoll konstruiert werden, wenn bereits starke interindividuelle Unterschiede vorliegen? Boorse schlägt bei einer Strittigkeit der Zuordnung vor, keine der Funktionsweisen Krankheit zu nennen solange keine verringerte Durchschnittsleistung vorliegt: „ no version is a disease unless it depresses some function below the group mean" (Boorse 1977, S. 562f). Damit muss aber erstens postuliert werden, dass disjunkte Funktionen oder Funktionsgruppen auf einem gemeinsamen Parameter hin vergleichbar sind, d.h. ausreichend ähnlich wirksam zur Erreichung bestimmter Ziele sind.

Abweichungsmaß

Selbst dann stellt sich aber die Frage, wie stark die Wirksamkeit der Funktionen eingeschränkt sein muss, damit von einer Krankheit gesprochen werden darf. Dies ist problematisch und die Möglichkeit eines umfassenden Kriteriums ist umstritten: „Die Schwierigkeit, eine Abweichung legitimerweise als Krankheit auszuweisen, gilt auch für die zahlreichen Versuche, über die Modelle des Schadens, der Entgleisung, der Normwidrigkeit, des Ungleichgewichts, der mangelnden Harmonie, oder der speziestypischen Funktion ein umfassendes Kriterium für Krankheit zu finden" (Wiesing 2007, S. 137). Dazu kommen kulturelle Unterschiede in der Bereitschaft, bestimmte soziale und psychologische Abweichungen als krankhaft anzuerkennen: „Behaviour which would be thought normal and not medically significant in one place would be regarded as diagnostic and indeed pathognomic in another" (Room 1998, S. 315). Es lässt sich also festhalten, dass für die Zuschreibung von Krankheit in irgendeiner Weise Abweichung von der Normalität zugrundegelegt werden muss. Auch für die Krankheitsdefinitionen gilt dabei aber der Satz *„Alle Sicherheiten in der Erkenntnis sind selbstfabriziert"* (Albert 1968, S. 30). Damit steht man in der

61 Boorse schlägt z.B. vor, nach Geschlechtern getrennte Altersgruppe als Referenzklassen zu verwenden, da diese Funktionsgruppen gemeinsam haben. Angesichts der modernen Genderdiskussion (vgl. z.B. von Braun 2009; Schößler 2010) und ihrer Anwendung auch auf die Suchtforschung (vgl. z.B. Zurhold 2005; Willrodt 2009; Jacob et al. 2006) ist es aber zweifelhaft, ob die Konstruktion von zwei Klassen von Geschlechtern wirklich zielführend ist.

62 In einer radikalen Lesart kommen dadurch anthropologische Grundlagen in die Diskussion, z.B. die Frage nach dem Speziesdesign und ob Individuuen mit starker Funktionsabweichung noch Mitglieder der menschlichen Spezies sind. Diese Frage lässt sich plausibel mit Verweis auf die Definition der menschlichen Spezies durch Verwandtschaftsbeziehung und nicht durch Speziesdesign beantworten, wie von z.B. Neil Roughley vertreten (vgl. Roughley 2009). Letztlich bleibt es aber eine empirische Frage, ob bestimmte Funktionen zu Klassen gruppiert oder disjunkt sind.

deskriptiven Analyse analog zur ethischen vor der Notwendigkeit einer Begründung mit ausreichender Begründungstiefe[63]. Es empfiehlt sich somit ebenfalls, eine an Konsensus orientierte Herangehensweise zu wählen (vgl. 5.1.4), wie sie z.B. in den internationalen Diagnosemanualen DSM und ICD verfolgt wird. Eine Diagnosestellung mittels des Kriteriums des Vorliegens von Symptomen umgeht Debatten um das übergreifende Verhältnis von Normalität und Abweichung, indem sie auf die Störung eng umrissener, normaler Funktionen verweist.[64]

Zielorientierung

Ein weiteres Problem ist die Entscheidung darüber, welche Ziele für die Bestimmung relevanter Funktionsfähigkeit gewählt werden sollen. Für Christopher Boorse sind dies diejenigen Ziele, die zum Überleben und Reproduktion des individuellen Mitglieds einer Spezies beitragen: „a […] typical contribution […] to their individual survival and reproduction" (Boorse 1977, S. 555). Lennart Nordenfelt argumentiert, dass nicht Überleben und Reproduktion, sondern diejenigen Ziele relevant sind, die zum minimalen Glück das Menschen beitragen: „A is in health if, and only if, A has the ability, given standard circumstances, to realize his vital goals, i.e. the set of goals which are necessary and together sufficient for his minimal happiness" (Nordenfelt 1995, S. 90). Peter Hucklenbroich erweitert und integriert die Position, indem er insgesamt fünf, jeweils ausreichende, Kriterien annimmt. Diese sind, dass ein Zustand (1) zu Tod oder zur Verkürzung der natürlichen Lebenserwartung führt, (2) mit über einen Normalbereich hinausgehende Schmerzen, Leiden oder Missempfindungen verbunden ist, (3) Dispositionen und Potentiale so verändert, dass später auch in harmlosen Situationen Krankheit entstehen kann, (4) Unfähigkeit zur biologischen Reproduktion beinhaltet oder (5) dazu führt, dass man nicht konfliktfrei oder leidensfrei in soziale Gemeinschaften integriert werden kann: „Diese fünf Klauseln umschreiben Bedingungen, die im folgenden der Kürze halber als Kriterien der *Lebensgefährdung*, des *Leidens* und der

63 Nach Urban Wiesing gelangt dadurch ein ethisches Argument in eine für deskriptiv gehaltene Theorie der Krankheit und Krankheitsdefinition werden zwangsläufig normativ: „mit den aufgezählten Modellen [hat man] längst ein Kriterium herangezogen, dass so ohne weiteres einer reinen Beschreibung der Natur nicht zu entnehmen ist" (Wiesing 2007, S. 137). Dies ist nicht unbedingt korrekt, denn auch wenn Definitionen nicht letztbegründet werden können und daher strukturell mit ethischen Letztbegründungsproblemen verwandt sind (vgl. Albert 1968), muss dadurch keine ethische Begründungslogik ausgelöst werden (vgl. Eckensberger et al. 1993). Nicht alle Begründungsprobleme sind ethische Probleme.

64 Dies erlaubt sowohl eine Referenzklasse zu finden und eine ausreichende Abweichung von normaler Funktionsfähigkeit festzustellen Da unterschiedliche Funktionsklassen varianzungleich sein können, ist zudem ein auf Standardabweichungen basierender Vergleich ncht immer sinnvoll.

Krankheitsdisposition sowie der *biologischen Reproduktionsunfähigkeit* und der *sozialen Integrationsunfähigkeit* bezeichnet werden" (Hucklenbroich 2006, S. 10). Über den Konsensus der Diagnosemanuale hinaus können die hier angebrachten Kriterien als zusätzliche Argumente für Abhängigkeit als Krankheit angebracht werden. Dadurch ist es möglich, die Begründungstiefe zu erhöhen. Da die fünf Kriterien von Peter Hucklenbroich am umfassendsten sind, lässt sich argumentieren: Je mehr der fünf Ziele (*Lebensgefährdung, Leiden, Krankheitsdisposition, biologische Reproduktionsunfähigkeit, soziale Integrationsunfähigkeit)* je von einer Funktionstörung betroffen sind, desto plausibler lässt sich diese Funktionsstörung als Krankheit bezeichnen.[65]

5.2.2.4 Ist Abhängigkeit eine Krankheit?

Aus der Diskussion der Krankheitsdefinition lässt sich destillieren, dass eine Diagnosestellung mithilfe des Vorliegens von Symptomen ausreichend legitim ist. Zudem kann die Begründungstiefe über diesen Konsenus hinaus verbessert werden, falls durch Abhängigkeit Kriterien der Zuschreibung von Krankheit erfüllt sind.

65 Ein weiteres Problem entsteht, wenn man beachtet, dass Funktionen in ihrer Zielorientierung von der Umwelt abhängen: „living organisms and their environments must be seen as a whole, and [...] the health or disease of any organism cannot be determined without reference to adaptation to the environment" (Kovács 1998, S. 32). Daher sollte in die Erwägung einbezogen werden, dass Funktionseinschränkungen einen adaptiven Sinn haben können, also die Erfüllung relevanter Ziele unter äußerst widrigen Umständen ermöglichen. Eine solche systemtheoretische Sichtweise bietet sich vor allem für Störungen mit sozialer Konnotation an. Dadurch entsteht aber auch ein Gebot der Orientierung an der konkreten Lebenswelt des zu begutachtenden Einzelfalls (vgl. z.B. Grunwald et al. 2008). Dieses Kriterium verweist auch darauf, dass eine physiologische Adaption soziale Ursachen haben kann. Für solche Störungen ist es vielleicht besser sie als soziales Problem zu kennzeichnen.

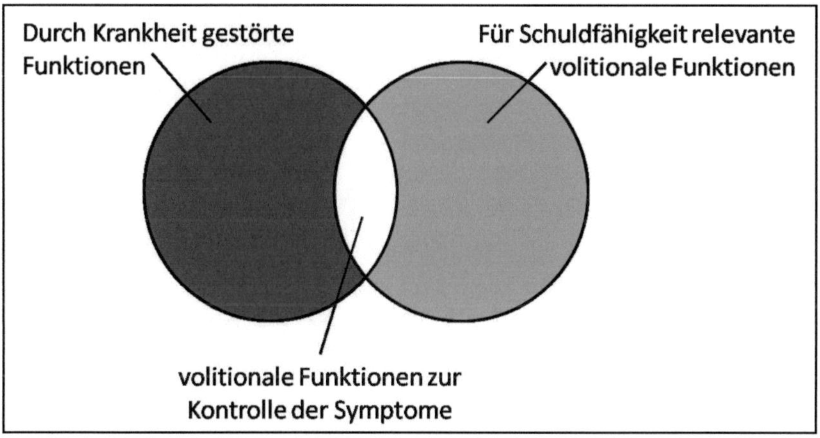

Abbildung 17: Verhältnis von Schuldfähigkeit und Krankheit

Substanzabhängigkeit findet sich in beiden Diagnosemanuale die durch fachlichen Konsensus etabliert sind, d.h. sowohl das DSM IV als auch der ICD 10 (vgl. 5.2.2.1). Mit einer an Konsensus orientierten Begründungstiefe ist Abhängigkeit somit eine Krankheit. Die Funktionsstörungen oder Symptome von Abhängigkeit können das Kriterium der *Krankheitsdisposition* und *Lebensgefährdung* (Anhaltender Substanzgebrauch trotz schädlicher Folgen); das Kriterium *Leiden* (Entzugssymptome, anhaltende oder wiederkehrende körperliche und psychische Probleme) sowie das Kriterium der *sozialen Integrationsunfähigkeit* (wichtige soziale, berufliche oder Freizeitaktivitäten werden aufgrund des Substanzmissbrauchs aufgegeben oder eingeschränkt) erfüllen (vgl. Tabelle 16, S. 139). Da immer nur drei der Symptome erfüllt sein müssen, liegt Abhängigkeit als Krankheit aber mit im Einzelfall variierender Begründungstiefe vor. Bei von Abhängigkeit betroffenen Individuuen können zudem zusätzliche Kriterien erfüllt werden. Ein Großteil der jährlichen Toten lässt sich auf den Alkohol- und Nikotinkonsum zurückführen und es sterben etwa 1300 Menschen in Deutschland jährlich an einer Heroinüberdosis (vgl. DHS 2009). Abhängigkeit kann auch zu Einschränkungen der *biologischen Reproduktionsfähigkeit* führen. So kann z.B. der Menstruationszyklus opiatabhängiger Frauen gestört sein (vgl. Santen et al. 1975).[66] Abhängigkeit kann also mit einer Vielzahl von Problemkomplexen verbunden sein, so dass über alle Problembereiche hinweg aufsummiert alle fünf Kriterien erfüllt sein können (vgl.

66 Es ist zu beachten, dass eine eventuelle Erhöhung der Reproduktionswahrscheinlichkeit durch riskantes sexuelles Verhalten nach Alkoholkonsum (vgl. z.B. Griffin et al. 2010) keine Einschränkung einer Funktionsfähigkeit darstellt und daher für die Krankheitsdebatte nicht relevant ist.

Leonhardt, Mühler 2006; Storbjörk, Room 2008).[67] Damit kann Abhängigkeit legitim als Krankheit bezeichnet werden, selbst wenn im Einzelfall die Begründungstiefe variiert oder die Diagnose strittig sein mag.

Verbietet Krankheit Schuldzuschreibung?

Wenn Thomas Szasz argumentiert: „Addiction to drugs is a condition that the addict brings about by his own free will and from which he can ‚escape' by his own free will" (Szasz 2004c, S. 196), will er damit sein Argument stützen, dass Abhängigkeit keine Krankheit ist, weil sie freiwillig beendet werden kann. Zwar ist das Vorliegen von Krankheit kein Argument für generelle Schuldunfähigkeit: „The crucial reason for attributing responsibility is not - or ought not to be - the insanity or mental illness as such; it is a question of whether the agent fulfills the accountability conditions or not" (Nordenfelt 1993, S. 24).[68] Krankheit schränkt aber die Freiwilligkeit an den Symptomen ein und negiert damit die Schuldfähigkeit an den Funktionsstörungen. Die durch Krankheit gestörten Funktionen haben also eine Schnittmenge mit den für Schuldfähigkeit relevanten volitionalen Funktionen. Diese Schnittmenge enthält die volitionalen Funktionen zur Kontrolle der Symptome und läßt sich auch graphisch gut darstellen (vgl. Abbildung 17, S. 149). Szasz Argument lässt sich dann folgendermassen formulieren: Eine freiwillige Funktionsstörung ist kein Krankheitssymptom. Damit ist aber nur das begriffslogische Verhältnis von Schuldfähigkeit und Krankheit festgestellt. Mit dem Krankheitsargument wird also impliziert, dass Krankheit und Schuldzuschreibung über die Krankheitssymptome logisch miteinander verbunden sind. Das diese Verbindung im Falle von Abhängigkeit und Rückfall auch besteht, ist dagegen nicht evident. Nur weil Abhängigkeit aufgrund Konsensus oder bestimmter krankheitstheoretischer Kriterien Abhängigkeit genannt werden darf, ist damit nicht impliziert, dass die volitionale Kontrolle des Konsums pathologisch gestört ist. Zur Klärung dieser Frage muss untersucht werden, ob die Symptomatik von

67 Es ist auf der Ebene von Individuuen problematisch, zu differenzieren, welche Funktionseinschränkungen Bestandteil der Krankheit Abhängigkeit ist, und welche durch Seitenaspekte wie z.B. Toxizität oder ungesunden Lebensstil verursacht wurden: „When we consider whether drug addiction is a disease we are concerned with what causes the drug to get into the body. It´s quite irrelevant what the drug does after it´s in the body" (Schaler 2000, S. 15). Eine Analyse auf der Ebene kranker Individuen ist zwar aus einer Perspektive der Behandlungsplanung sinnvoll, wird aber dann problematisch, wenn der Status der Abhängigkeit als Krankheit verhandelt werden soll. Für die Krankheitsdebatte empfiehlt es sich daher ebenfalls, auf der abstrakten Ebene zu verbleiben (vgl. 5.2.2.1).

68 Ähnlich formuliert dies Hesslow: „justifiying the relief from responsibility nowhere requires that we draw a line between the healthy and the […] ill" (Hesslow 1993, S. 10).

Abhängigkeit einer Schuldfähigkeit am Rückfall widerspricht. An dieser Stelle erschöpft sich das Krankheitsargument und es muss um deskriptive Annahmen erweitert werden:

(1) Abhängigkeit ist eine Krankheit.
(2) Der Verlust der Kontrolle über den Rückfall ist ein Symptom von Abhängigkeit
(3) Abhängigkeit als Krankheit verbietet Schuldzuschreibung für den Rückfall, da
    a. Abhängigkeit als Krankheit Schuldfähigkeit am Rückfall ausschließt
    b. Abhängigkeit als Krankheit die Möglichkeit therapeutisch nützlicher Schuldzuschreibung ausschließt

5.2.2.5 Abhängigkeit und Schuldfähigkeit am Rückfall

Ein Abhängigkeitsbegriff auf mittlerem Abstraktionsniveau wird durch Konsensusdefinitionen, Diagnosekriterien und Suchttheorien etabliert. Ein solcher Begriff ist dabei aufgrund seiner Robustheit gegenüber strittigen und mehrdeutigen Einzelfällen am besten geeignet, die normative Hypothese zu falsifizieren (vgl. 5.2.2.1). Daher werden diese drei Aspekte einer näheren Analyse unterzogen.

Konsensusdefinition

Die Konsensusdefinition (vgl. 5.2.2.1) enthält vier Kritierien, von denen eines ausreicht, um einen Zustand Abhängigkeit nennen zu dürfen. Diese Kriterien sind (1) eingeschränkte Kontrolle über den Konsum, (2) Zwanghafter Konsum, (3) Konsum trotz Schäden oder (4) das Craving nach der Droge. Offensichtlich reicht diese Definition nicht aus, um auszuschließen, dass bei allen Abhängigen die volitionalen Kompetenzen zur Kontrolle des Konsums gestört sind. Denn dies trifft nur bei Vorliegen der ersten beiden Kriterien zu. Das vierte kann je nach Lesart[69] für oder gegen Freiwilligkeit

69 Bei Aristoteles impliziert Craving Freiwilligkeit oder zumindest die Möglichkeit dafür: „For the self-indulgent man [...] particular acts are voluntary (for he does them with craving and desire), but the whole state is less so; for no one craves to be self-indulgent" (Aristotle, Ross 2005, S. 37). Es ist nicht sinnvoll, Craving identisch mit zwanghaftem Konsum oder Kontrollverlust zu sehen: „`craving´ lacks its essential property of compulsion" (Davies 2006, S. 54). Sollte Craving Freiwilligkeit widersprechen, ist dann unklar, worin der Unterschied zu eingeschränkter Kontrolle oder zwanghaften Konsum sein soll. Oft wird Craving pejorativ verwendet, indem Craving die obsessive kognitive Beschäftigung mit dem Konsum bezeichnen soll. Die obsessive kognitive Beschäftigung ist aber nicht ausreichend, da dafür ein Konflikt unter höherrangigen Volitionen möglich, aber nicht notwendig ist. Daher kann Craving ein positiver, aber auch ein negativer Indikator für Freiwilligkeit sein. Der

sprechen. Selbst wenn man aber das umstrittene vierte Kriterium (Craving) als widersprüchlich zu Schuldfähigkeit betrachtet, bleibt der Schluss gleich. Nach Analyse der Konsensusdefinition lässt sich festhalten, dass es eine Gruppe von Personen geben kann, die korrekt als abhängig bezeichnet wird, und die freiwillig Drogen konsumiert. Diese Gruppe erfüllt nur das dritte Kriterium (Konsum trotz Schäden). Damit kann mit dem in der Konsensusdefinition entwickelten Abhängigkeitsbegriff die normative Hypothese nicht falsifiziert werden.

Diagnosemanuale

Die Problematik um das dritte Kriterium lässt dadurch neutralisieren, dass man die Teilgruppe von Personen, welche nur dieses Kriterium erfüllen, d.h. trotz Schäden konsumieren, als *missbrauchend* und nicht als *abhängig* bezeichnet. Die beiden Begriffe müssen dabei zueinander nicht exklusiv sein. Personen können missbrauchend, missbrauchend und abhängig, oder nur abhängig sein. Eine solche Lösung der Problematik erfolgt in den Diagnosemanualen, indem diese zwischen *Substance Abuse* und *Substance dependence* (vgl. American Psychiatric Association 2007). oder *Schädlichem Gebrauch* und *Abhängigkeitssyndrom* (vgl. Dilling 2006) differenzieren. Angesichts der immensen Bedeutung der Diagnosemanuale für die Praxis sollte diese Lösung mitgegangen und der in den Manualen entwickelte Abhängigkeitsbegriff für die Diskussion des Verhältnisses von Abhängigkeit und Schuldfähigkeit herangezogen werden. Dabei ist zu beachten, dass zur korrekt-positiven Diagnosestellung nur drei der sechs bzw. sieben Symptome vorliegen müssen. Daher müssen mindestens vier bzw. fünf Symptome der Schuldfähigkeit widersprechen, um auszuschließen, dass eine Teilgruppe freiwillig konsumierender Abhängiger möglich ist. Symptome widersprechen dann der Freiwilligkeit am Konsum, wenn sie einen Widerspruch zwischen höherer und niederer Volition oder zwischen höheren Volitionen und somit auf volitionale Inkohärenz implizieren.[70]

Die Symptome (1) Toleranz und (2) Entzugserscheinungen stehen daher nicht in Konflikt mit volitionaler Kohärenz. Beide sind als rein pharmakologische Adaptionen verstehbar (vgl. Battin 2007). Die Symptome DSM (5) und DSM (6) sowie ICD (5) verweisen auf den erhöhten Zeitaufwand zum Zwecke der Beschaffung, des Konsum und der Erholung sowie die Einen-

Verweis auf Craving, obsessive kognitive Beschäftigung oder starkes Verlangen ist daher mehrdeutig bezüglich der Schuldfähigkeit. Damit kann er die Möglichkeit der Konsistenz mit Schuldfähigkeit aber nicht negieren, und das Erfüllen des Kriteriums ist nicht ausreichend, um die normative Hypothese zu falsifizieren.

70 Der Verweis auf Symptome in beiden Manualen erfolgt anhand der Nummerierung in der Symptomliste (vgl. Tabelle 16, S. 144). Durch einen Präfix (DSM bzw. ICD) gefolgt von der Nummerierung wird auf die Formulierung der Symptome in einem der Manualen verwiesen.

gung der Aktivitäten auf den Konsum. Diese Symptome widersprechen volitionaler Kohärenz ebenfalls nicht. Da sie nur Verhalten beschreiben, lassen sie keinen direkten Rückschluss auf den volitionalen Zustand zu. Angesichts des Primats, Handlungen prima facie als frei anzusehen und die Annahme von Unfreiheit begründungspflichtig zu halten (vgl. 5.2.1.6) kann das Vorliegen dieser Symptome sogar auf einen starken Willen zum Konsum hinweisen: „Der Süchtige besitzt einen Willen von unübertrefflicher Festigkeit und Durchsetzungskraft, und er ist, wenn es um die Verwirklichung geht, auch an Findigkeit nicht zu übertreffen" (Bieri 2006a, S. 100). Dieser muss nicht notwendig von Inkohärenz durch Ambivalenz begleitet sein. Die Symptome DSM (7) und ICD (6) bezeichnen das Phänomen des fortgesetzten Konsums trotz Auftretens von physischem oder psychischem Schaden. Dieses Symptom widerspricht, wie bereits bei der Besprechung der Konsensusdefinition dargelegt, der Freiwilligkeit des Konsums nicht. In den Manualen befinden sich somit nur je zwei Symptome, die der Freiwilligkeit am Konsum widersprechen. Diese sind DSM (3): „Die Substanz wird häufig in größeren Mengen oder länger als beabsichtigt eingenommen" und DSM (4): „anhaltende Wunsch oder erfolglose Versuche, den Substanzgebrauch zu verringern oder zu kontrollieren" sowie ICD (3): „Verminderte Kontrolle über den Substanzgebrauch, d.h. über Beginn, Beendigung oder die Menge des Konsum, deutlich durch mehr oder längeren Konsum als geplant oder erfolglose Versuche, den Konsum zu verringern oder zu kontrollieren" und ICD (4): „starkes Verlangen (Craving) oder eine Art Zwang, die Substanz zu konsumieren". Bei der hier vorgestellten Formulierung von ICD (4) kann starkes Verlangen ausreichen, um das Symptom zu erfüllen. Starkes Verlangen muss der Freiwilligkeit nicht zwingend widersprechen, kann aber bei Einbeziehung des zwanghaften Aspekts als widersprechend interpretiert werden.[69] Doch diese Lesart des Symptoms ändert nichts am Schluss. Da das Erfüllen von drei Symptomen für eine richtig-positive Diagnose genügt, aber der Großteil der Symptome neutral (Toleranz, Entzugssymptome) oder sogar ein positiver Indikator für Freiwilligkeit ist (Hoher Zeitaufwand, Verhaltenseinengung) und nur zwei Symptome (Kontrollverlust, zwanghafter Wunsch) auf volitionale Inkohärenz verweisen, ist es möglich, dass es eine Teilgruppe von Personen gibt, die richtig-positiv als abhängig diagnostiziert wurden und volitional kohärent konsumieren. Damit gelingt es dem in den aktuellen Diagnosemanuale entwickeltem Abhängigkeitsbegriff nicht, die normative Hypothese zu falsifizieren.

Dimensionaler Abhängigkeitsbegriff

Es gibt nun aber eine starke Intuition, dass bei Abhängigkeit die volitionale Kontrolle über Konsum von Drogen in irgendeiner Weise gestört sei. Ist nicht „addiction [...] compulsive drug-seeking behavior" (O'Brien et al.

2006, S. 764)? Diese Intuition ist auf den ersten Blick einleuchtend, jedoch sind Konsumhandlungen mit unterschiedlich starkem Planungsbedarf vorstellbar. Davies spitzt dies zu: "If we postulate a disease which has the direct capacity to force people to steal, to lift up glasses, or to stick needles in their arms when they are actually trying no to, and furthermore execute long strings of appetitive goal-directed behaviour as precursors to these actions, we have accepted the possibility that any integrated chain of goal directed behaviour in any realm might be nothing more than a disease symptom" (Davies 2006, S. 47–48). In den letzten Jahren wurden Studien zur Dimensionalität der Symptome durchgeführt. Für alle stoffgebundenen Abhängigkeiten ausser Tabak gibt es dabei solide Hinweise auf eine Dimension Schwere der Abhängigkeit: „Overall our review of the literature indicates that for both AUDs [Alcohol Use Disorders] and for most substances other than alcohol, dimensionality of the dependence construct is well established. Tobacco dependence is a possible exception to this generalization" (Helzer et al. 2007, S. 27). Es ist daher zu erwarten, dass in die nächsten Versionen der Diagnosemanuale (d.h. DSM V und ICD 11) nicht nur die bekannten Symptome zur Entscheidung über das Vorliegen von Abhängigkeit, sondern auch die Möglichkeit einer Messung der Schwere der Abhängigkeit eingebunden werden (vgl. Hasin et al. 2006). Diese anstehende Neuerung erlaubt also einen dimensionalen Abhängigkeitsbegriff. In einem solchen Abhängigkeitsbegriff hängt jedes einzelne Symptom statistisch mit allen anderen zusammenhangen. War vorher das Vorliegen einer bestimmten Anzahl von Symptome die Grundlage für die Zuschreibung von Abhängigkeit ist nun das Verhältnis umgekehrt. Da alle manifesten Symptome über die latente Variable Abhängigkeitsschwere miteinander verbunden sind, ist die Folge, dass die zwei Symptome, welche Freiwilligkeit widersprechen, stets eine bestimmte Wahrscheinlichkeit haben, sich zu zeigen. Dies wirft auch Fragen über das Verhältnis von Abhängigkeitsschwere zu Schuldfähigkeit und Schuldzuschreibung auf.[71] Von Inte-

71 Bisher war die Schuldfähigkeit nur als dichotome Kategorie von Interesse. Liegt sie vor, ist Schuldzuschreibung legitim, liegt sie nicht vor, ist Schuldzuschreibung verboten. Wenn nun eine Schwere der Abhängigkeit eingeführt wird, stellt sich die Frage, ob dem auch ein graduelles Verständnis von Schuldfähigkeit entsprechen sollte und ob daraus ein graduelles Verständnis der Schuldzuschreibung folgen sollte: „Was folgt für unser Konzept der moralischen Verantwortlichkeit daraus, dass wir nur über eine relative Freiheit verfügen? Kann unser auf libertarischen Traditionen und Intuitionen beruhendes Konzept moralischer Verantwortlichkeit unverändert bleiben, oder müssen wir auch dieses verändern?" (Walter 2004, S. 174). Wallace z.B. argumentiert, dass eine dichotome Herangehensweise an Verantwortung bei Abhängigkeit vermieden werden sollte: „Discussions [...] sometimes convey the impression that there are basically only two options: either the behavior of the addict is viewed as fully voluntary, or it is treated as the completely involuntary symptom of a disease. But moral accountability is not in general an all or nothing matter" (Wallace

resse ist aber auch, dass die statistische Auswertung eine Rangbildung der Symptome ermöglicht. Dies bedeutet, dass einige Symptome eine hohe Wahrscheinlichkeit haben, bereits bei geringer Schwere der Abhängigkeit aufzutauchen, während andere Symptome sich erst bei stärker ausgeprägter Abhängigkeit zeigen. Die beiden der Willensfreiheit widersprechenden Symptome treten relativ früh auf, d.h. bereits bei schwach ausgeprägter Abhängigkeit manifestieren sie sich mit hoher Wahrscheinlichkeit (vgl. z.B. Langenbucher et al. 2004). Der Großteil der Abhängigen wird also in den meisten Fällen Symptome zeigen, die darauf deuten, dass nicht volitional kohärent konsumiert wird. Aber durch den Wechsel von einem kategorialen Bezug zu einem zwischen latenten und manifesten Variablen ist es bei jeder Schwere der Abhängigkeit mit einer bestimmten Wahrscheinlichkeit möglich, dass die inkriminierten Symptome nicht manifestiert werden. Dies bedeutet, dass auch bei schwerst Abhängigen die prinzipielle Möglichkeit des freiwilligen Konsums besteht. Daher muss festgehalten werden, dass statistische statt kategorialer Herangehensweisen die Falsifizierung der normativen Hypothese methodisch unmöglich machen. Kategoriale Herangehensweise waren aber nicht fähig, die Hypothese zu falsifizieren.

Suchttheorie

Dies ist der Hauptgrund für eine suchttheoretische Herangehensweise an den Abhängigkeitsbegriff. Dadurch können die Symptome nicht nur in einen kategorialen oder statistischen, sondern in einen theoretischen Bezug zueinander gesetzt werden. Auf der Basis neurobiologischer Forschungsergebnisse lässt sich nachzeichnen, wie es zu Abhängigkeit und dabei auch zu volitionaler Inkohärenz kommen kann (vgl. Koob, Le Moal 2006). (Neuro-) Physiologische Grundlegung alleine widerspricht Freiwilligkeit aber nicht (vgl. 5.2.1.4), auch nicht im Falle der Krankheit Abhängigkeit: „The issue is not whether genes or neuroadaptions influence drug use. Rather the key question is whether genes or neuroadaptions turn voluntary drug use into involuntary drug use“ (Heyman 2009, S. 97). Den Erkenntnissen der Neu-

1999, S. 652). In der von mir vorgestellten normativen Hypothese muss Schuldfähigkeit nicht graduell vorliegen, denn es wird weiterhin nur eine binäre Information benötigt, nämlich die Legitimation. Selbst wenn Schudlfähigkeit also graduell vorliegt, muss ein Punkt gefunden werden, an dem genügend Schuldfähigkeit vorliegt, um überhaupt Schuld zuschreiben zu dürfen. Anders als in rein an Schuldfähigkeit orientierten Ansätzen der Schuldzuschreibung, die aus Gerechtigkeitsgründen eine graduelle Schuldzuschreibung benötigen, hängt bei meinem Ansatz die konkrete Art und Weise der Schuldzuschreibung dagegen nicht vom Grad der Schuldfähigkeit ab, sondern nur von der therapeutischen Nützlichkeit. Dadurch können zwar Schwere der Abhängigkeit und Ausmaß der Schuldfähigkeit für die Therapieplanung relevant sein, nicht aber für die Legitimation der deontischen Kopula.

rowissenschaften nach spielt Neuroadaption eine solche Rolle. Dabei spielen vier Hirnareale mit ihren Funktionen eine Rolle: „four circuits that are disrupted in drug addiction: (1) reward, localized to the nucleus accumbens and ventral pallidum, (2) motivation/drive, localized to the orbitofrontal cortex and subcallosal cortex, (3) memory and learning, localized to the amygdala and hippocampus, and (4) control, localized to the prefrontal cortex and anterior cingulate gyrus" (Koob, Le Moal 2006, S. 385). Beim Übergang von Konsum zu Gewohnheit zu Abhängigkeit[72] geht zu einem bestimmten Zeitpunkt des gewohnheitsmäßigen Konsums die Kontrolle über den Konsum verloren. Nach und nach werden ausgehend von den für niederrangige Wünsche zuständigen Hirnarealen auch die höherrangingen tangiert: „The portrait of addiction drawn by the studies we have discussed indicates that dopamine release in the accumbens is required for the drug high and for the initiation of addiction but that repeated use of a drug causes gradual recruitment of the prefrontal cortex and its glutamatergic efferents to the accumbens" (Kalivas, Volkow 2005, S. 1407). Letzten Endes kann dann die drogeninduzierte dopaminerge Verstärkung von Reaktionstendenzen im Nucleus Accumbens zu Wünschen führen, die volitionaler Kohärenz widersprechen: „'wants' for outcomes that are neither liked nor even expected to be liked" (Berridge 2004, S. 196). Dadurch kann es der Abhängigkeit bei chronischem Konsum gelingen, Kompetenzen zur volitionalen Kontrolle (vgl. 5.2.1.6) von Handlungen zu übernehmen: „drugs can trigger bottom-up, involuntary signals [...] that modulate, bias or even hijack the goal-driven cognitive resources that are needed for the normal operation of the reflective system and for exercising the willpower to resist drugs" (Bechara 2005, S. 1458). Abhängigkeit kann also die volitionale Kohärenz von Abhängigen gegenüber dem Konsum stören.

Dabei sollten drogeninduzierte oder prä-existente Störungen volitionaler Funktionen, d.h. *volitionale Verwundbarkeiten,* die das Risiko einer schleichenden Übernahme modulieren: „those with poor decision making capabilities are more vulnerable, and those with normal decision making capabilities are more resistant" (Bechara 2005, S. 1462). Diese erhöhte Gefährdung besteht vor allem für den Übergang vom gewohnheitsmäßigen zum abhängigen Konsum, während der experimentelle Konsum eher von sozialen Faktoren abhängt: „It is further assumed that relevant factors for initial and experimental use are related more to social and environmental conditions,

72 Im Original: „three temporally sequenced stages of addiction [...]: 1) acute drug effects, 2) transition from recreational use to patterns characteristic of addiction, and 3) endstage addiction, which is characterized by an overwhelming desire to obtain the drug, a diminished ability to control drug seeking, and reduced pleasure from biological rewards" (Kalivas, Volkow 2005, S. 1407).

whereas the progression to problematic use is influenced more by individual neurobiological and psychological impairments" (Bühringer et al. 2008, S. S6). Analog zu der für die Krankheitsdefinition entwickelten Idee individueller Profile von Funktionsstörungen (vgl. 5.2.2.6) lassen sich dann für Abhängige individuelle Profil ihrer volitionalen Verwundbarkeiten erstellen: „there should be multiple subgroups within addiction [...] these subgroups can best defined by *vulnerabilities* or *failure-modes* of decision-making systems" (Redish et al. 2008, S. 467).[73] Redish et al. stellten nach Kommentierung durch ein internationales Fachkollegium eine (prinzipiell erweiterbare) Liste von 16 Formen volitionaler Verwundbarkeiten vor, die dazu beitragen, das Abhängigkeit entsteht und aufrechterhalten wird (vgl. auch Kalis et al. 2008).[74] Es ist zudem möglich, das Rückfallrisiko situationsbedingt zu erfassen und ebenfalls zu einem individuellen Profil zusammenzustellen. Diese Idee wurde z.B. von Marlatt bei der Typologie von Hochrisikosituation für den Rückfall verwendet. Individuelle Abhängige haben diesem Konzept zufolge ein Profil von Hochrisikosituationen[75], unter denen ihre Kontrollfähigkeit über den Konsum eingeschränkt ist und

---

73 Diese Verwundbarkeiten sollten aufgrund ihres spezifischen Störungsbildes aber auch unterscheidbar sein: „Although each vulnerability can drive an agent to return to the addictive choice, each vulnerability also produces a characteristic symptomology and can thus be separately identifiable within an agent" (Redish et al. 2008, S. 430).

74 Die Verwundbarkeiten nach eigener Übersetzung und Kurzerklärung in Klammern sind: Abweichung von Homeostasis (Entzug), Änderung des allostatischen Zielniveaus (Craving, Toleranz), Überbewertung des erwarteten Effektes (Cravin, Drogensuche), Sensitivierung der Motivation (Craving, Drogensuche), Erinnerungsverfälschte Handlungsplanung (Obsessive kognitive Beschäftigung), Überkategorisierung von Situationen (Kontrollillusion, Hindsight-Bias), Übergeneralisierung von Situationen (Konsum trotz Nachteilen), Überbewertung von Handlungen (Automatisierter Drogenkonsum), Selektive Inhibition des Planungssystems (Rasches Gewohnheitslernen), Überschnelles Discounting (Impulsivität), Änderung von Lernprozessen/-geschwindigkeit (Starke Assoziationen von Drogenreizen), Falsche Erwartungen (Einfluss auf Erwartung-Wert-Selektion), Falsche Erinnerungen (Beeinflussung von Konsequenzerwartungen), Probleme mit dem Zeitgefühl (Exzessives, da unregelmäßiges Verstärkungslernen), Pavlov´sche und affektive Irrtümer (Belohnungswert von Reizen)Interaktionen mit normaler Volitionsfunktionen und Lernprozesse (Weiterkonsum durch Ausnutzung dieser normalen Aspekte) sowie der Einfluss sozialer Aspekte, der laut Autoren aber keine eigenständige Verwundbarkeit ist, sondern auf andere Verwundbarkeiten reduzierbar. Die volitionstheoretische und neurobiologische Grundlage der Verwundbarkeiten muss hier nicht dargelegt werden und ist für das Argument auch nicht weiterführend, ist aber von den Autoren und in den Kommentaren konzise dargelegt (vgl. Redish et al. 2008).

75 Individuelle Situationen nach Marlatt sind dabei: Unangenehme Emotionen, Körperliches Unwohlsein, Angenehme Emotionen, Kontrolltest sowie Versuchung und Verlangen; interindividuelle Situationen: Konflikte mit Anderen, Sozialer Druck sowie Angenehme Situationen mit Anderen.

daher ihre Rückfallwahrscheinlichkeit steigt (vgl. Marlatt 1996; Marlatt, Gordon 1985). Es ist zudem vorstellbar, dass unterschiedliche Drogen gezielt mit bestimmten *volitionalen Verwundbarkeiten* interagieren: „Different drugs are likely to access different vulnerabilites" (Redish et al. 2008, S. 430). Weiterhin hängen auch Aspekte wie die Verfügbarkeit von Drogen von den konkreten Umständen einer Situation ab.
Die volitionale Kontrolle über den Rückfall ist aus suchttheoretischer Perspektive also durch die Droge, das individuelle Profil der volitionalen Verwundbarkeiten sowie das Profil an Hochrisikosituationen miteinander verbunden. Da auch der Konsum von Drogen eine Handlung ist und somit „das Ergebnis der Interaktion multipler, phylogenetisch älterer wie neuerer Kontrollsysteme [...], die um die Verhaltenssteuerung konkurrieren" (Goschke 2002, S. 273) ergibt sich, dass es vom *individuellen Profil der gestörten volitionalen Funktionen* und der *volitionalen Komplexität der Konsumhandlung* abhängt, ob die Schuldfähigkeit während dieser konkreten Handlung eingeschränkt ist.[76] Doch dann sind wiederum auch Rückfälle von Abhängigen möglich, bei denen Schuldfähigkeit vorliegt.

Zusammenfassung

Dies bedeutet letztlich, dass jeder Abhängigkeitsbegriff die Möglichkeit beinhaltet, dass Abhängige auch angesichts selbst regelhaft gestörter volitionaler Funktionen in bestimmten Situationen volitionale Kohärenz beim Rückfall besitzen können: „Given that it is therefore not only because of his addiction that his desire for the drug is effective, he may be morally responsible for taking the drug" (Frankfurt 1971, S. 20). Weder Konsensusdefinitionen, Diagnosemanuale, statistische Zusammenhänge noch aus der Suchttheorie entwickelte Abhängigkeitsbegriffe vermögen es, die normative Hypothese zu falsifizieren: „Despite somewhat different views of mechanism, all current mainstream formulations agree that addiction diminishes voluntary behavioral control. At the same time, none of the current views conceives of the addicted person to be devoid of all voluntary control and thus absolved of all responsibility for self-control" (Hyman 2007, S. 9). Unter der Perspektive individueller Profile von Funktionseinschränkungen (vgl. 5.2.2.6) ist aber möglich, auf der Grundlage von Einzelfallanalysen situationsgerecht zu entscheiden. Falls Informationen über die Situation nicht vorliegen, ist es anhand des individuellen Profils der volitional vul-

76 Durch diese starke Individualisierung von Störungen der Kontrolle können Rückfalle daher scheinbar unvorhersehbar für Professionelle und Abhängige eintreten (vgl. Miller, Westerberg 1996; Hufford et al. 2003). Da in der narrativen Rekonstruktion der Rückfallentstehung dieses individuelle Risiko- und Verwundbarkeitsprofil nicht bewusst ist, kann es leicht geschehen, dass die volitionale Kohärenz zum Rückfallzeitpunkt falsch eingeschätzt wird. Dabei ist eine falsch-positive Rekonstruktion von Freiwilligkeit ebenso vorstellbar wie eine falsch-negative.

nerabilites oder der Krankheitsschwere möglich, die generelle Schuldfähigkeit abzuschätzen. Je schwerer oder verwundbarer eine abhängige Person ist, desto unwahrscheinlicher ist es, dass sie in einer beliebigen Situation volitional kohärent konsumiert. Dadurch ist eine Abschätzung der Schuldfähigkeit möglich.

5.2.2.6 Schuldzuschreibung und Therapeutischer Nutzen

Da die zweite legitimierende empirische Bedingung erfüllt werden kann, d.h. der schuldfähige Rückfall von Abhängigen möglich ist, muss als nächstes beantwortet werden, ob die Zuschreibung von Schuld auch therapeutisch nützlich sein kann.

Forderung nach Thematisierung aus der Praxis

Was bei der Durchsicht des Forschungstandes erstaunt, ist die Vielzahl an Forderungen nach einer Thematisierung von Schuld und Schuldgefühlen. Felix Tretter berichtet anekdotenhaft von der Relevanz dieser Thematisierung. So sei es „erfahrungsgemäß sehr fruchtbar, die Existenz des Menschen, seine Eingebundenheit in den Kosmos und seine Nichtigkeit im Vergleich zum unendlichen Universum in der Therapie als Thema anzubieten. [...] Es ist ernsthaft zu prüfen, inwieweit solche Therapieinhalte eine Art „Moralisierung" des Suchtkranken bedeuten, die Suchtproblematik im Kern treffen" (Tretter 2000, S. 84f). Dabei geht es in dieser Moralisierung darum, „daß Suchtkranke sehr empfänglich sind für Lebensweisheiten, die die Gestaltung der gesamten Lebensführung betreffen. Es geht um Grundprogramme des Entscheidens und Handelns, letztlich um eine existenzielle ‚Selbstverantwortung' im Leben" (Tretter 2000, S. 83). Abhängige verknüpfen den Rückfall zudem in der Regel mit persönlicher Kontrolle und Versagen: „relapses where attributed to factors inside the respondents and reflecting aspects of themselves, rather than specific, external high-risk situations"(Seneviratne, Saunders 2000, S. 451) und Beiglböck und Feselmayr berichten, dass „das Fördern des Erlebens der Eigenverantwortlichkeit [...] während der ganzen Therapie von Bedeutung ist" (Beiglböck, Feselmayer 1987, S. 89). Hanninen und Koski-Jannes berichten von verschiedenen Narrationen, die Abhängigen zu Erklärung des Ausstiegs aus der Abhängigkeit verwenden. Dazu gehört auch das Schema von der Meisterschaft („Mastery") über die Abhängigkeit, die als „triumph of reason" erzählt wird und um Selbstkontrolle, Schuld und Selbstrespekt kreist (vgl. Hanninen, Koski-Jannes 1999).[77] Auch Rinckens konnte mehrere Typen des

77 Meisterschaft ist nur eine der fünf gefundenen narrativen Schemata: „The analysis revealed five different story types among these self-narratives: the AA story, the growth story, the co-dependence story, the love story and the mastery story. All of

Umgangs mit Rückfall qualitativ rekonstruieren. Eine Gruppe ist gekennzeichnet durch Erwartungen sich selbst gegenüber.[78] Das Vorliegen einer „selbstkritischen Sicht, den eigenen Rückfall durch mangelndes „Verantwortungsbewusstsein" und Abbruch der Selbsthilfegruppenbesuche ausgelöst zu haben [...] führte zur Einordnung in diese Gruppe. [...] Eine erhaltenen selbstkritische Einstellung verbunden mit Erwartungen und Forderungen an sch selbst, wie sie sich auch einem Gefühl der Scham, der Peinlichkeit oder des Ärgers oder der Enttäuschung über sich selbst ausdrücken, führte zur Einordnung in diese Gruppe" (Rinckens 2003, S. 47). Deutlich wird beim Blick in den Forschungsstand aber auch, dass die Beantwortung der Forschungsfrage auf dünner empirischer Basis stehen wird. Es lassen sich vor allem theoretische Argumentationen finden, dazu gesellen sich anekdotische Berichte und heterogene Studien. Bereits hier lässt sich sagen, dass mehr empirische Forschung nötig ist, um zu sicheren Aussagen über die therapeutische Nützlichkeit von Schuldzuschreibung zu gelangen. Auf dieser Basis ist es daher nur begrenzt plausibel zu behaupten, dass schuldfähig rückfällig gewordene Abhängige von einer Schuldzuschreibung therapeutisch profitieren können. Ob diese Plausibilität als ausreichend angesehen wird, um die normative Hypothese zu bestätigen, ist aufgrund der Ambiguität des Plausibilitätsbegriffs leider nicht lösbar. Daher liegt es letztlich an der Entscheidung des Lesers, ob er den folgenden theoretischen Erläauterungen ausreichend Glauben schenkt oder ihnen skeptisch gegenübersteht. Aufgrund der immer wieder in der Literatur auftauchenden Forderung nach einer Behandlung der Thematik Schuld und Moral in der Therapie ist eine Bearbeitung der Forschungsfrage aber sinnvoll. Daher werden im folgenden Abschnitt die besondere Eigenart der Schuldzuschreibung vorgestellt, gefolgt von einer moralpsychologischen Argumentation sowie von einer eher breit angelegten Besprechung der therapeutischen Nützlichkeit von Moralisierung bei stark fortgeschrittener Abhängigkeit auf neurobiologischer und volitionstheoretischer Basis.[79]

---

them helped to make the addiction and recovery understandable" (Hanninen, Koski-Jannes 1999, S. 1837).

78 Dies ist die Gruppe derjenigen, die noch Ansprüche an sich selbst hatten; die weiteren Grupen sind die Gruppe der noch Integrierten, eine Gruppe der Ambivalenten, eine Gruppe der Außengeleiteten und eine Gruppe der Haltlosen.

79 Aus philosophischer Perspektive stellt sich bei der Besprechung von moralpsychologischen und moralneurobiologischen Bedungen das ethische und metaethische Problem, „welche Stimuli bei Experimenten als "moralisch" qualifiziert werden und aufgrund welcher Kriterien dies geschieht" (Christen 2005, S. iii). Es „ist nicht geklärt, welcher Stellenwert philosophischen Argumenten in psychologischen Diskussionen zukommt und wie sie zu behandeln sind. Wie soll sich der Psychologe gegenüber der Bezeichnung oder auch der Verurteilung als Kantianer (oder Kartesianer, Rawlsianer, Liberaler usw) verhalten?" (Blasi 1986, S. 66). Metaethische Lösungen dieser Problematik sind aber möglich (vgl. z.B. Kleinberger 1982).

Eigenart der Schuldzuschreibung

Es stellt sich zuerst die Frage, worin sich eine therapeutisch nützliche Form der Schuldzuschreibung von anderen Mitteln der Moralerziehung unterscheiden soll (vgl. auch Uhl 1996). So gibt es einen Unterschied z.B. zwischen Schuld und Scham: „It may be helpful to modify or discard potentially shame-inducing methods, while furthering the development of programs that counter proneness to shame and encourage healthy responsibility in recovery for the chemically dependent population" (O'Connor et al. 1994, S. 508).[80] Unter dieser Perspektive sollte klar gemacht werden, dass Scham anders als Schuld auf dem Gefühl des Verbergen-müssens aufsattelt. Während Scham dazu dient, Devianz zu verbergen oder den Devianten zu exkludieren, ist bei der Schuldzuschreibung soziale Integration möglich, da dadurch ein restorativer Ansatz verfolgt wird. Schuldzuschreibung kann zudem zur Beschäftigung mit der eigenen Entscheidung zum Konsum anregen: „Although blaming people for having chemical dependency is seen as a disadvantage, holding people responsible for consequences is useful in overcoming denial and increasing motivation for change" (Brower et al. 1989, S. 149). Schuldzuschreibung ist zudem legitimiert durch die Möglichkeit der Wiedergutmachung (vgl. 5.2.1.8) und daher ist auch die therapeutisch nützliche Form der Schuldzuschreibung auf die Wiederherstellung der Geltungskraft der Norm verwiesen. Daraus folgt aber auch, dass Schuldzuschreibung sich nicht in einem einfachen Verweis auf die Willenskraft der Person erschöpfen darf und sich davon Besserung erwartet. Sie muss auch die Ressourcen dafür an die Hand geben. Es ist z.B. durchaus vorstellbar, dass man „an die kranken Anteile [...] nur herankommen kann, wenn der Betroffene in die Lage gesetzt wird, sich mit seinen gewissensbildenen Instanzen und Schuldgefühlen auseinanderzusetzen" (Dörner, Bargfrede 2004, S. 494). Rinckens fordert daher „In der klinischen Arbeit [...] stärker als bisher nicht nur auf das Konstrukt der Selbstbestimmung und der Willensstärke, sondern auch auf die Wahrnehmung, Pflege und Entwicklung der haltgebenden Strukturen [...] zu achten" (Rinckens 2003, S. 102f). Eine therapeutische Verbindung der Schuldzuschreibung besteht dabei zu Selbstwirksamkeitsüberzeugungen: „Psychotherapeutisch ist schon seit längerem bekannt, dass Verfahren, die die Selbstwirksamkeitsüberzeugungen ("Self efficacy") stärken, therapeutisch hilfreich sind" (Heinz, Beck 2007, S. 3) und es gibt „einen positiven Zusammenhang zwischen der [...] Selbstwirksamkeitserwartung und der Fähigkeit zur Suchtmittelabstinenz" (Schneider et al. 2002, S. 29). Die Erhöhung der Self-efficacy könnte mittels Schuldzuschreibung vonstatten gehen

80 Es gibt auch empirische Hinweise darauf, dass bei Jugendkriminalität „Schuldgefühle tendenziell mit niedrigeren Rückfallraten einhergehen, Schamgefühle hingegen mit höheren" (Hosser et al. 2005, S. 227).

(vgl. Hyde et al. 2008). Selbstwirksamkeitserwartung können aber auch unrealistisch hoch sein (vgl. Demmel 2002) und in diesen Fällen könnte ein Verweis auf das Vorliegen von Schuldunfähigkeit nützlich sein, um diese zu reduzieren. Diese Verbindung mit der Selbstwirksamkeitserwartung ist möglich, da Schuld auf persönlicher Verursachung aufsetzt, also Handlungsfähigkeit und damit Selbstwirksamkeit etabliert. Eng verbunden mit der therapeutisch nützlichen Schuldzuschreibung sind aber auch die Konzepte der moralischen Reife und das Bestehen von Schuldgefühlen.

Moralpsychologische Grundlage der Schuldzuschreibung

Das Verhältnis von moralischer Entwicklung, dem Rückfall und Schuldgefühl ist dabei relativ komplex. Die in der Tradition Kohlbergs stehende Grundidee dabei ist, dass mit zunehmender moralischer Reife die Bereitschaft zur Übernahme fremder Perspektiven und deren Integration in das eigene moralische Urteil sowie die Überprüfung der eigenen moralischen Ansichten auf Konsistenz und Universalisierbarkeit ansteigt.[81] Daher sind Urteile mit zunehmender moralischer Reife mit höherer Begründungstiefe ausgestattet (vgl. 5.1.4). Da ein Merkmal der Begründungstiefe Konsensus und damit die Reduktion von Widersprüchlickeiten ist, ähneln sich moralische Urteile zwischen Subjekten mit zunehmender Stufe stärker (vgl. Kohlberg 1996). Da die normative Erwartung von Abstinenz konsensusfähig legitimierbar ist (vgl. 5.2.1.8), kann angenommen werden, dass Abhängige mit zunehmender moralischer Reife auch in ihrem persönlichen Urteil zu Abstinenz und Konsumeinschränkung tendieren.

Mit zunehmender moralischer Reife steigt gleichzeitig die Bereitschaft, den kognitiv als richtig erkannten Normen zu folgen (vgl. Kohlberg, Candee 1996). Dabei besteht eine Hemmschwelle, vom eigenen moralischen Urteil abzuweichen. Zum Abbau der Hemmschwelle werden Neutralisierungstechniken eingesetzt (vgl. Opp 1974). Diese Techniken der Neutralisierung lassen sich in drei Bereiche einteilen (vgl. Sykes, Matza 1957): *Entschuldigung*, d.h. die Neutralisierung des Täters, *Rechtfertigung*, d.h. die Neutralisierung des Opfers und *Leugnung*, d.h. die Neutralisierung der Tat. Ohne vorhergehende Neutralisierung führt noch vor einer Handlungsausführung bereits die Handlungsplanung zu Schuldgefühlen. Schuldgefühle verfügen dabei über eine negative emotionale Valenz und inhibieren dadurch die Ausführung der als falsch erkannten Handlung: „it is reasonable to propose that the harmdoer will feel guilty when the intention to violate the norm is formed [...] If guilt is experienced before the actual transgression, the harmdoer has two options to reduce or eliminate the

81 Die Überlegungen basieren dabei lose auf der 6-Stufen-Theorie der moralischen Entwicklung nach Kohlberg, ist aber auch in andere Entwicklungstheorien integrierbar (vgl. Althof 1996).

aversiveness of guilt: either not to transgress or to justify the planned transgression" (McGraw 1987, S. 254). Neutralisierungstechniken reduzieren Schuldgefühle vor der Handlungsausführung effektiver, aber tragen auch nachträglich, z.b. bei unbeabsichtigten Fehltritten zu einer Reduzierung des Schuldgefühls bei: „strategies for alleviating guilt following accidental harm [...] are less sucessful than the guilt-reduction techniques associated with intentional transgressions" (McGraw 1987, S. 254). Neutralisierungstechniken stehen durch ihre apologetische Funktion dem Empfinden von Schuld und der Bindungskraft der moralischen Entwicklung konträr gegenüber. Der Verzicht darauf, Neutralisierungstechniken anzuwenden und das Aushalten von Schuldgefühlen könnte damit ein Kennzeichen moralischer Reife darstellen.

Aus diesen Überlegungen lässt sich schließen, dass moralisch reifere Abhängige seltener rückfällig werden und gleichzeitig eher Schuldgefühle für einen Rückfall entwickeln sollten. Die Internalisierung von für Fehlverhalten gerechtfertigt zugeschriebener Schuld sollte zudem zur moralischen Reifung beitragen. Durch die Verbindung zwischen moralischer Reife, Selbstinhibition und Tendenz zum Abstinenzurteil könnte Schuldzuschreibung damit zu einer Erhöhung der Abstinenzrate von Abhängigen führen.

Offensichtlich ist daher, dass auf dieser theoretischen Basis den Schuldgefühlen von Abhängigen nach dem Rückfall nicht aus dem Weg gegangen werden kann und sollte. Eine therapeutisch nützliche Art und Weise der zur Förderung der moralischen Reife des Klienten ist verbunden mit der Nutzbarmachung von Schuldgefühlen für die Internalisierung von gerechtfertigten normativen Erwartungen und die moralische Entwicklung. Die therapeutisch nützliche Form der Schuldzuschreibung ist aus dieser Perspektive eng verbunden mit der Forderung an professionelle Mitarbeiter/-innen einerseits das Konsumverbots konsistent und universal zu begründen und andererseits Abhängigen andere Wege zur Verarbeitung von Schuldgefühlen als Neutralisierung beizubringen.

Dass der Umgang mit dem Rückfall unter der Schuldperspektive tatsächlich therapeutisch nützlich sein kann, dafür sprechen unter anderem Erfahrungen mit Sinngruppen, die im Rahmen stationärer Therapie mit den Themen Schicksal, Freiheit, Entscheidungen, Schuld und Scham, Gewissen, Werte, Sinn und Letzter Sinn konfrontiert wurden: „Dies führte objektiv dazu, [...] daß sie sich auch ohne Therapeuten zusammensetzten, um einen Begriff - Gewissen - untereinander abzuklären" (Kern 1992, S. 178). Nicht nur, dass ein hohes Interesse von Abhängigen an der Thematik Schuld und Verantwortung besteht, auch die Prognose verbessert sich mit der moralischen Reife des Klienten: „Je höher die innenmoralische Stufe eines Klienten am Ende der Therapie, desto besser die Prognose durch seine Bezugstherapeuten" (Kern 1999, S. 276). Dies scheint nicht nur durch die bessere Compliance erzeugt. Dieser Zusammenhang basiert nicht nur auf Teilaspekten moralischer Entwicklung. Sowohl für den Aspekt der Selbstehrlichkeit wie auch für positive Kontrollvorstellungen lässt sich eine abstinenzfördernde Tendenz erkennen. Dieser Effekt ist jedoch weniger stark ausgeprägt als bei der globalen Stufe der moralischen Entwicklung (Kern 1999). Moralische Reife, Schuldgefühle und Abstinenzfähigkeit könnten also zusammenhängen.

Integration von volitionalen Funktionsstörungen

Dem moralpsychologischen Ansatz steht jedoch entgegen, dass die Theorie vor allem auf Befunden zur moralischen Entwicklung gesunder Personen basiert und somit volitionale Funktionsstörungen nicht in eine moralpsychologische Theorie der Abhängigkeit integriert sind. Durch den chronischen Drogenkonsum werden bei Abhängigen aber oft zahlreiche volitionale Fähigkeiten gestört: „The adaptations in the brain from chronic drug exposure seem to be long-lasting and implicate multiple brain circuits (reward, motivation, learning, inhibitory control, executive function)" (Volkow, Li 2005, S. 1430). Es ist dabei vor allem zu beachten, dass mit zunehmenden volitionalen Funktionsstörungen auch die das Vorliegen von Schuldfähigkeit unwahrscheinlicher wird und daher Schuldzuschreibung weniger oft erlaubt sein wird. Ungerechtfertige Schuldzuschreibung kann aber nicht zu moralischer Entwicklung führen, da sie nicht konsensfähig und widerspruchsfrei begründbar ist. Unter Beachtung volitionaler Funktionstörungen kann die Integration nicht mehr einfach unter Abschau auf Schuldzuschreibung geschehen, sondern muss unter der Perspektive der möglichen Nützlichkeit einer generalisierten Moralisierung stehen. Dazu möchte ich zuerst mit Verweis auf die Neurobiologe der Moral in genereller Weise das Problem drogeninduzierter neuroplastischer Veränderungen besprechen. Anschließend wird exemplarisch das Problem des pathologisch erhöhten Anreizwerts des fortgeführten Konsums besprochen.

Neuroadaption

Wie Abhängigkeit, so basiert auch die Bildung und Befolgung moralischer Urteile nicht nur auf dem Zusammenspiel einzelner Hirnareale, sondern ist über die gesamte mesocorticolimbische Schleife verteilt: „moral judgment refers to a variety of more fine-grained and disparate processes, both 'affective' and 'cognitive'" (Greene, Haidt 2002, S. 523). Bei der emotionalen Verarbeitung von intendierenden Normbrüchen ist z.B. die Amygdala beteiligt: „the amygdala was activated for intentional violation by the self" (Berthoz et al. 2006, S. 949). Die Amygdala hat nicht nur Bedeutung für die affektive Verarbeitung von Reizen (vgl. Cardinal et al. 2003), sondern ihre Arbeitsweise ist bei Vorliegen von Abhängigkeit gestört, indem der Anreizwert für die Fortsetzung des Drogenkonsums pathologisch verzerrt wurde: „The mesolimbic dopamine circuit, which includes the nucleus accumbens, amygdala, and hippocampus, has been traditionally associated with the acute reinforcing effects of a drug and with the memory and conditioned responses that have been linked to craving " (Koob, Le Moal 2006, S. 387). Auch eine Störung des Frontalhirns durch den Drogenkonsum begünstigt die Fortführung des Drogenkonsums (vgl. 5.2.2.5) und beeinträchtigt zugleich die moralische Urteilsfähigkeit: „Another key aspect of moral cognition is the representation of goals and the prediction of the utility of outcomes in social situations. [...] This view [...] contrasts with the interpretation that the PFC performs a 'cognitive role' in abstract moral reasoning by suppressing emotional responses" (Moll et al. 2005, S. 806). Präfrontale Beeinträchtigungen existieren unter anderem akut beim Craving (vgl. z.B. Volkow, Fowler 2000, S. 321; Winstanley 2007).[82] Die Rehabilitation der gestörten kognitiven und affektiven Areale könnte durch ein Training des mesocorticolimbischen Systems begünstigt werden: „interventions for drug addiction should include strategies that enhance the saliency value of natural reinforcers (including social support), strengthen inhibitory control and executive function, decrease conditioned responses and improve mood if disrupted" (Volkow, Li 2005, S. 1430). Da moralische Urteilsbildung diese gestörten Hirnareale benutzt, könnte die Förderung der moralischen Reife den Rehabilitationsprozess unterstützen.[83]

Entscheidungsbündelung

Dem pathologischen Anreizwert von Drogen kann auch durch die Bündelung von Entscheidungen entgegnet werden, ein Verfahren, dass der Setzung einer Lebensregel entspricht. Eine Theorie zur Vorhersage von Verhalten basiert auf der Erwartungs-Wert-Maximierung unter zeitlicher Diskontierung (Ainslie 2001). Prinzipiell wird dabei davon ausgegangen, dass bei einer Handlungsentscheidung die erwarteten positiven und negativen Folgen einer Handlung abgewägt werden und die Handlung mit den besten Folgen ausgewählt wird (vgl. Bitz 1981; Laux 2005). Folgen werden jedoch abhängig von ihrer zeitlichen Abfolge diskontiert. Handlungen mit äquivalenten, aber kurzfristigen Belohnungen sind dann solchen mit erst mittel- oder langfristig eintretender Belohnung überlegen, bzw. werden durch zeitlich entfernte negative Folgen geringer inhibiert. Die Diskontie-

82 Durch Toxizität erzeugte langfristige Beeinträchtigungen des Frontalhirns sind vor allem bei Alkoholabhängigkeit bekannt (vgl. Heinz et al. 2005; Bogerts 2001). Das durch den chronischen Alkoholkonsum atrophierte Hirn kann sich aber zumindest teilweise regenerieren (Bartsch et al. 2007). Eine Irreversibilität der drogeninduzierten Einschränkung ist daher nicht mehr in jedem Fall anzunehmen.

83 Eine besondere Bedeutung von Schuldzuschreibung kann dabei aber nicht mehr erkannt werden, außer unter der Hinsicht auf die Notwendigkeit der Unterstellung von Handlungsfähigkeit für Moralität (vgl. Kant 1990), die auch pädagogisch betrachtet sinnvoll sein kann (Uhl 1996).

rung führt dann dazu, dass Handlungen mit akuten aber hochbelohnenden Folgen Handlungen mit mittelfristigen positiven Effekten vorgezogen werden. Durch die zeitliche Reihe der negativen wie positiven Folgen kann es passieren, dass auch in der Summe schlechtere Handlungsentscheidungen getroffen werden. Durch die Diskontierung lässt sich auch der Anreizwert einer Handlung bestimmen, und bei hyperbolischer Diskontierung kann es passieren, dass abhängig davon, wann über eine Handlungsentscheidung reflektiert wird, unterschiedliche Handlungen folgen. Aufgrund dessen bevorzugt man eine Handlung mit mittelfristig positivem, aber in der Summe höherem Wert gegenüber einer Handlung mit kurzfristig positiven, aber mittelfristig weniger positiven oder negativen Folgen, solange die Situation noch weit entfernt ist. In der Situation kann der Anreizwert einer geringerwertigen Handlung aber den Anreizwert der anderen Handlung übersteigen und es kommt somit zur Umkehr, obwohl sie ausserhalb der Situation wohlüberlegt ein anderes Urteil fällen können. Steht eine Handlungsfolge kurz bevor, ist der zeitlich nähere Anreizwert subjektiv drastisch erhöht und das Verhältnis der objektiven Anreizwerte wird nicht korrekt wiedergegeben. Sind Handlungsfolgen dagegen weit entfernt, verzerrt die Diskontierung das Verhältnis der objektiven Anreizwerte dagegen nicht mehr (vgl. Abbildung 18, S. 166). Ein ähnliches Phänomen findet sich bei Abhängigen, die bei Abstand zu einer möglichen Rückfallsituation die Anreizwerte anders empfinden und dann in der Situation doch rückfällig werden.

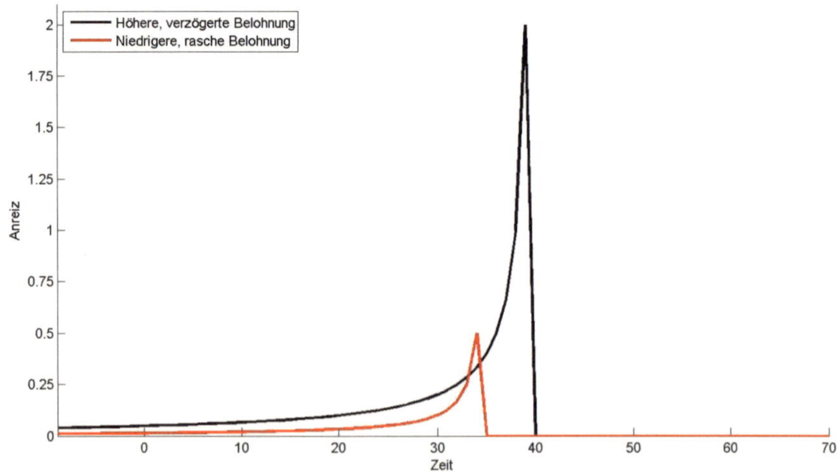

Abbildung 18: Hyperbolische Diskontierung in Abhängigkeit von der zeitlichen Distanz zur Belohnung

Durch die Bündelung von Entscheidungen kann dieser Umkehreffekt gelindert werden. Wenn Handlungsentscheidungen nicht mehr nur nach dem Anreizwert einzelner Handlungen getroffen werden, sondern gebündelt, d.h. für diese und alle zukünftigen derartigen Handlungen, addiert sich der Anreizwert dieser Handlungen. Das Ergebnis ist eine „*personal rule* to behave alike toward all members of a category" (Ainslie 2001, S. 84). Die persönlichen Regeln können auch als Resultat eines moralischen Entscheidungsprozesses zu betrachten, als „equivalent of the philosopher Immanuel Kant's ‚categorical imperative': to make all choices as if they were to define universal rules. Similarly, it echoes the psychologist Lawrence Kohlberg´s sixth and highest principle of moral reasoning: deciding according to principle"(Ainslie 2001, S. 84). Solche Lebensstile oder Regelwerke sind robuster gegen akute Belohnungen: „choosing behavior in whole categories will lead to less impulsivity" (Ainslie 2001, S. 84) (vgl. Abbildung 19, S. 167). Das Bündeln von Entscheidungen zu einer Frage des Lebensstil, einer persönlichen Verhaltensregel oder moralischen Überzeugung kann daher den Ausstieg aus der Abhängigkeit begünstigen (vgl. Monterosso, Ainslie 2007). Vergleicht man den Anreizwert eines einzelner Folge mit den möglichen Belohnungen eines ganzen Lebensstil, kann die Umkehr verhindert werden.

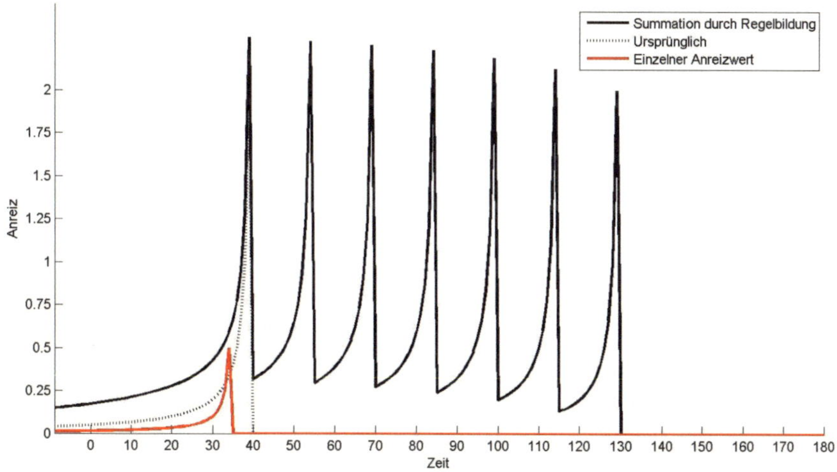

Abbildung 19: Hyperbolische Diskontierung und Lebensstile

Der Erfolg dieser Strategie zur Verhaltensregulierung hängt jedoch an der Zuversicht der Person, ihren Lebenstil aufrechtzuerhalten können bzw.

ihrer Regel zu folgen. Mit fortschreitender Abhängigkeit verliert die externe Vorgabe von Konsumnormen durch Eltern oder Therapeuten an Überzeugungskraft.[84] Ursachen dafür sind u.a. die Adaption des eigenen Urteils an die Normen der Drogenszene (vgl. Malchau 1987). Auch die Eindeutigkeit der Regel spielt eine Rolle. Steht nicht mehr Abstinenz versus Sucht sondern z.B. kontrollierter Konsum als Lebensstil zur Disposition, kann dies den Effekt der subjektiven Kumulierung verhindern: „the unavailability of a bright line to divide good and bad choices may prevent a large, credible stake from ever forming. [...] Without both strong incentives and a believable rationale [...] people don´t develop the kind of atomic brickmanship with themselves that gets called an ‚iron' will" (Ainslie 2001, S. 115). Damit Abhängige von der Bündelung von Entscheidungen profitieren können, sollten einige Punkte beachtet werden.
Erstens sollte die Regel klar und eindeutig sein. Am besten geeignet ist dafür ein genereller Verzicht auf den Drogenkonsum, d.h. Abstinenz. Zweitens muss der Lebenstil glaubwürdig und bindend sein. Dafür bietet sich die Förderung der moralischen Entwicklung an. Da Abstinenz mit hoher Begründungstiefe legitimierbar ist, und moralischer Urteile mit zunehmender moralischer Reife konvergieren, ist anzunehmen, dass eine Förderung eher zu der kognitiven und regelorientierten Entscheidung für Abstinenz führt. Drittens stehen Abhängige aber vor dem Problem, dass der Drogenkonsum einen pathologisch erhöhten Anreizwert besitzt. Eine Folge des chronischen Konsums ist die (dopaminerg vermittelte) Entwicklung einer pathologisch hohen positiven Valenz für den Drogenkonsum (vgl. z.B. Bechara 2005) mit ihm Gegenzug persistierendem negativen Affekt bei Abstinenz (vgl. Körkel, Kruse 2005).[85] Der dritte Aspekt kann unter Umständen durch die ersten beiden Aspekte behoben werden. So kann

84 Durch Vorgabe von Konsumregeln ist es bei wenig gefestigtem Konsummuster und vor allem während der Adoleszenz möglich, die Konsummenge zu reduzieren (vgl. Neighbors et al. 2006). Auch andere Autoren finden Ergebnisse, die darauf deuten, dass die Bereitschaft, Regeln zu befolgen den Fortschritt zur Abhängigkeit hemmt. Je rebellischer, d.h. je liberaler und je weniger religiös und gesetzestreu ein Jugendlicher ist, desto eher ist er Drogenkonsum von Gleichaltrigen oder Erwachsenen ausgesetzt, desto eher ist er in seine Peer-Gruppe involviert, desto eher stehen ihm Drogen zu Verfügung und desto eher konsumiert er Alkohol, Cannabis oder harte Drogen (vgl. Huba, Bentler 1983). Diese Interventionsform verliert aber ihre Wirksamkeit mit fortschreitender Abhängigkeit: „Once adolescents have established a drinking pattern, the impact of parental alcohol-specific rules declined or even disappeared" (Van et al. 2007, S. 1064).

85 Diese pathologische Veränderung führt zur zweigleisigen Verschärfung: „the negative affective state may have motivating properties in maintaining drug-seeking behavior, not only by direct negative reinforcement (that is, the drug is taken to relieve the negative state) but also by changing the set point for the efficacy of reinforcers" (Koob, Le Moal 1997, S. 55). Hohe positive Valenz des Konsums führt zu Konsum (Pulido et al. 2009).

einerseits die Einsicht in die Notwendigkeit klarer Regeln sowie eine Orientierung an moralischen Prinzipien und transzendentalen Weltanschauungen zu einer subjektiven Kumulierung von Lebensstil-Entscheidungen führen, die den pathologischen Anreizwert eines Drogenkonsums übersteigt.[86] Dieser Theorie zufolge ist ist es dann möglich, dass eine Teilgruppe von Abhängigen von einer Moralisierung des Drogenkonsums profitiert. Dies erfolgt einerseits durch Stärkung der Selbstveranwortung, wodurch das Vertrauen in die Befolgbarkeit von Regeln verbessert werden kann, eine hinreichend gute Begründung, wodurch die kognitive Stabilität der Norm gestärkt wird, sowie durch eine Transzendierung der Regel, wodurch eine intensivere Kumulierung möglich wird.

Zusammenfassung

Die Ausführungen zeigen, dass es durchaus vorstellbar ist, dass Teilgruppen von Abhängigen von einer Behandlung des Rückfalls unter der Perspektive der Schuldzuschreibung profitieren. Diese Schlussfolgerung basiert aber vor allem auf theoretischen Überlegungen zum moralpsychologischen und volitionalen Verhältnis von Schuldgefühlen, Regeln und moralischer Entwicklung. Die empirischen Erfahrungswerte sind vor allem begrenzt auf das Interesse von Abhängigen und Professionallen an der Thematik Schuldzuschreibung und Schuldgefühle und evidenzbasierte Suchttheorien. Es muss daher festgehalten werden, dass die Überlegungen nur geringe therapeutische Evidenz beanspruchen können. Die Ausführungen zeigen aber, dass Moralisierung und Schuldzuschreibung unter Umständen für die Therapie der Abhängigkeit fruchtbar gemacht werden können. Diese Überlegungen zur moralischen Behandlung stellt die Basis für die Annahme dar, dass Schuldzuschreibung bei Abhängigen unter Umständen therapeutisch nützlich sein kann. Damit ist der zweite Aspekt der Forschungsfrage bestätigt. Es wurde bereits dargelegt, dass es erlaubt ist, Abhängigen für einen freiwilligen Rückfall in therapeutisch nützlicher Art und Weise Schuld zuzuschreiben (vgl. 5.2.1). Abhängige können schuldfähig rückfällig werden und es existieren Formen der Schuldzuschreibung, die therapeutisch nützlich sein könnten. Damit stellt sich nun die dritte Teilfrage.

86 Die Abbildung stellt ja nur 6 Ereignisse der Anreizwert einer irrationalen Handlung gegenüber. Nimmt man an, dass Lebensstilentscheidungen zeitlich unbefristet sind, etwa durch Annahme der Unsterblichkeit der Seele, ist die Kumulierung infiniter Anreizwertverläufe wohl jeder einzelfallbasierten Entscheidung selbst mit hohen distrahierenden Anreizwerten überlegen. Glauben an die unbefristete Gültigkeit einer Regel kann also motivationale Berge versetzen.

5.2.3 Soll Abhängigen für einen Rückfall Schuld zugeschrieben werden?

In den letzten beiden Kapiteln wurden die ersten zwei Teilfragen der Forschungsfrage beantwortet. Dabei wurde festgestellt, dass es erlaubt ist, Abhängigen für einen freiwilligen Rückfall in therapeutisch nützlicher Art und Weise Schuld zuzuschreiben (vgl. 5.2.1). Zudem wurde begriffsanalytisch herausgearbeitet, dass es möglich ist, dass Abhängige freiwillig rückfällig werden und das Formen der Schuldzuschreibung unter Umständen therapeutisch nützlich sein können. Daher kann die normative Hypothese als bestätigt gelten. Soll Abhängigen daher nun für einen freiwilligen Rückfall auf therapeutisch nützliche Art und Weise Schuld zugeschrieben werden?

5.2.3.1 Prinzipienbasierte Abwägung im Einzelfall

In der Verhandlung der vorherigen ethischen Forschugnsfragen wurde dargelegt, dass diese nur unter der Perspektive eines abstrakten Abhängigkeitsbegriffs geklärt werden können (vgl. 5.2.2.1). Auch die normative Hypothese selbst geht davon aus, dass die vorliegende Situationen (i.e. die empirischen Bedingungen) klar erkennbar ist 5.1.2). In der Praxis stehen professionelle Mitarbeiter/-innen in der Suchthilfe vor komplexen und unklaren Rückfallsituationen, die in der einfachen Form einer abstrakten, normativen Hypothese nicht ausreichend verhandelt werden können. „Ein Therapeut […] kann nie überprüfen, ob seine Entscheidungsgrundlage richtig ist“ (Vollmer 2002b, S. 88). Aus einer ethischen Perspektive kann sich der Umgang mit dieser Vielfalt an Rückfallsituatiuonen daher nicht in einer Anwendung der bestätigten normativen Hypothese erschöpfen. Es ist „in der Tat nicht garantiert, dass die Anwendung […] im Einzelfall hilfreich ist; aus einem *ex post* im Kollektiv lässt sich nicht ohne weiteres mit Gewissheit auf ein *ex ante* im Einzelfall schließen“ (Wiesing, Marckmann 2009, S. 39). Die Konkretion kann daher in abstracto gar nicht vollzogen werden. Jeder Professionelle hat sich stattdessen „die Frage zu stellen und zu beantworten, ob der individuell zu behandelnde Patient unter die Regel fällt, auf die zurückgegriffen wird, oder ob es tragfähige Argumente gibt, von der Regel abzuweichen“ (Wiesing, Marckmann 2009, S. 40). In der Praxis mag es dann eventuell so scheinen, als ob durch die starke Einzelfallorientierung ein Wechsel vom „Dogma zur Beliebigkeit“ (Lubenow, Köhler 2002, S. 439) stattfindet. „*Das* optimale Vorgehen bei […] Rückfälligkeit gibt es nicht“ (Körkel 1998a, S. 153). Daher hat der oder die Professionelle eine starke Deutungsmacht über die Rückfallsituation. Aufgrund des asymetrischen Machtverhältnisses zwischen Klient/-in und Professionellem/-r kann dies problematisch werden: „the therapist knows the `real´ reasons why the addict takes the drugs, and any suggestion from the patient […]

can be dismissed as either ridiculous, or with a neat shift of level, as deliberately obstructive" (Davies 2006, S. 37). Da also nicht einfach auf abstrakte normative Regeln zurückgegriffen werden kann, und dadurch zweitens eine Machtasymetrie verschärft werden kann, muss jede Handlungsentscheidung ethisch rechtfertigt werden (vgl. 5.1.6).

5.2.3.2 Komplexe Urteilsbildung

Dadurch entsteht eine Vielfalt an ethischen Problemen, Dilemmata und Paradoxien im Umgang mit dem Rückfall (vgl. 5.1.5). So benötigen Professionelle „die Fähigkeit, die Spezifizität einer präskriptiven Prämisse zu begründen, die Realistik und Zuschreibbarkeit eines ethischen Problems zu reflektieren und den Prozess der ethischen Urteilsbildung an die konkreten Rahmenbedingungen anzupassen, die für die Formulierung eines Urteils erforderlichen Handlungsoptionen zu kennen, einen Einfluss auf die Durchführung einer Handlung zu nehmen sowie die Fähigkeit auf der Basis einer bestimmten [...] Ethiktheorie einzusetzen" (Dietrich 2009b, S. 220). Der Umgang mit dem Rückfall ist daher ein sowohl ethisch wie auch therapeutisch problematisches Feld in der Suchthilfe und fordert daher ein breites Spektrum an Kompetenzen in der professionellen Urteilsbildung. Aufgrund ihrer Komplexität werden ethische Urteile selten von einzelnen Professionellen, und öfter im Team besprochen und gefällt. Dazu müssen in einer Einrichtung nicht einmal spezielle Ethikkommitees vorhanden sein: „Oft finden ethische Beratungen bzw. Falldiskussion indirekt [...] statt, z.B. in Leitungsrunden und Teamsitzungen" (Kostka, Riedl 2009, S. 25). Die Besprechung im Team hat den Vorteil, dass der Raum an Handlungsoptionen maximal groß wird und dass Rechtfertigungen auf Plausibilität überprüft werden können. Dabei ist aber auch zu beachten, dass „Kommunikations-, Team- und Rollenkonflikte […] keine ethischen Konflikte" (Kostka, Riedl 2009, S. 60) sind.[87] Die Legitimation eines ethischen Urteils vor anderen Professionellen Mitarbeiter/-innen in der Suchthilfe erfolgt dabei durch den Verweis auf ethische Prinzipien. Die Literatur zur ethischen Entscheidungsfindung im Umgang mit Rückfall bei Abhängig-

87 Hierarchien sollten bei der ethischen Urteilsbildung im Team jedoch suspendiert werden, da ethische Urteilsbildung auf den zwanglosen Zwang des besseren Arguments baut (vgl. Habermas 2001). Weitere Diskursnormen sind die prinzipielle Gleichheit der Teilnehmer, die prinzipielle Problematisierbarkeit aller Themen und Meinungen sowie die prinzipielle Unausgeschlossenheit des Publikums, die in der Praxis in der Regel nicht erfüllt werden können. Dieser Mangel wird daher in der Regel durch professionsethische Grundsätze aufgehoben (vgl. 5.1.6)

keit ist dabei eher knapp gehalten.[88] Bei aller emotionalen Besetzung des Themas Rückfall (vgl. Körkel, Wagner 1995) und der Diskussion aus therapeutischer Perspektive (vgl. Körkel 1998b) scheint die Bedeutung des Rückfalls als ethisches Problem nicht weit gediehen. Daher müssen wir mit generelleren Überlegungen starten.

5.2.3.3 Ethische Prinzipien und Abwägung

Kostka et al. nennen mehrere Prinzipien, auf die in der ethischen Urteilsbildung von Professionellen zu achten ist: Dies sind die Personalität (die unveräußerliche Würde einer Person); Solidarität (Verantwortung und Erwartungen der Gruppe gegenüber dem Einzelnen); Subsidiarität (Hilfe zur Selbsthilfe); Gemeinwohl (Verwirklichung der Interessen und Bedürfnisse *aller* Gemeinschaftsmitglieder, angewand v.a. Klient/-innen und Mitarbeiter/-innenwohl); Gerechtigkeit (Ausgleich der Interessen und Bedürfnisse durch ideale Verteilung von Gütern und Chancen); Nachhaltigkeit (Generationengerechtigkeit); Option für die Armen (Primat der Förderung selbstbestimmter Teilhabe Benachteiligter); Selbstbestimmte Teilhabe (Gesellschaftliche Inklusion und Partizipation); Wirtschaftlichkeit (Rationaler Umgang mit knappen Ressourcen). Die vier zur ethischen Urteilsbildung bedeutensten Prinzipien im Zusammenhang mit professionellen Entscheidungen sind der Respekt vor der *Autonomie* des Klienten, die *Schadensvermeidung, Wohltun* sowie *Gerechtigkeit* (vgl. Beauchamp, Childress 2008). Die Liste der Prinzipien ist prinzipiell erweiterbar, da unter der Perspektive einer diskursiven Abwägung prinzipiell alle Probleme diskutierbar sind. Die Prinzipien sind daher zu verstehen als Konstrukte mittlerer theoretischer Reichweite, die helfen, den Diskurs und die Begründung zu strukturieren, zu vereinfachen und zu plausibilisieren (vgl. Beauchamp, Childress 2008). Da keines der Prinzipien absolute Geltung beanspruchen kann, erfolgt die „Anwendung der vier Prinzipien auf ethische Konfliktfälle […] sinnvoller Weise in zwei Schritten. Zunächst wird jedes Prinzip im Hinblick auf die spezifische Situation des Falles interpretiert (Interpretation). Anschließend wird überprüft, ob die aus den einzelnen Prinzipien resultierenden Verpflichtungen übereinstimmen oder in Konflikt zueinander stehen. Wie schon erwähnt, haben die Prinzipien keine absolute Geltung, sondern müssen im Konfliktfall gegeneinander abgewogen werden (Gewichtung)" (Marckmann 2000, S. 500). Eine Gewichtung kann auf verschiedene Weise erfolgen. Scharrer schlägt die explizite Bildung einer Prioritätenliste und die Verrechnung der zu erwarteten Folgen einer Entscheidung anhand der Wahrscheinlichkeit ihres Eintreffens mit ihrer Wünsch-

88 So zählt z.B. ein englischsprachiges Werk zwar über 200 Fallbeispiele zu ethischen Problemen in der Suchthilfe auf, aber nur eines davon diskutiert die Folgen eines Rückfalls, und zwar eines Mitarbeiters (vgl. White, Popovits 2001).

barkeit vor. Dabei gilt zur Auswahl der Option dann folgende Entscheidungsregel: „Diejenige Handlung ist vorzuziehen, bei der der Erwartungswert der Wünschbarkeiten am größten ist. [...] Erwartungswert der Wünschbarkeiten ist das wahrscheinlichkeitsgewogene arithmetische Mittel der Wünschbarkeiten" (Scharrer 2008, S. 156). In der Praxis kennt man aber in der Regel die exakten Erwartungswerte nicht. Daher sind ethische Abwägungen in der Regel keine Entscheidungen unter Risiko, sondern bestenfalls unter Ungewissheit, d.h. es ist nicht sicher anzugeben, mit welcher Wahrscheinlichkeit welche Folgen eintreten (vgl. Laux 2005). Dies liegt unter anderem daran, dass Entscheidungen über den Umgang auf einer unsicheren Rekonstrukion des Rückfalls aufbauen, da professionelle Mitarbeiter/-innen auf die Narration der Rückfälligen und deren Plausibilität angewiesen sind (vgl. Vollmer 2002b). Am wahrscheinlichsten ist daher, dass aufgrund der Unsicherheit über die korrekte Rekonstruktion des Einzelfalls und die Ungewissheit der Folgen die Abwägung durch die Prüfung guter Gründe für oder gegen eine Handlungsoption vonstatten geht, damit also diskursiv. White und Popovits haben für solche Gruppendiskussionen kritischer Ereignisse ein strukturierendes Arbeitsblatt entworfen, welches von mir übersetzt wurde (vgl. S. 174). Dieses Arbeitsblatt bietet eine Hilfe für ethische Problemfälle im Allgemeinen.

Arbeitsblatt Gruppendiskussion kritischer Ereignisse[89]

Kritisches Ereignis #______________________________

1. Wessen Interessen sind berührt; wer kann geschädigt werden

Interessen & Verwundbarkeiten	Signifikant	Moderat	Mittel / Keine
Klient/-in o. Familie			
Mitarbeiter/-innen			
Einrichtung			
Profession			
Öffentlichkeit			

Welche Interessen, falls überhaupt, stehen in Konflikt zueinander?

2. Anwendung universeller Werte

☐	Autonomie	Freiheit über das eigene Schicksal
☐	Gehorsamkeit	Legitimer Gehorsam gegenüber Anordnungen
☐	Ungehorsam	Legitime Ungehorsamkeit gegenüber Anordnungen
☐	Wohltun	Gutes tun, anderen helfen
☐	Dankbarkeit	Erkenntlich zeigen anderen gegenüber
☐	Kompetenz	Fähig und sachkundig sein
☐	Gerechtigkeit	Sei fair, verteile nach Verdienst
☐	Sorgsamkeit	Überlegter Einsatz von Ressourcen
☐	Ehrlichkeit	Wahrheit sprechen
☐	Redlichkeit	Halten von Versprechen
☐	Loyalität	Nicht im Stich lassen
☐	Fleiß	Hart arbeiten
☐	Diskretion	Respekt vor Vertraulichem und Privatsphäre
☐	Selbstverbesserung	Sei der beste, der du sein kannst
☐	Nicht-Schädigung	Schädige niemanden
☐	Wiedergutmachung	Entschädige Beeinträchtigte
☐	Selbstinteresse	Schütze dich selbst
☐	Weitere kulturspezifische Werte	

3. Welche Gesetze, Standards, Leitlinien oder Traditionen sollen in dieser Situation gelten?
4. Diskussionsnotizen

89 Eigene Übersetzung nach White & Popovits (vgl. White, Popovits 2001).

5.2.3.4 Abwägung bei Rückfälligkeit

Nicht alle Aspekte sind in allen Rückfallsituation gleichbedeutend. In diesem Abschnitt wird exemplarisch eine Abwägung bei Rückfall unter Berücksichtigung einiger relevanter Aspekte durchgeführt. Dabei wird der Respekt vor der Autonomie, die Relevanz von Wohltun und Schadensvermeidung, Gerechtigkeitsaspekte, und der Bezug zu Klient/-innen und Mitarbeiter/-innenwohl sowie zur Schuldfähigkeit am Rückfall besprochen. Eine solche Besprechung kann natürlich eine tatsächliche Abwägung in der Gruppe und mit einem realen Fall nicht ersetzten. Auch wird dadurch nicht behauptet, dass nur die folgenden Aspekte für eine Abwägung relevant sind. Abwägungsprozesse leben ganz klar von der Konfrontation mit der Realität und geraten bei exemplarischer Anwendung leicht in Gefahr, durch Einführung passender Bedingungen den gewünschten Ausgang zu erzeugen oder den relevanten Fragen aus dem Weg zu gehen. Um der „Realität […] Rechnung zu tragen, sollten […] drei Komponenten berücksicht werden: Klienten-, Therapeuten- und Behandlungsmerkmale" (Lauer, Richter 1995, S. 95). Es ist unwahrscheinlich, eine für jede Kombination von Merkmalen typische Rückfallsituation zu finden, an der sinnvoll ein Abwägungsprozess vollzogen werden könnte. Die Diskussion von Fallvignetten bietet dabei nur scheinbare Gewissheit, so sie nicht sowieso in allgemein gehaltenen Schlüssen oder gar Fragen an den oder die Leser/-in endet. Dabei habe ich mich gegen das exemplarische Durchspielen der Abwägung an einem Fallbeispiel entschieden. Die folgende Darstellung bespricht daher nur die Rückfälligkeit im Generellen und lässt somit explizit Interpretationsräume offen. Durch diese Offenheit wird vermieden, dass eine paradigmatische Lösbarkeit der Problematik vorgetäuscht wird. Stattdessen fokussiert die folgende Abwägung die diskursive Gewichtung der Prinzipien.

Respekt vor Autonomie

Unabhängig von Resultat der ethischen Abwägung darf nicht vergessen werden, dass Klient/-innen mit der Entscheidung, wie mit ihrem Rückfall umzugehen sei, nicht einverstanden sein könnten. Gerade „in der Behandlung Abhängigkeitskranker klafft eine beträchtliche Lücke zwischen den Zielperspektiven des Therapeuten und denen des Patienten" (Knauf 1992, S. 338). Dabei besteht sowohl die Gefahr eines vorschnellen Konsensus mit Klient/innen, der zur Stagnation des therapeutischen Prozesses führt, als auch der Fruchtlosigkeit, weil Klient/-innen sich die Ziele nicht aneignen können und dann der Widerstand die Therapie dominiert. „Ein Ausweg aus solchen Engpässen scheint [...] die „Problematisierung" einer Thematik oder eines Bereichs zu sein" (Knauf 1992, S. 338). Hinsichtlich des Umgangs mit dem Rückfall muss also vor „dem Hintergrund der subjektorientierten Zielperspektiven, Motivationslagen und Entwicklungsschritte […] grundsätzlich von *unterschiedlich intensiven Auseinandersetzungsprozessen* ausgegangen werden“ (Reinl 2008, S. 207). Auf diese Weise kommt der Respekt vor der Autonomie des Abhängigen in den Abwägungsprozess hinein.

Schadensvermeidung und Wohltun

Dabei kann der Widerstand des Abhängigen gegen die Problematisierung des Rückfalls auch zur disziplinarischen Entlassung aus der Therapie führen. Bei fortbestehender massiver Verleugnung und Bagatellisierung sowie fehlender und nicht entwicklungsfähiger Abstinenzmotivation wird es bei „einer Reihe von Patienten […] sinnvoll sein, nach einem Rückfall die […] Behandlung nicht fortzusetzen […]“ (Körkel 1998a, S. 153). Eine vorzeitige Entlassung liegt aber in der Regel nicht im Wohle des Patienten. Durch „Zwangsentlassungen [wird] Patienten die Behandlung zu einem Zeitpunkt entzogen […], zu dem eine ungünstige Prognose über die weitere Abstinenz vorliegt“ (Körkel 1995, S. 39). Alleine aus der Perspektive des Wohltuns oder der Schadensvermeidung scheint daher evident, dass „Entlassung nach einem Rückfall […] therapeutisch nur dann gerechtfertigt [ist], wenn die Weiterführung der Behandlung nicht Erfolg versprechend ist“ (Lubenow, Köhler 2002, S. 441). Aber nicht nur die disziplinarische Entlassung oder der Abbruch durch Klient/-innen zeigt einen Konflikt zwischen dem Interesse der Professionellen am Wohl Abhängiger und deren Autonomie an. Dieser Konflikt kann in Diskussionen über Zwangselemente in der Behandlung der Abhängigkeit und die kritische Hinterfragung der Zustimmungsfähigkeit von Abhängigen resultieren.[90]

Gerechtigkeit

Selbst wenn eine akzeptable Lösung des Konflikts zwischen Autonomie und Wohltun bzw. Schadensvermeidung gefunden wurde, entsteht ein Problem dadurch, dass bei weitem nicht jeder Rückfall entdeckt wird: „Viele der Rückfälle […] geschehen heimlich, die behandelnden Therapeuten werden sie nie erfahren“ (Vollmer 2002a, S. 79). Auch die Frage, ob Ab-

90 Neben der Zwangstherapie nach §68 StGB sind Zwangselementen z.B. verpflichtende Urinkontrollen (vgl. Sullivan et al. 2008). Die Problematik stellt sich bis zur generellen Frage nach der Legitimation von Repression (vgl. Holzinger 1998) sowie Suchthilfe und -therapie in liberalen Gesellschaftlen westlichen Zuschnitts (vgl. Klingemann, Carter Sobell 2006). Die Zwitterfunktion des §35 BtMG als Drohgebärde zur Initiierung von Therapie stellt dieses Konfliktverhältnis deutlich dar. Aber auch die Zustimmungsfähigkeit von Abhängigen kann kritisch hinterfragt werden, wenn es z.B. um die Frage der therapeutischen Gabe von Opioidagonisten geht (vgl. Carter, Hall 2008) oder die Freiwilligkeit der Teilnahme an Studien mit Alkoholexposition (vgl. Hall et al. 2003).

hängige bereits vorab wissen sollen, welche Folgen ein Rückfall hat, ist eine Frage der Gerechtigkeit nach dem Prinzip *nulla poena sine lege*. Die Folge ist aber, dass die Androhung von Zwangsmaßnahmen oder Sanktionen in Reaktion auf einen Rückfall nicht nur für die Gruppendynamik problematisch ist, d.h. eigene Rückfälle von anderen Klient/-innen nicht offenbart werden, sondern dass auch ein Gerechtigkeitsproblem entsteht. Denn natürlich gibt es „Alkohol- und Drogenabhängige, die trotz heimlicher Rückfälle während der Therapie nach Abschluß der Behandlung abstinent leben" (Vollmer 2002a, S. 79). Warum sollen daher nur die entdeckten Rückfälle einer Problematisierung ausgesetzt werden?

Klient/-innenwohl

Argumente, die für eine Sanktionierung bis zur disziplinarischen Entlassung sprechen sind eine destruktive Einstellung des Klienten zur Therapie, offenkundige Unehrlichkeit sowie das Verbreiten einer negativen Atmosphäre und das Prahlen mit dem Rückfall (vgl. Körkel 1998a). Dieser Umgang mit dem eigenen Rückfall kann die Atmosphäre der Drogenfreiheit innerhalb der Einrichtung derart gefährden, dass Rückfälle oder Abbrüche von anderen Klient/-innen zu befürchten sind (vgl. Brünger, Martin 1995).

Ökonomie

Es gilt in der Suchthilfe zudem, mit „begrenzten Mitteln wirksam zu helfen" (Wilken 2000a, S. 7).[91] Dabei ist die Herausforderung, wie „sie dies im Spannungsgefüge ökonomischer Rationalität und einem verantwortlichen fachlichen Selbstverständnis zu leisten vermag, ohne dabei sozial-ethische Standards preiszugeben" (Wilken 2000a, S. 7). Die Frage nach der Wirtschaftlichkeit stellt sich nicht nur für das ökonomische Überleben von Einrichtungen, bei denen disziplinarische Entlassungen mit dem ökonomischen Interesse an der Finanzierung einer Behandlung durch den Leistungsträger vermengt sind (Stichwort Belegungsquote). Auch in der Interaktion stellt sich die Frage nach der Wirtschaftlichkeit, indem sich fragen lässt, ob die aufwändige Aufarbeitung eines Rückfalls nicht die Ressourcen eines Therapeuten bindet, der sich stattdessen mit nicht-rückfälligen Klient/-innen beschäftigen könnte.

Mitarbeiter/-innenwohl

Professionelle Mitarbeiter/-innen in der Suchthilfe sind von einem Rückfall oft auch emotional betroffen (vgl. 4.2.2.4). Herder und Sakofski schlagen für die Professionellen psychohygienische Strategien vor, die sich aus ethi-

91 Von dieser Anforderung ist nicht nur die Suchthilfe betroffen, auch andere Einrichtungen des Gesundheitswesens stehen vor ökonomischen Herausforderungen sowie vor der Frage nach gerechter Allokation von Ressourcen (Gutmann 2002).

scher Perspektive als Prinzip der Beachtung des Mitarbeiter/-innenwohls verstehen lassen. Diese sind die Enttabuisierung des Themas, die Relativierung des Therapieziels Abstinenz und einer Veränderung der Erklärungsmuster für den Rückfall weg von einer Erklärung durch Unvermögen des Professionellen (vgl. Herder, Sakofski 1988). Dabei kann es „selbst bei sehr gut aufeinander eingestellten Teams mit hohem Professionalisierungsgrad [...] für die direkten Behandler (Bezugsarzt und Bezugstherapeut des rückfälligen Patienten) sehr stabilisierend und entlastend sein [...], wenn durch ein strukturiertes, standartisiertes bzw. sogar ritualisiertes Vorgehen eine anfängliche emotionale Distanzierungsmöglichkeit auch für die betroffenen BehandlerInnen geschaffen wird" (Funke 2002). Körkel schlägt als Standardisierung (für die stationäre Therapie) ein mehrstufiges Verfahren vor (vgl. Körkel 1998a). Da eine Einzelfallabwägung Standards aufbricht und Nähe erzeugt, stellt sich der Konflikt mit dem Mitarbeiter/-innen wohl vor allem als Konflikt zwischen Distanz und Nähe dar.

Schuld

Eine Kopplung an die Schuldfähigkeit ist dabei für die Entscheidung für eine Sanktion, Diversion oder eine disziplinarische Entlassung nicht nötig. Bei „vielen [...] Rückfällen ist keineswegs eine fehlende Abstinenz- oder Behandlungsmotivation ‚der' Grund schlechthin für den Rückfall" (Körkel 1998a, S. 148). Daher „ist eine pauschale Zwangsentlassung von Patienten nicht zu vertreten" (Körkel 1998a, S. 153). Umgangsentscheidungen lassen sich aber nicht nur entlang der bisher verhandelten normativen Hypothese (vgl. 5.1.2) begründen, sondern auch als Resultat einer Abwägung zugunsten anderer Prinzipien. Der Blick auf die Schuldfähigkeit kann den Entscheidungsprozess zusätzlich unterstützen, aber auch entlastend wirken: „Damit reduzieren sich einseitige und daher dysfunktionale Verantwortungszuweisung, Erfolgsdruck und unangemessene Schuldgefühle und andere Interferenzen in der Beziehung zwischen Patient und Behandler"(Funke 2002). In der Regel ist aber das „Ziel der »Verhandlung« [...] nicht der Schuldspruch, sonder eine neue Plattform für das weitere Vorgehen" (Funke 2002). Die in dieser Arbeit verhandelte normative Hypothese ist also nur sinnvoll bei einer Einbettung in den gesamten Abwägungsprozess.

Zusammenfassung

Die dargestellte Abwägung kann natürlich aufgrund ihrer Abstraktheit keine Besprechung eines realen Falls ersetzen. Durch den Verweis auf bereits in der Literatur vorhandene Argumente kann sie aber verdeutlichen, dass ethische Prinzipien bei Entscheidungen bezüglich des Umgangs mit Rückfäll in der Suchthilfe bereits bedacht werden und damit die Scheu vor einer expliziten ethischen Reflexion nehmen. Sie zeigt auch auf, dass die

Bedeutung des Schuldaspektes in der täglichen Praxis des Umgangs mit Rückfälligkeit nur ein Teilelement einer übergreifenderen Abwägung sein kann.

5.3 Schluss

Im vorhergehenden ethischen Kapitel wurde eine normative Hypothese vorgestellt und sowohl deren Möglichkeitsbedingungen hinsichtlich der Legitimität der deontischen Kopula, der Möglichkeit der Handlungsforderung sowie der Möglichkeit der empirischen Bedingungen verhandelt. Dazu wurde zuerst ein Verfahren der Legitimierbarkeit von normativen Hypothesen zwischen Konkretionsbedarf und Begründungstiefe entwickelt und dem skeptischen Einwand gegen die Bedeutung von Ethik und Professionalität entgegnet. Dabei war die Forschungsfrage leitend, ob Abhängigen für einen Rückfall Schuld zugeschrieben werden darf, kann und soll.

Zusätzlich zu der alleine unbefriedigenden, an Restitution orientierten Begründung der konkreten Form der Schuldzuschreibung (vgl. 5.2.1.8), wurde eine Lösung vorgeschlagen, bei der die Legimität einer Schuldzuschreibung von der Schuldfähigkeit abhängig ist, während die konkrete Form der Schuldzuschreibung von der therapeutischen Nützlichkeit bestimmt wird (vgl. 5.2.1.9). Die Verbindung von Schuldfähigkeit und therapeutischer Nützlichkeit führte dann zu der folgenden legitimierten normativen Hypothese:

> ***Legitimierte normative Hypothese***
> *Wenn eine Person abhängig ist (empirische Bedingung B_1) UND nach einer Phase der Abstinenz Drogen konsumiert (empirische Bedingung B_2) UND dies freiwillig geschieht (legitimierende empirische Bedingung B_{L1}), ist es erlaubt, ihr dafür in einer therapeutisch nützlichen Art und Weise (legitimierende empirische Bedingung B_{L2}) Schuld zuzuschreiben (mögliche Handlung H_1).*

Sollte es also bei Vorliegen von Schuldfähigkeit keine therapeutisch nützliche Art und Weise der Schuldzuschreibung geben, ist eine legitime Schuldzuschreibung *nicht möglich*. Erscheint es dagegen therapeutisch nützlich, Schuld zuzuschreiben, aber Schuldfähigkeit liegt nicht vor, so ist die Schuldzuschreibung *nicht erlaubt*. Es lag nun daran, herauszufinden, ob die empirischen Bedingungen erfüllt sein können.

In Auseinandersetzung mit dem Begriff der Schuldfähigkeit als *volitionaler Kohärenz* (vgl. 5.2.1) und moderner Krankheitstheorie konnte gezeigt werden, dass Abhängigkeit zwar als Krankheit bezeichnet werden kann, dies aber nicht impliziert, dass die volitionale Kontrolle des Konsums pathologisch gestört ist. Stattdessen kann das Krankheitsargument nur zeigen, dass Krankheitssymptome volitionaler Kontrolle widersprechen (vgl. 5.2.2.4). Zur Klärung der Forschungsfrage musste daher und aufgrund der Notwendigkeit eines Abhängigkeitsbegriffs auf mittlerem Abstraktionsniveau eine Auseinandersetzung mit Konsensusdefinitionen, Symptomkatalogen und Suchttheorie erfolgen und ergab, dass bei jedem Abhängigkeitsbegriff Abhängige trotz prinzipiell gestörter volitionaler Funktionen gegenüber dem Konsum unter bestimmten Umständen dennoch volitionale Kohärenz beim Rückfall besitzen können, also schuldfähig sein können (vgl. 5.2.2.5). Die weiteren Ausführungen auf moralpsychologischer, volitionstheoretischer und neurobiologischer Basis zeigten, dass sowohl Moralisierung als auch Schuldzuschreibung für den therapeutischen Prozess fruchtbar gemacht werden können (vgl. 5.2.2.6). Es muss aber festgehalten werden, dass alle Überlegungen zur therapeutischen Nützlichkeit nur geringe Evidenz beanspruchen können, während die Ausführungen zur Schuldfähigkeit am Rückfall auf die logische Sicherheit einer Begriffsanalyse setzen können.

Damit wurde die ersten zwei Teilfragen der Forschungsfrage dergestalt beantwortet, dass es erlaubt ist, Abhängigen für einen freiwilligen Rückfall in therapeutisch nützlicher Art und Weise Schuld zuzuschreiben (vgl. 5.2.1. und 5.2.2). Gegen ein simples Verständnis der normativen Hypothese als paradigmatische Lösungsregel wurde aber die Notwendigkeit der prinzipienbasierten Abwägung im Einzelfall dargelegt (vgl. 5.2.3.4) und am Beispiel des Umgangs mit Rückfälligkeit verhandelt. Dadurch wurde die maximale Bedeutung der Schuldfrage sowie der normativen Hypothese als ein Element der Abwägung des Umgangs mit Rückfälligkeit festgestellt.

6 Zusammenfassung und Ausblick

In diesem Kapitel werden die Teilkapitel zusammengefasst und ein Ausblick auf Forschungsansätze geboten.

6.1 Einleitung

Die Doktorarbeit begann mit der Feststellung, dass Abhängige einer teils ideologisch motivierten Etikettierung als Krankheit oder Willensschwäche ausgesetzt sind, die sich auf ihr Leben auswirkt. Daher wurde eine empirische und ethische, d.h. interdisziplinäre Auseinandersetzung mit dieser Thematik als notwendig angesehen. Das Forschungsfeld wurde dazu auf die professionelle Suchthilfe eingegrenzt, da diese eine besondere Bedeutung und Mittlerrolle zwischen Abhängigen und Gesellschaft besitzt.

6.2 Grundlegendes

Das Suchtverständnis wurde als *Einstellung professioneller Mitarbeiter-/innen in der Suchthilfe gegenüber stoffgebundener Abhängigkeit im Generellen* plausibel gemacht und die einzelnen Elemente geklärt (vgl. 3). Es wurde argumentiert, dass das Suchtverständnis als Einstellung verstanden werden kann (vgl. 3.1). Da die Suchthilfe von stoffgebundenen Abhängigkeiten und Mischkonsum dominiert wird, wurde die stoffgebundene Abhängigkeit im Generellen als geeignetes Einstellungsobjekt plausibilisiert (vgl. 3.3). Die verschiedenenen in der Suchthilfe involvierten Professionen (v.a. Mediziner, Psychologen und Sozialpädagogen) wurden in ihrer Verteilung innerhalb der deutschen Suchthilfe und in ihrer professionellen Interdependenz dargestellt (vgl. 3.2). Professionsethische Probleme einer solchen Fallstruktur wurden angerissen (vgl. 3.1.3).

6.3 Deskriptives

Die Doktorarbeit widmet sich im empirischen Teil der Forschungsfrage, welche Fallstrukturgesetzlichkeit das Handeln, Werten und Denken professioneller Mitarbeiter/-innen in der Suchthilfe gegenüber Abhängigkeit im Generellen erklären könnte. Aufbauend auf die grundlegenden Vorüberlegungen und in Auseinandersetzung mit bereits existierenden Theorien zum Suchtverständnis (vgl. 4.2.1) wurde eine eigene Theorie des

Suchtverständnisses entwickelt (vgl. 4.3). Dazu wurde eine deutschlandweit erstmalige schlagwortbasierte Literaturübersicht über internationale und deutsche empirische Forschungsarbeiten zum Suchtverständnis erstellt (vgl. 4.2.2).

1	Suchtverständnis				
2	Suchtbild			►	Umgang
3	Ursache	x	Verantwortung	►	Umgang
4	*„unspezifisch" „biopsychosozial" „biologische Determination" „psychische Probleme und soziales Umfeld"*		*„Willenskraft" „Kontrollverlust" „Risikovermeidung" „Rückfall als Scheitern oder Herausforderung"*		*„Drogenfreiheit der Einrichtung" „Eigener Rückfall" „Gefährdung durch Fehlverhalten"*

Tabelle 17: Suchtverständnis und professionelle Leitthemen

Ausgehend vom theoretischen und empirischen Forschungsstand sowie den eigenen Überlegungen wurden Hypothesen generiert (vgl. 4.4.1). Ein Fragebogen zur Erfassung des Suchtverständnisses professioneller Mitarbeiter/-innen in der deutschen Suchthilfe wurde im Peer-Review-Verfahren erstellt (vgl. 4.4.2.4 & 8.3). Eine postalische Erhebung des Suchtverständnisses bei Mitarbeiter/-innen bayerischer Suchthilfeeinrichtungen erreichte eine Rücklaufquote von 60.8%, bei n= 101/166 und entspricht der Verteilung der Professionen in der Grundgesamtheit der deutschen Suchthilfe (vgl. 4.4.3.1). Zur Hypothesenüberprüfung aus theoretischen Gründen (Professionsethik, Sozialontologie, Forschungsethik; vgl. 4.4.2.2) wurde das Konstrukt Suchtverständnis als Einstellung mit Methoden der probabilistischen Testtheorie (vgl. 4.4.2.3) geprüft und verworfen. Die hypothetische Fallstrukturgesetzlichkeit Suchtverständnis professioneller Mitarbeiter/-innen in der deutschen Suchthilfe sollte daher nicht mehr als Einstellung verstanden werden (vgl. 4.4.3.7). Deskriptive Auswertungen legen Unterschiede im Etikettierungsverhalten nahe (vgl. 4.4.3.9): In der deutschen Suchthilfe besteht eine fast vollständige Etikettierung als Krankheit und fast vollständige Ablehnung von Willensschwäche. Widersprüchlichen Etiketten wird nur sehr selten gleichzeitig zugestimmt. In stationären Einrichtungen wird Sucht als Willensschwäche stärker zugestimmt, wobei ein Studium oder eine Zusatzausbildung die Zustimmung zu Willensschwäche reduzieren. Deutlich ist die professionsübergreifend eindeutige Etikettierung von Abhängigkeit als Krankheit und der bevorzugte Modus der

kompensatorischen Verantwortungszuschreibung für Entstehung und Bewältigung der Abhängigkeit, d.h. Abhängigen wird geringe Tatschuld für die Entstehung und hohe Bringschuld für die Bewältigung zugeschrieben. Explorative Auswertungen (vgl. 4.4.3.10) legen weiterhin nahe, dass den Antworten der Befragten *„professionelle Leitthemen"* zu Grunde liegen (vgl. Tabelle 17, S. 182). Diese *professionellen Leitthemen* nehmen eine Zwitterstellung zwischen der professionellen Rollenerwartung und persönlichen Ansichten ein und strukturieren, wie von Professionellen über Abhängigkeit gesprochen und entschieden wird.
Damit lässt sich zusammenfassend festhalten, dass die deutsche Suchthilfe nicht von individuellen Einstellungen, sondern von einem dominanten Krankheitsetikett, einem dominanten Modus der kompensatorischen Verantwortungszuschreibung sowie professionellen Leitthemen geprägt ist.

6.4 Ethisches

Im ethischen Kapitel wurde gefragt: *Kann, darf und soll Abhängigen für einen Rückfall Schuld zugeschrieben werden?* Eine systematische Auseinandersetzung erfolgt entlang der drei Teilfragen. Dazu wurde ein Verfahren der Legitimation von normativen Hypothesen zwischen Konkretionsbedarf und Begründungstiefe entwickelt und dem skeptischen Einwand gegen die Bedeutung von Ethik und Professionalität entgegnet (vgl. 5.1.1). Eine normative Hypothese wurde vorgestellt (vgl. 5.1.2) und die Legitimität ihrer deontischen Kopula, die Möglichkeit der Handlungsforderung sowie die Möglichkeit der empirischen Bedingungen besprochen. Die ethische Analyse zeigte (vgl. 5.2.1), dass die Legimität einer Schuldzuschreibung von der Schuldfähigkeit abhängig ist, während die konkrete Form der Schuldzuschreibung von der therapeutischen Nützlichkeit bestimmt wird (vgl. 5.2.1.9). Diese Verbindung von Schuldfähigkeit und therapeutischer Nützlichkeit führte dann zu einer ethisch legitimen normativen Hypothese.
In Auseinandersetzung mit dem Begriff der Schuldfähigkeit als *volitionaler Kohärenz* (vgl. 5.2.1) und dem Krankheitsargument (i.e. Abhängigkeit ist eine Krankheit und Krankheit verbietet Schuldzuschreibung) konnte gezeigt werden, dass Krankheitssymptome volitionaler Kontrolle widersprechen (vgl. 5.2.2.4). Die Auseinandersetzung mit dem Abhängigkeitsbegriff, wie er sich aus Konsensusdefinitionen, Symptomkatalogen und Suchttheorien ergibt, (vgl. 5.2.2.1) führte aber zu dem Schluss, dass Abhängige auch bei prinzipiell beeinträchtigten volitionalen Funktionen gegenüber dem Konsum unter bestimmten Umständen volitionale Kohärenz in Bezug auf den Rückfall besitzen können. Abhängige können also schuldfähig rückfällig werden (vgl. 5.2.2.5). Zudem wurde auf moralpsychologischer, volitionstheoretischer und neurobiologischer Basis gezeigt, dass sowohl Moralisie-

rung als auch Schuldzuschreibung für den therapeutischen Prozess fruchtbar gemacht werden können (vgl. 5.2.2.6). Damit wurden die ersten zwei Teilfragen der Forschungsfrage dergestalt beantwortet, dass es erlaubt und möglich sei, Abhängigen für einen freiwilligen Rückfall in therapeutisch nützlicher Art und Weise Schuld zuzuschreiben (vgl. 5.2.1 und 5.2.2).[1]

Legitimierte normative Hypothese
Wenn eine Person abhängig ist (empirische Bedingung B_1) UND nach einer Phase der Abstinenz Drogen konsumiert (empirische Bedingung B_2) UND dies freiwillig geschieht (legitimierende empirische Bedingung B_{L1}), ist es erlaubt, ihr dafür in einer therapeutisch nützlichen Art und Weise (legitimierende empirische Bedingung B_{L2}) Schuld zuzuschreiben (mögliche Handlung H_1).

Gegen ein simples Verständnis der normativen Hypothese als paradigmatische Lösungsregel wurde die Notwendigkeit *der prinzipienbasierten Abwägung im Einzelfall* dargelegt (vgl. 5.2.3) und am Beispiel des Umgangs mit Rückfälligkeit verhandelt. Obwohl die normative Hypothese auf politischer Ebene durchaus interessante Folgen nach sich ziehen kann, wurde doch herausgearbeitet, dass ihre Bedeutung in der Praxis sich darin erschöpfen sollte, ein Element im Prozess der Abwägung über den angemessenen Umgangs mit einem konkreten Rückfall zu sein. Dazu wurden exemplarisch einige weitere bedenkenswerte Aspekte und Prinzipien vorgestellt und diskutiert (vgl. 5.2.3.4) und eine Richtlinie zur ethischen Entscheidungsfindung aus dem Englischen ins Deutsche übertragen (vgl. S. 174).

6.5 Zusammenfassung

In der vorliegenden Arbeit wurde erstmalig der Forschungstand zum Suchtverständnis professioneller Mitarbeiter/-innen in der deutschen Suchthilfe dargestellt. Zudem konnte gezeigt werden, dass nicht *Einstellungen gegenüber Abhängigkeit*, sondern eine *eindeutige Etikettierung als Krankheit* und ein *kompensatorisches Muster der Verantwortungszuschreibung* sowie *professionelle Leitthemen* die Sichtweise auf Abhängigkeit und den Umgang mit Rückfälligkeit strukturieren. Im ethischen Kapitel wurde gezeigt, dass trotz einer Sicht auf Abhängigkeit als Krankheit für den Rückfall Schuldfähigkeit vorliegen kann, jedoch jede legitime Schuldzuschreibung hinsichtlich

1 Es muss aber festgehalten werden, dass alle Überlegungen zur therapeutischen Nützlichkeit nur geringe Evidenz beanspruchen können, während die Ausführungen zur Schuldfähigkeit am Rückfall auf die Sicherheit einer begriffsanalytischen Auseinandersetzung verweisen können.

ihrer therapeutischen Nützlichkeit geprüft werden muss. Die Schuldzuschreibung ist dabei nur ein Element in der ethischen Urteilsbildung in der Praxis der Abhängigkeitstherapie. Neben Gerechtigkeit und Wohltun als Hauptprinzipien für die Diskussion der Schuldzuschreibung wurden weitere ethische Prinzipien vorgestellt, am Beispiel des Rückfalls dargestellt und dadurch die ethische Gebotenheit einer *prinzipienbasierten Abwägung im Einzelfall* herausgerarbeitet.

6.6 Ausblick

Zwei Aspekte bleiben noch etwas ungeklärt und ihre Lösung soll hier angerissen werden. Erstens führt jede interdisziplinäre Forschung sowohl auf einer abstrakten als auch konkreten Ebene zu der Frage, wie Ethik und Empirie zusammenhängen. Die abstrakte Ebene wurde bereits besprochen (vgl. 5.1.1). Die empirischen Hauptbefunde sind die deutliche Etikettierung als Krankheit, der dominante Modus der kompensatorischen Verantwortungszuschreibung und die Existenz professioneller Leitthemen. Bei den ethischen Befunden wurde festgestellt, dass Abhängigen für einen Rückfall unter Umständen legitim Schuld zugeschrieben werden, der konkrete Umgang jedoch neben der therapeutischen Nützlichkeit auch in weitere Überlegungen eingebunden werden muss. Das Resultat war ein Verweis auf die Notwendigkeit einer *prinzipienbasierten Abwägung im Einzelfall.* Doch was bedeuten die Befunde für die Praxis der Rückfallbehandlung? Wie können ethischer und empirischer Teil der Doktorarbeit integriert werden? Die Verbindung lässt sich am ehesten über das Verständnis der empirischen Befunde als Ankerpunkte für *prinzipienbasierte Abwägungsprozesse* und *Entscheidungen über Verantwortungszuschreibung* im interprofessionellen Diskurs verstehen. Das bedeutet, dass in zahlreichen Situationen, in denen professionell über Abhängigkeit gesprochen wird (z.B. in zwischen einzelnen Therapeut/-innen, bei Gruppendiskussionen einer innerbetrieblichen Therapeutengruppe, oder beim Austausch während Konferenzen oder in Journalen) diese Themen eine Rolle spielen. Sie dienen als Ankerpunkte für Argumentationen. So ist zu erwarten, dass eine Argumentation, die vom Krankheitsetikett ausgeht und daraus ihre Gültigkeit bezieht, wesentlich weniger Widerspruch erhalten wird. Ähnliches gilt die für die kompensatorische Verantwortungszuschreibung. Die professionellen Leitthemen stellen dagegen weniger Ankerpunkte als vielmehr Aspekte der Abhängigkeit innerhalb von Gesprächssituationen, ohne deren Beachtung oder Klärung der Abwägungsprozess nicht zu einem zufriedenstellenden Ende kommen kann. Zu den professionellen Leitthemen muss also Stellung bezogen werden, und diese Stellungnahme in Bezug auf das Krankheitsverständnis und kompensatorische Verantwortungszuschreibung hin begrün-

det werden. Durch diese Stellungnahme und Rechtfertigung manifestiert sich das Suchtverständnis professioneller Mitarbeiter/-innen in der deutschen Suchthilfe.
Zweitens zeigen sich zahlreiche Forschungslücken. Diese Studie stellte die erste interprofessionelle Befragung zum Suchtverständnis professioneller Mitarbeiter/-innen in der deutschen Suchthilfe an. Sie war jedoch aus Gründen der einfacheren Rekrutierung auf die bayerische Suchthilfe beschränkt, verfügt über eine begrenzte Stichprobengröße und war vom Design auf die Überprüfung der Fallstrukturgesetzlichkeit und nicht auf Repäsentativität ausgelegt. Um repräsentativere Darstellungen der Meinungslandschaft und Bestätigung oder Überprüfung der hier aufgeführten Befunde zu erhalten, bieten sich weitere Studien zum Suchtverständnis an. Auch auf anderen Ebenen als der professionellen Suchthilfe (z.b. andere Professionsgruppen, Abhängige, Bevölkerung) ist in Deutschland eine deutliche Forschungslücke zu erkennen. Nur für Ärzte gibt es eine auf Mainz eingeschränkte aktuelle Studie.
Die ausgeführten Überlegungen zu Willensfreiheit, volitionaler Kohärenz und Schuldfähigkeit bei Abhängigkeit bauen auf einer metaethischen Position des Kompatibilismus mit starker Empirienähe. Obwohl ich diese Position für evident halte, muss doch konzediert werden, dass es andere philosophische Positionen zu dieser Fragestellung gibt. Unabhängig davon möchte ich jedoch dafür plädieren, die empirischen Wissenschaften bei der philosophischen Betrachtung der Schuldfrage bei Abhängigkeit nicht aus dem Blick zu lassen. Abhängigkeit und vor allem Abhängige, sollten nicht zu einem beliebig füllbarem Stichwortgeber für philosophische Positionen zur Willensfreiheit degradiert werden.
Im Laufe der Abhängigkeit können zahlreiche deviante Handlungen erfolgen. Nicht für alle gibt es eine so starke Kopplung an die Suchtsymptomatik wie für den Rückfall. Beschaffungskriminalität, Verwahrlosung oder mangelnde Gesundheitsvorsorge sind einige weitere Punkte, die in anderer Beziehung zu der durch Abhängigkeit eingeschränkten Schuldfähigkeit stehen. Die ethische Behandlung der Schuldfähigkeitsfrage erfolgte in dieser Arbeit nur für den Rückfall, ist aber erweiterbar auf weitere deviante Handlungen oder Tugendpflichten. Eng damit verbunden ist zudem die Frage, ob eine empirische Messung der Schuldfähigkeit möglich ist. Es wurde dargelegt, dass es vom *individuellen Profil der gestörten volitionalen Funktionen* und der *volitionalen Komplexität der Konsumhandlung* abhängt, ob die Schuldfähigkeit während dieser konkreten Handlung eingeschränkt ist. Einige dieser Aspekte könnten durch neuropsychologische Testbatterien oder Rekonstruktion der Rückfallsituation den Abwägungsprozess sachlich informieren. Einflüsse auf behaviorale Lernprozesse könnten durch geschicktes Paradigmendesign, Automatisierungen durch Veränderungen in Reaktionszeiten oder der Anreizwert von Drogen-Cues mittels psycho-

physiologischer Parameter (Ereigniskorrelierte Potentiale, Hautleitwertreaktionen) messbar gemacht werden. Das alles kann Mittel an die Hand geben, das Ausmaß der Schuldfähigkeit zu objektivieren und damit zu gerechteren Schuldurteilen zu kommen. Während die Neuropsychologie in der Messbarmachung hier gewaltige Fortschritte aufweisen kann, klafft auf ethischer Seite aber noch eine gewaltige Forschungslücke. Die Beantwortung der Frage nach der ethischen Legitimität und der Integration bzw. Operationalisierung des Schuldfähigkeitsbegriffs bedarf gleichzeitig ausführlicher philosophischer Analyse und neuropsychologischer Expertise. Hier besteht noch Forschungsbedarf.

Forschungsbedarf besteht ebenfalls für moralpädagogische Ansätze in der Abhängigkeitstherapie. Obwohl nicht zu leugnen ist, dass bereits moralpädagogische Elemente in der Behandlung angewendet werden, sind explizite Konzepte und Theorien rar. Die Ausführungen in dieser Doktorarbeit konnten aber plausibel zeigen, dass eine solche Herangehensweise fruchtbar sein könnte. Um diesen Ansatz weiterzuentwickeln ist jedoch neben empirischer Forschung (der es angesichts der schwachen Standardisierbarkeit einer moralpädagogischen Intervention schwer fallen wird mit randomisierten, kontrollierten, doppelblinden klinischen Studien zu konkurrieren) auch eine theoretische Ankopplung und Differenzierung zu anderen therapeutischen Schulrichtungen notwendig.

Als letztes lässt sich sagen, dass die Hegemonie des Krankheitsverständnis und die kompensatorische Verantwortungszuschreibung, die in der Studie gefunden wurden, sich gut und widerspruchsfrei mit den ethischen Überlegungen zur Begründbarkeit von Schuldzuschreibung nach Rückfall kombinieren lassen. Angesichts der Vielzahl an möglichen professionellen Leitthemen, die über die gefunden sicherlich hinausgehen, zeigt sich der Bedarf an weiterer ethischer Forschung über Abhängigkeit. Der Weg hin zu einer Ethik der Sucht (Wolf 2003) ist noch nicht zu Ende begangen.

7 Literaturverzeichnis

Abed, R. T.; Neira-Munoz, E. (1990): A survey of general practitioners' opinion and attitude to drug addicts and addiction. In: British Journal of Addiction, Jg. 85, H. 1, S. 131–136.

Adorno, Theodor W (2003): Soziologische Schriften I. 1. Aufl. Frankfurt am Main: Suhrkamp (Suhrkamp Taschenbücher Wissenschaft, 1708).

Adorno, Theodor W. (1975): Negative Dialektik. Frankfurt a.M.: Suhrkamp.

Ainslie, George (2001): Breakdown of will. Cambridge, New York: Cambridge University Press.

Albert, Hans (1968): Traktat über kritische Vernunft. 2. unv. Aufl. Tübingen: Mohr Siebeck.

Althof, Wolfgang (Hg) (1996): Lawrence Kohlberg. Die Psychologie der Moralentwicklung. Frankfurt a.M.: Suhrkamp.

American Psychiatric Association (2007): Diagnostic and statistical manual of mental disorders. DSM-IV-TR. 4. ed., text revision, 10. print. Arlington, VA: American Psychiatric Assoc.

Anderson, Peter; Clement, Sue (1987): The AAPPQ Revisited: the measurement of general practitioners' attitudes to alcohol problems. In: British Journal of Addiction, Jg. 82, H. 7, S. 753–759.

Angermeyer, Matthias C.; Matschinger, Herbert; Grobel, Stephan (1995a): Einstellung der Bevölkerung zu Alkoholkranken. Teil 1: Soziale Distanz. In: Sucht, Jg. 41, H. 4, S. 232–237.

Angermeyer, Matthias C.; Matschinger, Herbert; Grobel, Stephan (1995b): Einstellung der Bevölkerung zu Alkoholkranken. Teil 2: Stereotyp und Stigmatisierung. In: Sucht, Jg. 41, H. 4, S. 238–244.

Aristoteles (1995): Nikomachische Ethik. Hamburg: F. Meiner.

Aristotle; Ross, W. D. (2005): Nicomachean Ethics: Digireads.Com.

Auhagen, Ann Elisabeth (1999): Die Realität der Verantwortung. Göttingen: Hogrefe Verl. für Psychologie.

Bartsch, Andreas J.; Homola, György; Biller, Armin; Smith, Stephen M.; Weijers, Heinz-Gerd; Wiesbeck, Gerhard A. et al. (2007): Manifestations of early brain recovery associated with abstinence from alcoholism. In: Brain, Jg. 130, H. 1, S. 36–47.

Battin, Margaret Pabst (2007): Drugs and justice. Seeking a consistent, coherent, comprehensive view. New York, NY: Oxford Univ. Press.

Bauer, Petra (2004): Systemische Supervision multiprofessioneller Teams in der Psychiatrie. Freiburg im Breisgau: Lambertus.

Bauer, Robert; Eppler, Natalie; Wolf, Julia (2009): Implications of Understandings of Addiction: An Introductory Overview. In: Hoffstadt, Christian; Bernasconi, Remo (Hg): An den Grenzen der Sucht / On the edge of addiction / Aux confins de la dépendance. Freiburg: projektverlag (Aspekte der Medizinphilosophie, 8), S. 13-30.

Baum, Hermann (1996): Ethik sozialer Berufe. Paderborn, München, Wien, Zürich: Schöningh.

Bayertz, Kurt (1995): Eine kurze Geschichte der Herkunft der Verantwortung. In: Bayertz, Kurt (Hg): Verantwortung. Prinzip oder Problem? Darmstadt: Wiss. Buchges., S. 3-71.

Bearn, J.; Evans, A.; Kelleher, M.; Turner, K.; Lees, A. (2004): Recognition of a dopamine replacement therapy dependence syndrome in Parkinson's disease: a pilot study. In: Drug Alcohol Depend, Jg. 76, H. 3, S. 305-310.

Beauchamp, Tom L.; Childress, James F. (2008): Principles of Biomedical Ethics: Oxford University Press, USA.

Bechara, A.; Damasio, H.; Damasio, A. (2000): Emotion, Decision Making and the Orbitofrontal Cortex. In: Cerebral Cortex, H. 10, S. 295-307.

Bechara, Antoine (2005): Decision making, impulse control and loss of willpower to resist drugs: a neurocognitive perspective. In: Nat Neurosci, Jg. 8, H. 11, S. 1458-1463.

Beiglböck, W.; Feselmayer, S. (1987): Suchtspezifische Attributionsstile des Alkoholkranken und deren therapeutische Relevanz. In: Wiener Zeitschrift für Suchtforschung, Jg. 10, H. 3/4, S. 85-91.

Berridge, Kent C. (2003): Pleasures of the brain. Affective Neuroscience. In: Brain and Cognition, Jg. 52, H. 1, S. 106-128.

Berridge, Kent C. (2004): Motivation concepts in behavioral neuroscience. Reviews on Ingestive Science. In: Physiology & Behavior, Jg. 81, H. 2, S. 179-209.

Berthoz, S.; Grezes, J.; Armony, J. L.; Passingham, R. E.; Dolan, R. J. (2006): Affective response to one's own moral violations. In: NeuroImage, Jg. 31, H. 2, S. 945-950. Online verfügbar unter doi:10.1016/j.neuroimage.2005.12.039.

Bierhoff, Hans-Werner (2006): Sozialpsychologie. Ein Lehrbuch. 6., überarb. und erw. Aufl. Stuttgart: Kohlhammer.

Bieri, Peter (2006a): Das Handwerk der Freiheit. Frankfurt a.M.: Fischer.

Bieri, Peter (2006b): Untergräbt die Regie des Gehirn die Freiheit des Willens? In: Heinze, M.; Fuchs, T.; Reischies, F. M. (Hg): Willensfreiheit - eine Illusion? Naturalismus und Psychiatrie. Lengerich: Parodos, S. 35-48.

Birnbacher, D. (1999): Ethics and Social Science: Which Kind of Co-Operation? In: Ethical Theory and Moral Practice, H. 2, S. 319-336.

BISDRO. ARCHiDO. Online verfügbar unter http://www.archido.de/index.php?option=com_content&view=article&id=64&Itemid=203&lang=de, zuletzt geprüft am 28.01.2010.

Bitz, Michael (1981): Entscheidungstheorie. München: Vahlen (Hagener Universitätstexte).

Blasi, Augusto (1986): Psychologische oder philosophische Definition der Moral. Schädliche Einflüsse der Philosophie auf die Moralpsychologie. In: Edelstein, W.; Nunner-Winkler, G. (Hg): Zur Bestimmung der Moral. Philosophische und sozialwissenschaftliche Beiträge zur Moralforschung. Frankfurt a.M.: Suhrkamp .

Bogerts, Bernhard (2001): Neurobiologische Veränderungen bei chronischem Alkoholismus. Sind die hirnorganischen Beeinträchtigungen reversibel? In: Ausschuss für Angelegenheiten der psychiatrischen Krankenversorgung des Landes Sachsen-Anhalt (Hg): Versorgung von „chronisch mehrfach geschädigten" Suchtkranken. Beiträge zur Ausschuss-Sitzung am 25.10.2000 in Quedlinburg. Halle, S. 1–6.

Bonnie, Richard J. (2002): Responsibility for addiction. In: J Am Acad Psychiatry Law, Jg. 30, H. 3, S. 405–413. Online verfügbar unter http://www.jaapl.org/cgi/content/abstract/30/3/405.

Boorse, Christopher (1977): Health as a Theoretical Concept. In: Philosophy of Science, Jg. 44, H. 4, S. 542–573.

Braun, Christina von (2009): GenderWissen. Ein Handbuch der Gender-Theorien. 2., überarb. und erg. Aufl. Köln: Böhlau (UTB Gender-studies, Kulturwissenschaften, Literaturwissenschaften, 2584).

Brickman, Philip; Rabinowitz, Vita Carulli; Karuza, Jurgis; Coates, Dan; Cohn, Ellen; Kidder, Louise (1982): Models of helping and coping. In: American Psychologist, Jg. 37, H. 4, S. 368–384.

Brower, Kirk J.; Blow, Frederic C.; Beresford, Thomas P. (1989): Treatment implications of chemical dependency models: An integrative approach. In: Journal of Substance Abuse Treatment, Jg. 6, H. 3, S. 147–157.

Brumlik, Micha (2004): Advokatorische Ethik. Zur Legitimation pädagogischer Eingriffe. 2. Aufl. Berlin: Philo & Philo Fine Arts.

Brünger; Martin (1995): Der Rückfall während der stationären Suchtbehandlung. In: Verhaltenstherapie und psychosoziale Praxis, H. 1, S. 19–34, zuletzt geprüft am 26.05.2008.

Bühner, Markus (2009): Einführung in die Test- und Fragebogenkonstruktion. 2. Aufl. München: Pearson Studium.

Bühringer, Gerhard; Wittchen, Hans-Ulrich; Gottlebe, Katrin; Kufeld, Claudia; Goschke, Thomas (2008): Why people change? The role of cognitive-control processes in the onset and cessation of substance abuse disorders. In: International Journal of Methods in Psychiatric Research, Jg. 17, H. S1, S. S4-S15.

BZgA: "Alkohol. Verantwortung setzt die Grenze". Pressemitteilung vom 15.06.2000. Online verfügbar unter http://www.bzga.de/botpresse_74.html, zuletzt geprüft am 15.03.2010.

Cardinal, Rudolf N.; Parkinson, John A.; Hall, Jeremy; Everitt, Barry J. (2002): Emotion and motivation: the role of the amygdala, ventral striatum, and prefrontal cortex. In: Neuroscience & Biobehavioral Reviews, Jg. 26, H. 3, S. 321-352.

Cardinal, Rudolf N.; Parkinson, John A.; Hall, Jeremy; Everitt, Barry J. (2003): The contribution of the amygdala, nucleus accumbens, and prefrontal cortex to emotion and motivated behaviour. Cognition and emotion in the brain. Selected topics of the International Symposium on Limbic and Association Cortical Systems. In: International Congress Series, Jg. 1250, S. 347-370.

Carter, A.; Hall, W. (2008): Informed consent to opioid agonist maintenance treatment: recommended ethical guidelines. In: The International journal on drug policy, Jg. 19, H. 1, S. 79-89.

Christen, Markus (2005): Abklärung des möglichen Beitrags der Neurowissenschaft und der Verhaltensforschung zum Verständnis moralischer Orientierung. Pilotstudie im Rahmen des Forschungsprojektes "Grundlagen moralischer Orientierung" des Ethik-Zentrums der Universität Zürich. Online verfügbar unter http://www.ini.uzh.ch/pubs/pdfs/Chr_beitr_2005.pdf, zuletzt geprüft am 23.11.2010.

Crabb, Ann C.; Linton, Jeremy M. (2007): A Qualitative Study of Recovering and Nonrecovering Substance Abuse Counselors' Belief Systems. In: Journal of Addictions & Offender Counseling, Jg. 28, H. 1, S. 4-20.

Crawford, JR; Heather, N. (1987): Public Attitudes to the Disease Concept of Alcoholism. In: Substance Use & Misuse, Jg. 22, H. 11, S. 1129-1138.

Crawford, JR; Thomson, N. A.; Gullion, F. E.; Garthwaite, P. (1989): Does Endorsement of the Disease Concept of Alcoholism Predict Humanitarian Attitudes to Alcoholics? In: Substance Use & Misuse, Jg. 24, H. 1, S. 71-77.

Davies, John Booth (2006): The myth of addiction. 2. ed. New York: Routledge.

Dawes, Robyn M.; Six, Bernd (1977): Grundlagen der Einstellungsmessung. 1. Aufl. Weinheim: Beltz.

DBSH (1997): Berufsethische Prinzipien des DBSH. Deutsche Berufsverband für Soziale Arbeit (Essen). Online verfügbar unter http://www.dbsh.de/BerufsethischePrinzipien.pdf, zuletzt aktualisiert am 21.01.2001, zuletzt geprüft am 15.07.2008.

Demmel, Ralf (2002): Inflationäre Selbstwirksamkeitserwartungen rückfälliger Patienten. Selbstüberschätzung oder Zweckoptimismus. In: Sucht, Jg. 48, H. 6, S. 454-455.

Detel, Wolfgang (2008): Metaphysik und Naturphilosophie. Durchges. Ausg. Stuttgart: Reclam.

Detel, Wolfgang (2009): Philosophie des Sozialen. [Nachdr.]. Stuttgart: Reclam.

Deutscher Bundestag (30.04.2009): Bericht über die Lebenssituation junger Menschen und die Leistungen der Kinder- und Jugendhilfe in Deutschland. 13. Kinder- und Jugendbericht. Drucksache 16/12860. Deutscher Bundestag. Online verfügbar unter http://www.dji.de/bibs/13_Kinder_und_Jugendbericht_DRS_1612860.pdf, zuletzt geprüft am 10.03.2010.

DHS. Bibliothek. Online verfügbar unter http://www.dhs.de/web/bibliothek/index.php, zuletzt geprüft am 28.01.2010.

DHS (Hg) (1999): Ethische Prinzipien in der professionellen Suchtkrankenhilfe. DHS. Online verfügbar unter http://www.dhs.de/makeit/cms/cms_upload/dhs/ethische_prinzipien.pdf, zuletzt aktualisiert am 30.11.2007, zuletzt geprüft am 26.10.2008.

DHS (Hg) (2009): Jahrbuch Sucht 2009. Geesthacht: Neuland (Jahrbuch Sucht).

Diekmann, Andreas (2007): Empirische Sozialforschung. Grundlagen, Methoden, Anwendungen. 18. Aufl., vollst. überarb. und erw. Neuausg. Reinbek bei Hamburg: Rowohlt-Taschenbuch-Verl. (rororo Rowohlts Enzyklopädie, 55678).

Dietrich, Julia (2009a): Die Kraft der Konkretion oder: Die Rolle deskriptiver Annahmen für die Anwendung und Kontextsensitivität ethischer Theorie. In: Ethik in der Medizin, Jg. 21, H. 3, S. 213–221.

Dietrich, Julia (2009b): Die Kraft der Konkretion oder: Die Rolle deskriptiver Annahmen für die Anwendung und Kontextsensitivität ethischer Theorie. In: Ethik in der Medizin, Jg. 21, H. 3, S. 213–221.

Dilling, Horst (2006): Taschenführer zur ICD-10-Klassifikation psychischer Störungen. Mit Glossar und Diagnostischen Kriterien ICD-10: DCR-10. 3., vollst. überarb. und erw. Aufl. unter Berücksichtigung der German Modification (GM) der ICD-10. Bern: Huber.

Dillman, Don A. (2007): Mail and internet surveys. The tailored design method /. 2 ed., 2007 update with new Internet, visual, and mixed-mode guide. Hoboken, NJ: Wiley.

Dollinger, Bernd (2002): Drogen im sozialen Kontext. Zur gegenwärtigen Konstruktion abweichenden Verhaltens. Augsburg: Maro-Verl. (Bamberger Beiträge zur Sozialpädagogik & Familienforschung, 4).

Dollinger, Bernd; Schmidt-Semisch, Henning (Hg) (2007): Sozialwissenschaftliche Suchtforschung. Wiesbaden: VS Verlag für Sozialwissenschaften | GWV Fachverlage GmbH Wiesbaden (Springer-11776 /Dig. Serial]).

Dörner, Klaus; Bargfrede, Hartmut (2004): Irren ist menschlich. Lehrbuch der Psychiatrie/Psychotherapie. Neuausg. 2002, 2., korrigierte Aufl. Bonn: Psychiatrie-Verl.

Dreher, Eduard (1987): Die Willensfreiheit. Ein zentrales Problem mit vielen Seiten. München: Beck.

Eastman, Nigel; Campbell, Colin (2006): Neuroscience and legal determination of criminal responsibility. In: Nat Rev Neurosci, Jg. 7, H. 4, S. 311–318.

Eckensberger, Lutz H.; Gähde, Ulrich (Hg) (1993): Ethische Norm und empirische Hypothese. 1. Aufl. Frankfurt am Main: Suhrkamp (Suhrkamp Taschenbuch Wissenschaft, 1088).

Engel, G. L. (1997): From biomedical to biopsychosocial. Being scientific in the human domain. In: Psychosomatics, Jg. 38, H. 6, S. 521–528. Online verfügbar unter http://psy.psychiatryonline.org/cgi/content/abstract/38/6/521.

Engels, Eve-Marie (1993): George Edward Moores Argument der naturalistic fallacy in seiner Relevanz für das Verhältnis von philosophischer Ethik und empirischen Wissenschaften. In: Eckensberger, Lutz H.; Gähde, Ulrich (Hg): Ethische Norm und empirische Hypothese. 1. Aufl. Frankfurt am Main: Suhrkamp (Suhrkamp Taschenbuch Wissenschaft, 1088), S. 92–132.

Eppler, Natalie (2008): Mythos Sucht. Heroinvergabe - Chance oder Endstation. Marburg: Tectum-Verl.

Esfeld, Michael (2007): Kausalität. In: Stöckler, Manfred (Hg): Wissenschaftstheorie. Ein Studienbuch. Paderborn: mentis-Verl., S. 89–108.

Fainsinger, Robin L.; Thai, Vincent; Frank, Gary; Fergusson, Jean (2006): What's in a Word? Addiction Versus Dependence in DSM-V. In: Am J Psychiatry, Jg. 163, H. 11, S. 2014-a-.

Feltenstein, M. W.; See, R. E. (2008): The neurocircuitry of addiction: an overview. In: Br J Pharmacol, Jg. 154, H. 2, S. 261–274.

Felthous, Alan R. (2008): The Will: From Metaphysical Freedom to Normative Functionalism. In: J Am Acad Psychiatry Law, Jg. 36, H. 1, S. 16–24.

Fincham, F.; Jaspars, J. (1979): Attribution of responsibility to the self and other in children and adults. In: Journal of Personality and Social Psychology, Jg. 37, H. 9, S. 1589–1602.

Fincham, Frank D.; Jaspars, Joseph M. (1980): Attribution of Responsibility: From Man the Scientist to Man As Lawyer. In: Advances in experimental social psychology, H. 13, S. 81–138.

Fischer, B.; Rehm, J. (1998): Intoxication, the Law and Criminal Responsibility -- A Sparkling Cocktail at Times: The Case Studies of Canada and Germany. In: Eur Addict Res, Jg. 4, H. 3, S. 89–101.

Fischer, Lorenz; Wiswede, Günter (2002): Grundlagen der Sozialpsychologie. 2. Aufl. Oldenbourg.

Fishbein, Martin; Ajzen, Icek (1973): Attribution of responsibility: A theoretical note. In: Journal of Experimental Social Psychology, Jg. 9, H. 2, S. 148–153.

Foddy, Bennett; Savulescu, Julian (2007): Addiction Is Not An Affliction: Addictive Desires Are Merely Pleasure-Oriented Desires. In: American Journal of Bioethics, Jg. 7, H. 1, S. 29–32.

Forman, Robert F.; Bovasso, Gregory; Woody, George (2001): Staff beliefs about addiction treatment. In: Journal of Substance Abuse Treatment, Jg. 21, H. 1, S. 1–9.

Förstl, H. (Hg) (2005): Frontalhirn. Funktionen und Erkrankungen. Heidelberg: Springer.

Frankfurt, Harry G. (1971): Freedom of the will and the concept of a person. In: Journal of Philosophy, Jg. 68, H. January, S. 5–20.

Frohnenberg, Andre (2000): "Du sollst keine Drogen nehmen!". Konstruktivistische Perspektiven für die Drogenhilfe. Berlin: VWB Verl. für Wiss. und Bildung.

Funke, W. (2002): Rückfall während stationärer Suchtrehabilitation: Herausforderung für die Beziehungsgestaltung. In: Sucht, Jg. 48, S. 451–453.

Gelhaus, Petra (2007): "Theoretischer" und normativer Krankheitsbegriff. In: Erwägen Wissen Ethik, Jg. 18, H. 1, S. 107–110.

Geyer, Christian (Hg) (2004): Hirnforschung und Willensfreiheit. Deutung der neuesten Experimente. Frankfurt a.M.: Suhrkamp.

Gildemeister, Regine; Robert, Günther (1987): Probleme beruflicher Identität in professionalisierten Berufen. In: Frey, Hans-Peter; Haußer, Karl (Hg): Identität. Entwicklungen psychologischer und soziologischer Forschung. Stuttgart: Enke, S. 71–87.

Gillies, John; Sheehan, Mark (2006): When should patients be held responsible for their lifestyle choices? In: BMJ, Jg. 332, H. 7536, S. 279.

Goschke, Thomas (2002): Volition und kognitive Kontrolle. In: Müsseler, Jochen; Prinz, Wolfgang (Hg): Allgemeine Psychologie. Heidelberg: Spektrum Akad. Verl., S. 270–335.

Goschke, Thomas (2004): Vom freien Willen zur Selbstdetermination. In: Psychologische Rundschau, Jg. 55, H. 4, S. 186–197.

Gottschalk-Mazouz, Niels (2008): Probleme mit dem Begriff "Krankheit". In: Information Philosophie, H. 5, S. 12–19.

Graumann, Carl F. (1994): Verantwortung als soziales Konstrukt. In: Zeitschrift für Sozialpsychologie, Jg. 25, H. 3, S. 184–191.

Greene, J.; Cohen, J. (2004): For the law, neuroscience changes nothing and everything. In: Philos Trans R Soc Lond B Biol Sci, Jg. 359, H. 1451, S. 1775–1785. Online verfügbar unter doi:10.1098/rstb.2004.1546.

Greene, Joshua; Haidt, Jonathan (2002): How (and where) does moral judgement work? In: Trends in Cognitive Neuroscience, Jg. 6, H. 12, S. 517–523.

Griffin, J. A.; Umstattd, M. R.; Usdan, S. L. (2010): Alcohol use and high-risk sexual behavior among collegiate women: a review of research on alcohol myopia theory. In: Journal of American college health : J of ACH, Jg. 58, H. 6, S. 523–532.

Grohall, Karl-Heinz (2000): Berufsethik als Ziel und Inhalt der Studiengänge der Sozialen Arbeit. In: Wilken, Udo (Hg): Soziale Arbeit zwischen Ethik und Ökonomie. Freiburg im Breisgau: Lambertus, S. 223–252.

Gross, Werner (2003): Sucht ohne Drogen. Arbeiten, Spielen, Essen, Lieben… überarb. Neuausg. Frankfurt am Main: Fischer (Fischer-Taschenbücher Ratgeber, 15215).

Gruber, O.; Arendt, T.; Cramon, D. Y. von (2005): Neurobiologische Grundlagen. In: Förstl, H. (Hg): Frontalhirn. Funktionen und Erkrankungen. Heidelberg: Springer .

Grunwald, Klaus; Thiersch, Hans; Grunwald, Klaus; Thiersch, Hans (2008): Praxis lebensweltorientierter sozialer Arbeit. Handlungszugänge und Methoden in unterschiedlichen Arbeitsfeldern. 2. Aufl. Weinheim: Juventa-Verlag (Grundlagentexte Pädagogik).

Grüsser, Sabine M; Thalemann, Carolin N (2006): Verhaltenssucht. Diagnostik, Therapie, Forschung. 1. Aufl. Bern: Huber.

Günthner, A. (2008): Suchttherapie und Psychotherapie. In: Suchttherapie, Jg. 9, H. 02, S. 55–62.

Gutmann, Thomas (Hg) (2002): Rationierung und Allokation im Gesundheitswesen. 1. Aufl. Weilerswist: Velbrück Wiss.

Habermas, Jürgen (2001): Moralbewusstsein und kommunikatives Handeln. 1. Aufl., [Nachdr.]. Frankfurt am Main: Suhrkamp.

Hall, Wayne; Carter, Lucy; Morley, Katherine I. (2003): Addiction, neuroscience and ethics. In: Addiction, Jg. 98, H. 7, S. 867–870.

Hanninen, Vilma; Koski-Jannes, Anja (1999): Narratives of recovery from addictive behaviours. In: Addiction, Jg. 94, H. 12, S. 1837–1848.

Hasin, D.; Hatzenbuehler, M. L.; Keyes, K.; Ogburn, E. (2006): Substance use disorders: Diagnostic and Statistical Manual of Mental Disorders, fourth edition (DSM-IV) and International Classification of Diseases, tenth edition (ICD-10). In: Addiction (Abingdon, England), Jg. 101 Suppl 1, S. 59–75.

Heckmann, Heinz-Dieter; Walter, Sven (Hg) (2006): Qualia. Ausgewählte Beiträge. 2., überarb. Aufl. Paderborn: mentis.

Heider, Fritz (1958): The psychology of interpersonal relations. New York: Wiley.

Heinz, A.; Beck, A. (2007): [Addiction as loss of self-control? Current concepts on the development and treatment of addictive behaviors]. In: Fortschr Neurol Psychiatr, Jg. 75, H. 1, S. 1–4.

Heinz, A.; Smolka, N.; Mann, K. (2005): Alkoholabhängigkeit. In: Förstl, H. (Hg): Frontalhirn. Funktionen und Erkrankungen. Heidelberg: Springer, S. 347–360.

Heinze, M.; Fuchs, T.; Reischies, F. M. (Hg) (2006b): Willensfreiheit - eine Illusion? Naturalismus und Psychiatrie. Lengerich: Parodos.

Helzer, John E.; Bucholz, Kathleen K.; Gossop, Michael (2007): A dimensional option for the diagnosis of substance dependence in DSM-V. In: International Journal of Methods in Psychiatric Research, Jg. 16, H. S1, S. S24-S33.

Herder, Sabine; Sakofski, Astrid (1988): Der Rückfall und seine Bedeutung für die Psychohygiene des Therapeuten. In: Körkel, Joachim (Hg): Der Rückfall des Suchtkranken. Flucht in die Sucht? Berlin: Springer .

Hesslow, Germund (1993): Do we need a concept of disease? In: Theoretical Medicine and Bioethics, Jg. 14, H. 1, S. 1–14.

Heyman, Gene M (2009): Addiction. A disorder of choice. Cambridge, Mass: Harvard University Press.

Hirnforschung und Willensfreiheit. Zur Deutung der neuesten Experimente (2004). Frankfurt a.M.: Suhrkamp.

Hofmann, Bjørn (2001): Complexity of the Concept of Disease as Shown Through Rival Theoretical Frameworks. In: Theoretical Medicine and Bioethics, Jg. 22, H. 3, S. 211–236.

Holzinger, Michael (1998): Sucht und ihre soziale Kontrolle durch das geltende Recht. Frankfurt am Main u.a: Lang.

Hosser, Daniela; Windzio, Michael; Greve, Werner (2005): Scham, Schuldgefühle und Delinquenz. In: Zeitschrift für Sozialpsychologie, Jg. 36, H. 4, S. 227–238.

Howe, Edmund G. (1997): Biological Driveness: A Relative Indication For Paternalism. In: Journal of Clinical Ethics, Jg. 8, H. 3, S. 307–312.

Huba, G. J.; Bentler, P. M. (1983): Causal model of law abidance and its relationship to psychosocial factors and drug use. In: Laufer, W. S.; Day, J. (Hg): Personality Theory, Moral development and Criminal Behavior. Lexington: Lexington Books .

Hucklenbroich, P; Buyx, A; Suhm, C (Hg) (im Druck): Wissenschaftstheoretische Aspekte des medizinischen Krankheitsbegriffs. Paderborn.

Hucklenbroich, Peter (2006): Wissenschaftstheoretische Aspekte des medizinischen Krankheitsbegriffs. Langfassung. gekürzte Fassung unter dem Titel „Krankheit – Begriffsklärung und Grundlagen einer Krankheitstheorie" In Erwägen - Wissen - Ethik 18 (2007) Heft 1.

Hufford, M. R.; Witkiewitz, K.; Shields, A. L.; Kodya, S.; Caruso, J. C. (2003): Relapse as a nonlinear dynamic system: application to patients with alcohol use disorders. In: Journal of abnormal psychology, Jg. 112, H. 2, S. 219–227.

Hügli, Anton; Lübcke, Poul; et.al. (2005): Ursache/Wirkung. In: Hügli, Anton; Lübcke, Poul (Hg): Philosophielexikon. Personen und Begriffe der abendländischen Philosophie von der Antike bis zur Gegenwart. 6. Aufl., vollständ. überarb. und erweiterte Neuausgabe. Reinbek bei

Hamburg: Rowohlt-Taschenbuch-Verl. (rororo Rowohlts Enzyklopädie, 55453), S. 640–642.

Humphreys, Keith; Greenbaum, Mark A.; Noke, Jennifer M.; Finney, John W. (1996a): Reliability, Validity, and Normative Data for a Short Version of the Understanding of Alcoholism Scale. In: Psychology of Addictive Behaviors, Jg. 10, H. 1, S. 38–44.

Humphreys, Keith; Noke, Jennifer M.; Moos, Rudolf H. (1996b): Recovering substance abuse staff members' beliefs about addiction. In: Journal of Substance Abuse Treatment, Jg. 13, H. 1, S. 75–78.

Husak, Douglas N. (2004): The Moral Relevance of Addiction. In: Substance Use & Misuse, Jg. 39, H. 3, S. 399–436.

Hutterer-Krisch, Renate (Hg) (1996): Psychotherapie als Wissenschaft - Fragen der Ethik. Wien: Facultas-Univ.-Verl. (Bibliothek Psychotherapie, 5).

Hyde, J.; Hankins, M.; Deale, A.; Marteau, T. M. (2008): Interventions to Increase Self-efficacy in the Context of Addiction Behaviours. In: Journal of Health Psychology, Jg. 13, H. 5, S. 607–623.

Hyman, Steven E. (2007): The Neurobiology of Addiction: Implications for Voluntary Control of Behavior. In: American Journal of Bioethics, Jg. 7, H. 1, S. 8–11.

IFT (Hg): Tabellenbände zur Suchthilfestatistik. 2007. Unter Mitarbeit von Dilek Sonntag, Christina Bauer und Anja Eichmann. Online verfügbar unter http://www.suchthilfestatistik.de, zuletzt geprüft am 30.04.2009.

Illies, Christian (2006): Philosophische Anthropologie im biologischen Zeitalter. Frankfurt a.M.: Suhrkamp.

Israelstam, S.; Sykora, K. (1988): The Nature of Alcoholism: opinions of Canadian alcohol intervention workers. In: Addiction, Jg. 83, H. 10, S. 1215–1219.

Ito, Rutsuko; Robbins, Trevor W.; Everitt, Barry J. (2004): Differential control over cocaine-seeking behavior by nucleus accumbens core and shell. In: Nat Neurosci, Jg. 7, H. 4, S. 389–397.

Jackson, Mark E.; Moghaddam, Bita (2001): Amygdala Regulation of Nucleus Accumbens Dopamine Output is Governed by the Prefrontal Cortex. In: J Neurosci, H. 21, S. 676–681.

Jacob, Jutta; Stöver, Heino (Hg) (2006): Sucht und Männlichkeiten. Entwicklungen in Theorie und Praxis der Suchtarbeit. Wiesbaden: VS Verlag für Sozialwissenschaften | GWV Fachverlage GmbH Wiesbaden.

Jang DP; FAU - Namkoong, Kee; Namkoong K; FAU - Kim, Jae-Jin; Kim JJ; FAU - Park, Sangjin et al.: The relationship between brain morphometry and neuropsychological performance in alcohol dependence.

Jaussent, S.; Labarere, J.; Boyer, J. P.; Francois, P. (2004): [Psychometric characteristics of questionnaires designed to assess the knowledge, perceptions and practices of health care professionals with regards to alcoholic patients]. In: L'Encephale, Jg. 30, H. 5, S. 437–446.

Jellinek, E. M. (1960): The disease concept of alcoholism. New Haven: Yale University Press.

Kalis, Annemarie; Mojzisch, Andreas; Schweizer, T. Sophie; Kaiser, Stefan (2008): Weakness of will, akrasia, and the neuropsychiatry of decision making: An interdisciplinary perspective. In: Cognitive, Affective, & Behavioral Neuroscience, Jg. 8, H. 4, S. 402–417.

Kalivas, P. W.; Volkow, N. D. (2005): The Neural Basis of Addiction: A Pathology of Motivation and Choice. In: Am J Psychiatry, H. 162, S. 1403–1413.

Kant, Immanuel (1784): Beantwortung der Frage: Was ist Aufklärung?, Jg. 4, S. 481–494.

Kant, Immanuel (1990): Die Methaphysik der Sitten. Stuttgart (Universal-Bibliothek, 45085).

Kant, Immanuel (1999): Grundlegung zur Metaphysik der Sitten. Hamburg: Meiner.

Kant, Immanuel; Heidemann, Ingeborg (2006): Kritik der reinen Vernunft. [Nachdr.]. Stuttgart: Reclam (Reclams Universal-Bibliothek, 6461).

Kant, Immanuel; Weischedel, Wilhelm (1995): Die Kritiken. Sonderausg. Frankfurt am Main: Suhrkamp (Suhrkamp-Taschenbuch Wissenschaft).

Karam-Hage, M.; Nerenberg, L.; Brower, K. J. (2001): Modifying residents' professional attitudes about substance abuse treatment and training. In: Am J Addict, Jg. 10, H. 1, S. 40–47.

Katz, Daniel (1960): The Functional Approach to the Study of Attitudes. In: The Public Opinion Quarterly, Jg. 24, H. 2, S. 163–204. Online verfügbar unter http://www.jstor.org/stable/2746402.

Kaufmann, Franz-Xaver (1989): Über die soziale Funktion von Verantwortung und Verantwortlichkeit. In: Lampe, Ernst-Joachim (Hg): Verantwortlichkeit und Recht. Opladen: Westdeutscher Verlag (Jahrbuch für Rechtssoziologie und Rechtstheorie, 14), S. 204–223.

Kaufmann, Matthias (Hg) (2003): Recht auf Rausch und Selbstverlust durch Sucht. Vom Umgang mit Drogen in der liberalen Gesellschaft. Frankfurt am Main: Lang (Treffpunkt Philosophie, 1).

Kelleher, Sean (2007): Health care professionals' knowledge and attitudes regarding substance use and substance users. In: Accident and Emergency Nursing, Jg. 15, H. 3, S. 161–165.

Kelley, Harold H. (1973): The processes of causal attribution. In: American Psychologist, Jg. 28, S. 107–128.

Kelley, Harold H.; Michela, John L. (1980): Attribution theory and research. In: Annual Review of Psychology, Jg. 31, S. 457–501.

Kern, Ernst (1999): Entwicklung als Ziel von Psychotherapie. Ein salutogenetisches Modell über Veränderungen im innermoralischen Selbstbezug von Suchtkranken im Verlauf einer stationären Entwöhnungstherapie. Hamburg: Dr. Kovac.

Kern, Paul (1992): Eine "Sinn-Gruppe" als Zusatzangebot bei der stationären Behandlung von Suchtkranken. In: Sucht, Jg. 38, H. 3, S. 173–179.

Kleinberger, Aharon F. (1982): The Proper Object of Moral Judgment and of Moral Education. In: Journal of Moral Education, Jg. 11, H. 3, S. 147–158.

Kleinig, J. (2004): Ethical issues in substance use intervention. In: Substance use & misuse, Jg. 39, H. 3, S. 369–398.

Klingemann, Harald; Carter Sobell, Linda (2006): Selbstheilung von der Sucht. 1. Aufl. Wiesbaden: VS Verl. für Sozialwiss.

Kloss, Jacqueline D.; Lisman, Stephen A. (2003): Clinician Attributions and Disease Model Perspectives of Mentally Ill, Chemically Addicted Patients: A Preliminary Investigation. In: Substance Use & Misuse, Jg. 38, H. 14, S. 2097–2107.

Knauf, Werner (1992): Individuelle Therapieplanung in der Rehabilitation Abhängigkeitskranker. In: Sucht, Jg. 38, H. 5, S. 336–344.

Kohlberg, Lawrence (1996): Moralstufen und Moralerwerb. Der kognitiv-entwicklungstheoretische Ansatz. In: Althof, Wolfgang (Hg): Lawrence Kohlberg. Die Psychologie der Moralentwicklung. Frankfurt a.M.: Suhrkamp, S. 123–174.

Kohlberg, Lawrence; Candee, Daniel (1996): Die Beziehung zwischen moralischem Urteil und moralischem Handeln. In: Althof, Wolfgang (Hg): Lawrence Kohlberg. Die Psychologie der Moralentwicklung. Frankfurt a.M.: Suhrkamp, S. 373–493.

Köhler, Thomas (2001): Biopsychologie. Ein Lehrbuch. Stuttgart: Kohlhammer.

Koob, G. F. (2009): New dimensions in human laboratory models of addiction. In: Addiction Biology, Jg. 14, H. 1, S. 1–8.

Koob, G. F.; Le Moal, M. (1997): Drug abuse: hedonic homeostatic dysregulation. In: Science, Jg. 278, H. 5335, S. 52–58.

Koob, G. F.; Le Moal, M. (2006): Neurobiology of Addiction. London: Elsevier.

Koordinierungsstelle der bayerischen Suchthilfe (Hg): Suchteinrichtungen (Adressen). Online verfügbar unter http://www.kbs-bayern.de/adressen.htm, zuletzt geprüft am 08.03.2009.

Köppl, Martina (2006): Ausgebrannt?! Strukturwandel und Burnout-Syndrom in sozialen Berufen. Saarbrücken: VDM Verlag Dr. Müller.

Körkel, Joachim (1995): Rückfälle während stationärer Alkoholismusbehandlung: Häufigkeiten, Ursachen, Interventionen. In: Körkel, Joachim; Wernado, Marioa; Wohlfarth, Ralph (Hg): Stationärer Rückfall - Ende der Therapie? Pro und Contra stationärer Rückfallarbeit mit Alkoholabhängigen. Geesthacht: Neuland (Schriftenreihe des Fachverbandes Sucht e.V., 15), S. 7–52.

Körkel, Joachim (1998a): Der Rückfall während stationärer Therapie. In: Körkel, Joachim (Hg): Praxis der Rückfallbehandlung. Ein Leitfaden für Berater, Therapeuten und ehrenamtliche Helfer. 2. Aufl. Bern: Blaukreuz-Verl., S. 145–164.

Körkel, Joachim (Hg) (1998b): Praxis der Rückfallbehandlung. Ein Leitfaden für Berater, Therapeuten und ehrenamtliche Helfer. 2. Aufl. Bern: Blaukreuz-Verl.

Körkel, Joachim; Kruse, Gunther (2005): Basiswissen: Rückfall bei Alkoholabhängigkeit. Bonn: Psychiatrie-Verlag.

Körkel, Joachim; Lauer, Gernot; Scheller, Reinhold (Hg) (1995a): Sucht und Rückfall. Brennpunkte deutscher Rückfallforschung ; 47 Tabellen. Unter Mitarbeit von Jutta Arzt, A. Denis und R. Eder-Jonas et al. Stuttgart: Enke.

Körkel, Joachim; Wagner, Annette (1995): Klientenrückfälle als Mißerfolgserlebnisse. Motivations- und emotionstheoretische Analyse der Rückfallverarbeitung von Suchttherapeuten. In: Körkel, Joachim; Lauer, Gernot; Scheller, Reinhold (Hg): Sucht und Rückfall. Brennpunkte deutscher Rückfallforschung ; 47 Tabellen. Stuttgart: Enke .

Körkel, Joachim; Wernado, Marioa; Wohlfarth, Ralph (Hg) (1995b): Stationärer Rückfall - Ende der Therapie? Pro und Contra stationärer Rückfallarbeit mit Alkoholabhängigen. Geesthacht: Neuland (Schriftenreihe des Fachverbandes Sucht e.V., 15).

Kostka, Ulrike; Riedl, Anna Maria (2009): Ethisch entscheiden im Team. Ein Leitfaden für soziale Einrichtungen. Freiburg im Breisgau: Lambertus.

Kovács, József (1998): The concept of health and disease. In: Medicine, Health Care and Philosophy, Jg. 1, H. 1, S. 31–39.

Krasney, Otto E. (2005): Rechtsgrundlagen bei der Behandlung von Alkoholfolgekrankheiten und Suchtkrankheiten. In: Singer, Manfred V.; Teyssen, Stephan (Hg): Alkohol und Alkoholfolgekrankheiten. Grundlagen - Diagnostik - Therapie. 2., vollständig überarbeitete und aktualisierte Auflage. Berlin, Heidelberg: Springer Medizin Verlag Heidelberg, S. 543–550.

Krüger, Heinz H.; Helsper, Werner (Hg) (2007): Einführung in Grundbegriffe und Grundfragen der Erziehungswissenschaft: UTB.

Lamnek, Siegfried (2007): Theorien abweichenden Verhaltens. "Klassische" Ansätze. 7. Aufl. München: Fink (UTB, 740).

Lampe, Ernst-Joachim (Hg) (1989): Verantwortlichkeit und Recht. Unter Mitarbeit von Erich Fechner, Arthur Kaufmann und Ulrich Klug et al. Opladen: Westdeutscher Verlag (Jahrbuch für Rechtssoziologie und Rechtstheorie, 14).

Landy, J.; Hynes, J.; Checinski, K.; Crome, Ilana B. (2005): Knowledge of and attitudes to substance misuse in undergraduate British medical students. In: Drugs: Education, Prevention & Policy, Jg. 12, H. 2, S. 137–148.

Lang, Peter J.; Bradley, Margaret M.; Cuthbert, Bruce N. (1998/12/15): Emotion, motivation, and anxiety: brain mechanisms and psychophysiology. In: Biological Psychiatry, Jg. 44, H. 12, S. 1248–1263.

Langenbucher, James W.; Labouvie, Erich; Martin, Christopher S.; Sanjuan, Pilar M.; Bavly, Lawrence; Kirisci, Levent; Chung, Tammy (2004): An Application of Item Response Theory Analysis to Alcohol, Cannabis, and Cocaine Criteria in DSM-IV. In: Journal of Abnormal Psychology, Jg. 113, H. 1, S. 72–80.

Langer, Andreas (2004): Professionsethik und Professionsökonomik. Legitimierung sozialer Arbeit zwischen Professionalität, Gerechtigkeit und Effizienz. Regensburg: Transfer-Verl.

Lanzerath; Dirk (1998): Krankheit. In: Korff, Wilhelm; Beck, Lutwin; Mikat, Paul (Hg): Lexikon der Bioethik. 3 Bände. Gütersloh: Gütersloher Verlagshaus (1), S. 478–485.

Lauer, Gernot; Richter, Barbara (1995): Rückfälle während stationärer Suchtkrankenbehandlung. Auszugrenzendes Übel oder integrationsbedürftige Realität? In: Sucht, Jg. 41, H. Sonderheft 1, S. 95–96.

Laux, Helmut (2005): Entscheidungstheorie. 6., durchges. Aufl. Berlin: Springer (Springer-Lehrbuch).

Laux, Lothar (2003): Persönlichkeitspsychologie. Stuttgart: Kohlhammer.

Lawson, Kenneth A.; Wilcox, Richard E.; Littlefield, John H.; Pituch, Keenan A.; Erickson, Carlton K. (2004): Educating Treatment Professionals About Addiction Science Research: Demographics of Knowledge and Belief Changes. In: Substance Use & Misuse, Jg. 39, H. 8, S. 1235–1258.

Lemos, Antonio V.; Moran, Jeffrey (1978): Veterans administration hospital staff attitudes toward alcoholism. In: Drug and Alcohol Dependence, Jg. 3, H. 2, S. 77–83.

Lenk, Hans; Maring, Matthias (1993): Verantwortung. Normatives Interpretationskonstrukt und empirische Beschreibung. In: Eckensberger, Lutz H.; Gähde, Ulrich (Hg): Ethische Norm und empirische Hypothese. 1. Aufl. Frankfurt am Main: Suhrkamp (Suhrkamp Taschenbuch Wissenschaft, 1088), S. 222–242.

Leonhardt, Hans-Jürgen; Mühler, Kurt (2006): Chronisch mehrfachgeschädigte Abhängigkeitskranke. Freiburg im Breisgau: Lambertus.

Leshner, A. I. (1997): Addiction is a brain disease, and it matters. In: Science, Jg. 278, H. 5335, S. 45–47.

Lexow, Ullrich (1997): Brauchen wir den Krankheitsbegriff in der Behandlung Abhängiger? In: Elixiere des Teufels. Die "Erfindung" der Suchtkrankheit. Stuttgart: Landesstelle gegen die Suchtgefahren in Baden-Würtemberg, S. 139–145.

Lindström, Lars (1992): Managing alcoholism. Matching clients to treatment. Oxford: Oxford Univ. Press (Oxford medical publications).

Löffler, Winfried (2010): Vom Schlechten des Guten: Gibt es schlechte Interdisziplinarität. In: Voigt, Uwe; Jungert, Michael; Romfeld, Elsa; Sukopp, Thomas (Hg): Interdiziplinarität. Theorie, Praxis, Probleme. 1. Aufl. Darmstadt: WBG (Wissenschaftliche Buchgesellschaft), S. 157–172.

Lubenow, Bert; Köhler, Joachim (2002): Rückfallbehandlung: Vom Dogma zur Beliebigkeit? In: Sucht, Jg. 48, H. 6, S. 439–443.

Luchins, Daniel J.; Cooper, Amy E.; Hanrahan, Patricia; Heyrman, Mark J. (2006): Lawyers' Attitudes Toward Involuntary Treatment. In: J Am Acad Psychiatry Law, Jg. 34, H. 4, S. 492–500.

Luchins, Daniel J.; Cooper, Amy E.; Hanrahan, Patricia; Rasinski, Kenneth (2004): Psychiatrists' Attitudes Toward Involuntary Hospitalization. In: Psychiatr Serv, Jg. 55, H. 9, S. 1058–1060.

Luhmann, N.; Schorr, K. E. (1979): Reflexionsprobleme im Erziehungssystem. Frankfurt a.M.: Suhrkamp.

Luke, Douglas A.; Ribisl, Kurt M.; Walton, Maureen A.; Davidson, William S. (2002): Assessing the diversity of personal beliefs about addiction: Development of the Addiction Belief Inventory. In: Substance Use & Misuse, Jg. 37, H. 1, S. 89–120.

Malchau, Joachim F. A. (1987): Drogen und Suizid als Überlebensoption: Untersuchungen zur Affinität von direkt und indirekt selbst-destruktiven Handlungen Jugendlicher. Weinheim: Dt. Studien-Verl.

Marckmann, Georg (2000): Was ist eigentlich prinzipienorientierte Medizinethik? In: Ärzteblatt Baden-Württemberg, H. 12, S. 499–502.

Markowitsch, Hans J. (2004): Warum wir keinen freien Willen haben. In: Psychologische Rundschau, Jg. 55, H. 4, S. 163–168.

Marlatt, G. Alan (1996): Taxonomy of high-risk situations for alcohol relapse: evolution and development of a cognitive-behavioral model. In: Addiction, Jg. 91, S. S37-S49.

Marlatt, G. Alan; Gordon, Judith R. (1985): Relapse prevention. Maintenance strategies in the treatment of addictive behaviors. New York: Guilford Press (The Guilford clinical psychology and psychotherapy series).

McGraw, Kathleen M. (1987): Guilt following transgression: An attribution of responsibility approach. In: Journal of Personality and Social Psychology, Jg. 53, H. 2, S. 247–256.

McLaren, N. (2002): The myth of the biopsychosocial model. In: Australian & New Zealand Journal of Psychiatry, Jg. 36, H. 5, S. 701-701.

Miller, William R.; Westerberg, Verner S. (1996): What predicts relapse? Prospective testing of antecedent models. In: Addiction, Jg. 91, S. S155-S172.

Miresco, Marc J.; Kirmayer, Laurence J. (2006): The Persistence of Mind-Brain Dualism in Psychiatric Reasoning About Clinical Scenarios. In: Am J Psychiatry, Jg. 163, H. 5, S. 913–918.

Missel, Peter (1995): Burnout in der Suchttherapie. Vom hilflosen Helfer zum engagierten Opfer. Göttingen: Verl. für Angewandte Psychologie.

Mitchelson, Jacqueline K.; Dickson, Marcus W.; Arfken, Cynthia L.; Agius, Elizabeth (2007): Level of analysis issues in assessing treatment beliefs in substance abuse clinics. In: Addictive Behaviors, Jg. 32, H. 12, S. 2837–2851.

Moll, J.; Zahn, R.; Oliveira-Souza, R. de; Krueger, F.; Grafman, J. (2005): The neural basis of human moral cognition. In: Nat Rev Neurosci, Jg. 6, H. 10, S. 799–809.

Monterosso, John; Ainslie, George (2007): The behavioral economics of will in recovery from addiction. Behavioral and Economic Perspectives in Drug Abuse Research. In: Drug and Alcohol Dependence, Jg. 90, H. Supplement 1, S. 100–111.

Moore, Janet S. (1992): Conceptions of Alcoholism. In: Substance Use & Misuse, Jg. 27, H. 8, S. 935–945.

Moosbrugger, Helfried (Hg) (2007): Testtheorie und Fragebogenkonstruktion. Berlin, Heidelberg: Springer.

Morgenstern, Jon; McCrady, Barbara S. (1992): Curative factors in alcohol and drug treatment: behavioral and disease model perspectives. In: British Journal of Addiction, Jg. 87, H. 6, S. 901–912.

Morse, Stephen J. (2004): Medicine and Morals, Craving and Compulsion. In: Substance Use & Misuse, Jg. 39, H. 3, S. 437–460

Moyers, Theresa B.; Miller, William R. (1993): Therapists' Conceptualizations of Alcoholism: Measurement and Implications for Treatment Decisions. In: Psychology of Addictive Behaviors, Jg. 7, H. 4, S. 238–245.

Mummendey, Hans Dieter; Grau, Ina (2008): Die Fragebogen-Methode. 5., überarb. und erw. Aufl. Göttingen: Hogrefe.

Musschenga, Albert W. (2005): Empirical Ethics, Context-Sensitivity, and Contextualism. In: Journal of Medicine and Philosophy, Jg. 30, H. 5, S. 467–490.

National Centre for Education and Training on Addiction (Hg) (2006): Health Professionals' Attitudes Towards Licit and Illicit Drug Users. A Training Resource. Online verfügbar unter http://www.nceta.flinders.edu.au/documents/AttitudesBookletFinal.pdf, zuletzt geprüft am 11.03.2010.

PubMed. NCBI. Online verfügbar unter http://www.ncbi.nlm.nih.gov/sites/entrez, zuletzt geprüft am 28.01.2010.

Neighbors, C.; Lewis, M. A.; Bergstrom, R. L.; Larimer, M. E. (2006): Being controlled by normative influences: self-determination as a moderator of a normative feedback alcohol intervention. In: Health psychology:

official journal of the Division of Health Psychology, American Psychological Association, Jg. 25, H. 5, S. 571–579.

Nestler, E. J. (2005): Is there a common molecular pathway for addiction? In: Nature neuroscience, Jg. 8, H. 11, S. 1445–1449. Online verfügbar unter doi:10.1038/nn1578.

Nordenfelt, L. (1993): On the relevance and importance of the notion of disease. In: Theoretical medicine, Jg. 14, H. 1, S. 15–26.

Nordenfelt, Lennart (1995): On the nature of health. An action-theoretic approach. 2., rev. and enl. ed. Dordrecht: Kluwer (Philosophy and medicine, 26).

Nurco DN; Hanlon TE; Shaffer JW; Kinlock TW; Duszynski KR; Stephenson P (1988): Differences among Treatment Clinic Types in Attitudes toward Narcotic Addiction. In: J Nerv Ment Dis, Jg. 176, H. 12, S. 708–714.

O'Brien, C. P.; Volkow, Nora; Li, Ting-Kai (2006): What's in a word? Addiction versus dependence in DSM-V. In: Am J Psychiatry, Jg. 163, H. 5, S. 764–765.

O'Connor, Lynn E.; Berry, Jack W.; Inaba, Darryl; Weiss, Joseph; Morrison, Andrea (1994): Shame, guilt, and depression in men and women in recovery from addiction. In: Journal of Substance Abuse Treatment, Jg. 11, H. 6, S. 503–510.

Oevermann, Ulrich (1996): Theoretische Skizze einer revidierten Theorie professionalisierten Handelns. In: Combe, Arno; Helsper, Werner (Hg): Pädagogische Professionalität. Untersuchungen zum Typus pädagogischen Handelns. Frankfurt am Main: Suhrkamp, S. 70–182.

Oevermann, Ulrich (2001): Die Struktur sozialer Deutungsmuster - Versuch einer Aktualisierung. In: Sozialer Sinn, H. 2, S. 35–82.

Oevermann, Ulrich (2002): Klinische Soziologie auf der Basis der Methodologie der objektiven Hermeneutik. Manifest der objektiv hermeneutischen Sozialforschung. Institut für Hermeneutische Sozial- und Kulturforschung e.V. Online verfügbar unter http://www.ihsk.de/publikationen/Ulrich_Oevermann-Manifest_der_objektiv_hermeneutischen_Sozialforschung.pdf, zuletzt geprüft am 23.02.2010.

Ogborne, Alan C.; Wild, T. Cameron; Braun, Kathy; Newton-Taylor, Brenda (1998): Measuring Treatment Process Beliefs Among Staff of Specialized Addiction Treatment Services. In: Journal of Substance Abuse Treatment, Jg. 15, H. 4, S. 301–312.

Opp, Karl-Dieter (1974): Abweichendes Verhalten und Gesellschaftsstruktur. Darmstadt: Luchterhand.

Palm, Jessica (2004): The nature of and responsibility for alcohol and drug problems: views among treatment staff. In: Addiction Research & Theory, Jg. 12, H. 5, S. 413–431.

Pauen, Michael; Roth, Gerhard (2008): Freiheit, Schuld und Verantwortung. Grundzüge einer naturalistischen Theorie der Willensfreiheit. Orig.-Ausg., 1. Aufl. Frankfurt am Main: Suhrkamp.

Peciña, Susana (2008): Opioid reward `liking' and `wanting' in the nucleus accumbens. Proceedings from the 2007 Meeting of the Society for the Study of Ingestive Behavior. In: Physiology & Behavior, Jg. 94, H. 5, S. 675–680.

Petry, Jörg (2001): Trinkkontrolle: Ideengeschichte und aktuelle Debatte. In: Sucht, Jg. 47, H. 4, S. 233–249.

Poppelreuther, S.; Gross, W. (Hg) (2000): Nicht nur Drogen machen süchtig. Weinheim: Beltz.

Porst, Rolf (2000): Question Wording - Zur Formulierung von Fragebogen-Fragen. Zentrum für Umfragen, Methoden und Analysen. (ZUMA How-to-Reihe, 2). Online verfügbar unter http://www.gesis.org/Publikationen/Berichte/ZUMA_How_to/Dokumente/pdf/how-to2rp.pdf, zuletzt geprüft am 30.07.2008.

Porst, Rolf (2001): Wie man die Rücklaufquote bei postalischen Befragungen erhöht. Zentrum für Umfragen, Methoden und Analysen. (ZUMA How-to-Reihe, 9). Online verfügbar unter http://www.gesis.org/Publikationen/Berichte/ZUMA_How_to/Dokumente/pdf/how-to9rp.pdf, zuletzt geprüft am 30.07.2008.

Prinz, Wolfgang (2004): Kritik des freien Willens. In: Psychologische Rundschau, Jg. 55, H. 4, S. 198–206.

Projekt Deutsche Suchthilfestatistik (Hg) (2010): Schnittstellenbeschreibungen 2010. Kerndatensatz (Einrichtung und Klient). Unter Mitarbeit von Anja Hildebrand, Lena Wegmann und Martin Steppan et al. IFT. Online verfügbar unter http://www.suchthilfestatistik.de/Downloads/schnittstellenbeschreibung/schnittstellenbeschreibung_sucht.zip, zuletzt geprüft am 05.03.2010.

Pulido, Carmen; Mok, Alex; Brown, Sandra A.; Tapert, Susan F. (2009): Heavy drinking relates to positive valence ratings of alcohol cues. In: Addiction Biology, Jg. 14, H. 1, S. 65–72.

Quincey, Thomas de (2009): Confessions of an English Opium Eater. London: Penguin.

Quine, Willard (1951): Two Dogmas of Empiricism.

Rauschenbach, T.; Thiersch, H. (1987): Zur Einführung. In: Rauschenbach, T.; Thiersch, H. (Hg): Herausgeforderte Moral. Lebenswältigung in Erziehung und sozialer Arbeit. Bielefeld: KT-Verlag, S. 7–14.

Redish, A. D.; Jensen, S.; Johnson, A. (2008): A unified framework for addiction: vulnerabilities in the decision process. In: Behav Brain Sci, Jg. 31, H. 4, S. 415-37; discussion 437-87.

Reimer, C.; Freisfeld, A. (1984): Einstellungen und emotionale Reaktionen von Ärzten gegenüber Alkoholikern. In: Therapiewoche, H. 34, S. 3514–3520.

Reinl, Heidi (2008): Stationäre Drogentherapie im Spiegel professioneller Arbeitskonzepte. Eine sozialpädagogische Fallstudie. Tübingen: Universität Tübingen.

Rinckens, Stephan (2003): "Eine Ausrede findet sich immer!". Die subjektive Rückfallbegründung alkoholabhängiger Patienten. 1. Aufl. Bonn: Psychiatrie-Verl. (Forschung für die PraxisHochschulschriften).

Rohwer, Götz; Pötter, Ulrich; Rohwer, Götz; Pötter, Ulrich (2002): Methoden sozialwissenschaftlicher Datenkonstruktion. Weinheim: Juventa (Grundlagentexte Soziologie).

Room, R. (1998): Alcohol and drug disorders in the International Classification of Diseases: a shifting kaleidoscope. In: Drug and alcohol review, Jg. 17, H. 3, S. 305–317.

Room, Robin (2001): Governing Images in Public Discourse about Problematic Drinking. In: Heather, Nick; Peters, Timothy J.; Stockwell, Tim (Hg): International handbook of alcohol dependence and problems. Chichester: Wiley, S. 33–45.

Ropohl, Günter (1994): Das Risiko im Prinzip Verantwortung. In: Ethik und Sozialwissenschaft, Jg. 5, H. 1, S. 109–119.

Roskies, Adina (2006): Neuroscientific challenges to free will and responsibility. In: Trends in Cognitive Sciences, Jg. 10, H. 9, S. 419–423.

Rost, Jürgen (2004): Lehrbuch Testtheorie - Testkonstruktion. 2., vollst. überarb. und erw. Aufl. Bern: Huber (Psychologie Lehrbuch).

Rosta, Judith (1998): Alkoholismus in Skandinavien und Deutschland zwischen gesellschaftlicher Diskriminierung und Akzeptanz. Eine mentalitätsgeschichtliche und soziologische Studie. Frankfurt a.M.: VAS.

Rosta, Judith (2004): Is alcoholism a self-induced disease? A survey among doctors in Aarhus, Denmark and in Mainz, Germany. In: Nordic Journal of Psychiatry, Jg. 58, H. 3, S. 219–222.

Roth, Gerhard (2006): Das Zusammenwirken bewußt und unbewußt arbeitender Hirngebiete bei der Steuerung von Willenshandlungen. In: Köchy, Kristian; Stederoth, Dirk (Hg): Willensfreiheit als interdisziplinäres Problem. Freiburg: Karl Alber, S. 17–38.

Roughley, Neil (2009): Human Natures. Weitere Beteiligte: Franz Koch (Red). Bauer, Robert (Regie). Online-Stream. Tübingen: ZDV.

Santen, F. J.; Sofsky, J.; Bilic, N.; Lippert, R. (1975): Mechanism of action of narcotics in the production of menstrual dysfunction in women. In: Fertility and sterility, Jg. 26, H. 6, S. 538–548.

Saß, H.; Wittchen, H. U.; Zaudig, M.; Houben, I. (2003): DSM-IV-TR. Diagnostisches und Statistisches Manual Psychischer Störungen –Textrevision-. Göttingen: Hogrefe.

Schaler, J. (1995): The Addiction Belief Scale. In: Substance Use & Misuse, Jg. 30, H. 2, S. 117–134.

Schaler, J. (1997): Addiction Beliefs of Treatment Providers: Factors Explaining Variance. In: Addiction Research &Theory, Jg. 4, H. 4, S. 367–384.

Schaler, Jeffrey A. (2000): Addiction is a choice. Chicago Ill.: Open Court.

Scharrer, S. (2008): Was kann Ethik in der Suchtarbeit leisten? In: Suchttherapie, Jg. 9, H. 04, S. 150,160.

Schippers, Gerard M.; Cramer, Edith (2004): Kontrollierter Gebrauch von Heroin und Kokain. In: Rink, Jürgen (Hg): Die Suche nach der Kontrolle. Von der Abstinenzabhängigkeit zur Kontrollabhängigkeit ; Beiträge zum Wandel der Zieldiskussion in der Suchtkrankenhilfe. Geesthacht: Neuland, S. 107–127.

Schleidgen, Sebastian; Jungert, Michael; Bauer, Robert (2009): Mission: Impossible? On Empirical-Normative Collaboration in Ethical Reasoning. In: Ethical Theory and Moral Practice.

Schmalt, Heinz-Dieter; Sokolowski, Kurt (2006): Motivation. In: Spada, Hans (Hg): Lehrbuch allgemeine Psychologie. 3., vollst. überarb. und erw. Aufl. Bern: Huber (Aus dem Programm HuberPsychologie Lehrbuch).

Schmidbauer, Wolfgang (2006): Helfersyndrom und Burnout-Gefahr. 5. Aufl. München: Urban und Fischer.

Schmidt, Lutz G.; Banger, Martin (2006): Evidenzbasierte Suchtmedizin. Behandlungsleitlinie Substanzbezogene Störungen; mit 23 Tabellen. Köln: Dt. Ärzte-Verl.

Schmidt-Semisch, Henning; Dollinger, Bernd (2007): Professionalisierung in der Drogenhilfe. Ein Plädoyer für reflexive Professionalität. In: Dollinger, Bernd; Schmidt-Semisch, Henning (Hg): Sozialwissenschaftliche Suchtforschung. Wiesbaden: VS Verlag für Sozialwissenschaften | GWV Fachverlage GmbH Wiesbaden (Springer-11776 / Dig. Serial]), S. 323–337.

Schneider, Sylvia; Brenner, Roland; Funke, Wilma; Garbe, Dieter (2002): Abstinenzzuversicht und ihre Bedeutung für Therapieplanung und Prognose bei alkoholabhängigen Therapiewiederholern. In: Suchttherapie, H. 3, S. 29–34.

Schnell, Rainer; Hill, Paul B.; Esser, Elke; Schnell-Hill-Esser (2005): Methoden der empirischen Sozialforschung. 7., völlig überarb. und erw. Aufl. München: Oldenbourg.

Schößler, Franziska (2010): Einführung in die Gender Studies. München: Oldenbourg Akademieverlag.

Schramme, Thomas (2003a): Psychische Krankheit aus philosophischer Sicht. Neuaufl. d. Ausg. von 2000. Gießen: Psychosozial-Verl. (edition psychosozial).

Schramme, Thomas (2003b): Psychische Krankheit aus philosophischer Sicht. Neuaufl. d. Ausg. von 2000. Gießen: Psychosozial-Verl.

Schulte, Dietmar; Ambühl, Hansruedi (Hg) (1991): Therapeutische Entscheidungen. Göttingen: Hogrefe.

Schumann, Siegfried (2006): Repräsentative Umfrage. Praxisorientierte Einführung in empirische Methoden und statistische Analyseverfahren. 4., überarb. und erw. Aufl. München: Oldenbourg.

Schwoon, Dirk R; Krausz, M. (1990): Suchtkranke. Die ungeliebten Kinder der Psychiatrie. Stuttgart: Enke.

Seneviratne, Hyranthi; Saunders, Bill (2000): An Investigation of Alcohol Dependent Respondents' Attributions for Their Own and Others Relapses. In: Addiction Research & Theory, Jg. 8, H. 5, S. 439–453.

Shaver, Kelly G. (1985): The attribution of blame. Causality, responsibility, and blameworthiness. New York, NY: Springer (Springer series in social psychology).

Shaw, M. E.; Reitan, H. T. (1969): Attribution of responsiblity as a basis for sanctioning behavior. In: British Journal of Social and Clinical Psychology, H. 8, S. 217–226.

Shaw, Marvin E.; Sulzer, Jefferson L. (1964): An empirical test of Heider's levels in attribution of responsibility. In: The Journal of Abnormal and Social Psychology, Jg. 69, H. 1, S. 39–46.

Silva, J. Arturo (2007): The Relevance of Neuroscience to Forensic Psychiatry. In: J Am Acad Psychiatry Law, Jg. 35, H. 1, S. 6–9.

Six, Bernd (1987): Attribution. In: Frey, Dieter (Hg): Sozialpsychologie. E. Handbuch in Schlüsselbegriffen. 2., erw. Aufl. München, Weinheim: Psychologie-Verlags-Union, S. 122–135.

Sommerfeld, Peter; Hüttemann, Matthias (2007): Evidenzbasierte soziale Arbeit. Nutzung von Forschung in der Praxis. Baltmannsweiler: Schneider Verl. Hohengehren (Grundlagen der sozialen Arbeit, 17).

Sonntag, Dilek; Bauer, Christina; Eichmann, Anja (2009): Jahresstatistik der professionellen Suchtkrankenhilfe. In: DHS (Hg): Jahrbuch Sucht 2009. Geesthacht: Neuland (Jahrbuch Sucht), S. 188–207.

Spode, Hasso (1993): Die Macht der Trunkenheit. Kultur- und Sozialgeschichte des Alkohols in Deutschland. Opladen: Leske + Budrich.

Spode, Hasso (1997): Akoholismus als geschichtliches Problem - Zur Entwicklung und Problematik des Suchtbegriffs. In: Elixiere des Teufels. Die "Erfindung" der Suchtkrankheit. Stuttgart: Landesstelle gegen die Suchtgefahren in Baden-Würtemberg, S. 7–30.

Stichweh, Rudolf (1996): Professionen in einer funktional differenzierten Gesellschaft. In: Combe, Arno; Helsper, Werner (Hg): Pädagogische Professionalität. Untersuchungen zum Typus pädagogischen Handelns. Frankfurt am Main: Suhrkamp, S. 49–69.

Stoffelmayr, B. E.; Mavis, B. E.; Kasim, R. M. (1998): Substance abuse treatment staff: recovery status and approaches to treatment. In: J Drug Educ, Jg. 28, H. 2, S. 135–145.

Storbjörk, Jessica; Room, Robin (2008): The two worlds of alcohol problems: Who is in treatment and who is not? In: Addiction Research & Theory, Jg. 16, H. 1, S. 67–84.

Strübing, Jörg (2008): Grounded Theory. Zur sozialtheoretischen und epistemologischen Fundierung des Verfahrens der empirisch begründeten Theoriebildung. 2., überarbeitete und erweiterte Auflage. Wiesbaden: VS Verlag für Sozialwissenschaften / GWV Fachverlage GmbH Wiesbaden.

Sullivan, Maria A.; Birkmayer, Florian; Boyarsky, Beth K.; Frances, Richard J.; Fromson, John A.; Galanter, Marc et al. (2008): Uses of Coercion in Addiction Treatment: Clinical Aspects. In: American Journal on Addictions: The official Journal of the American Academy of Addiction Psychiatry, Jg. 17, H. 1, S. 36–47.

Sykes, Gresham M.; Matza, David (1957): Techniques of Neutralization: A Theory of Delinquency. In: American Sociological Review, Jg. 22, H. 6, S. 664–670.

Szasz, Thomas (2004a): Reply to Bentall. In: Schaler, Jeffrey A. (Hg): Szasz under fire. A psychiatric abolitionist faces his critics. Chicago: Open Court, S. 321–326.

Szasz, Thomas (2004b): Reply to Kendell. In: Schaler, Jeffrey A. (Hg): Szasz under fire. A psychiatric abolitionist faces his critics. Chicago: Open Court .

Szasz, Thomas (2004c): Reply to Peele. In: Schaler, Jeffrey A. (Hg): Szasz under fire. A psychiatric abolitionist faces his critics. Chicago: Open Court, S. 196–197.

Szasz, Thomas Stephen (1974): Ceremonial Chemistry,: The Ritual Persecution of Drugs, Addicts, and Pushers: Anchor Books.

Szasz, Thomas Stephen (1992): Our right to drugs. The case for a free market. Westport, Conn.: Praeger.

Tang, Yi-lang; Wiste, Anna; Mao, Pei-xian; Hou, Ye-zhi (2005): Attitudes, knowledge, and perceptions of Chinese doctors toward drug abuse. In: Journal of Substance Abuse Treatment, Jg. 29, H. 3, S. 215–220.

Tetens, H. (2001): Ursache/Wirkung. In: Ritter, Joaching; Gründer, Karlfried; Gabriel, Gottfried (Hg): Historisches Wörterbuch der Philosophie Gesamtwerk Bd. 1-13; Bd 11. U - V: Schwabe Basel, S. 377–412.

Thombs, Dennis L.; Osborn, Cynthia J. (2001): A Cluster Analytic Study of Clinical Orientations Among Chemical Dependency Counselors. In: Journal of Counseling & Development, Jg. 79, H. 4, S. 450.

Toon, P. D. (1981): Defining "disease" - classification must be distinguished from evaluation. In: Journal of medical ethics, Jg. 7, H. 4, S. 197–201.

Treptow, Rainer (2006): Kontexte von Gut und Böse aus sozialpädagogischer Sicht. In: Klosinski, Gunther (Hg): Über Gut und Böse. Wissenschaftliche Blicke auf die gesellschaftliche Moral: Attempto, S. 55–76.

Tretter, Felix (2000): Suchtmedizin. Stuttgart: Schattauer.

Tugendhat, Ernst (2007): Anthropologie statt Metaphysik. München: Beck.

Uhl, Siegfried (1996): Die Mittel der Moralerziehung und ihre Wirksamkeit. Univ., Habil.-Schr.--Konstanz, 1995. Bad Heilbrunn: Klinkhardt.

Van, Der Vorst H.; Engels, R. C.; Dekovic, M.; Meeus, W.; Vermulst, A. A. (2007): Alcohol-specific rules, personality and adolescents' alcohol use: a longitudinal person-environment study. In: Addiction (Abingdon, England), Jg. 102, H. 7, S. 1064–1075.

Vogel, Georg; Schulte, Dietmar (1991): Der Prozeß therapeutischer Entscheidungen. In: Schulte, Dietmar; Ambühl, Hansruedi (Hg): Therapeutische Entscheidungen. Göttingen: Hogrefe, S. 151–180.

Vogt, Irmgard (2006): Suchthilfe in ethischer Perspektive. In: Dungs, Susanne; Gerber, Uwe (Hg): Soziale Arbeit und Ethik im 21. Jahrhundert. Ein Handbuch. Leipzig: Evang. Verl.-Anst., S. 423–438.

Völger, Gisela (Hg) (1982): Rausch und Realität. Drogen im Kulturvergleich; [Materialienbände zu einer Ausstellung des Rautenstrauch-Joest-Museums für Völkerkunde der Stadt Köln, 7. August bis 11. Oktober 1981 in Köln, 12. Dezember 1981 bis 30. Juni 1982 im Museum voor Land- en Volkenkunde in Rotterdam]. Reinbek bei Hamburg: Rowohlt.

Volkow, N. D.; Fowler, J. S. (2000): Addiction, a disease of compulsion and drive: Involvement of the orbitofrontal cortex. In: Cerebral Cortex, H. 10, S. 318–325.

Volkow, Nora; Li, Ting-Kai (2005): The neuroscience of addiction. In: Nat Neurosci, Jg. 8, H. 11, S. 1429–1430.

Vollmer, Heinz C. (2002a): Rückfälle während stationärer Therapie: Anything Goes? In: Sucht, Jg. 48, H. 2, S. 79–80.

Vollmer, Heinz C. (2002b): Wissenschaftstheoretische Überlegungen zur Therapieplanung nach Rückfall. In: Sucht, Jg. 48, H. 2, S. 85–91.

Volz, Fritz-Rüdiger (2000): Professionelle Ethik in der Sozialen Arbeit zwischen Ökonomisierung und Moralisierung. In: Wilken, Udo (Hg): Soziale Arbeit zwischen Ethik und Ökonomie. Freiburg im Breisgau: Lambertus, S. 207–222.

Wagner, Hans-Josef; Oevermann, Ulrich (2001): Objektive Hermeneutik und Bildung des Subjekts. Mit einem Text von Ulrich Oevermann: "Die Philosophie von Charles Sanders Peirce als Philosophie der Krise". 1. Aufl. Weilerswist: Velbrück Wissenschaft.

Wallace, R. Jay (1999): Addiction as Defect of the Will: Some Philosophical Reflections. In: Law and Philosophy, Jg. 18, H. 6, S. 621–654.

Walter, Henrik (1999): Neurophilosophie der Willensfreiheit. Vom libertarischen Illusionen zum Konzept natürlicher Autonomie. Paderborn: mentis.

Walter, Henrik (2004): Willensfreiheit, Verantwortlichkeit und Neurowissenschaft. In: Psychologische Rundschau, Jg. 55, H. 4, S. 169–177.

Watson, Hazel; Maclaren, William; Kerr, Susan (2007): Staff attitudes towards working with drug users: development of the Drug Problems Perceptions Questionnaire. In: Addiction, Jg. 102, H. 2, S. 206–215.

Weiner, Bernard (1995): Judgments of Responsibility. New York: Guilford Press.

Weiner, Bernard; Perry, Raymond P.; Magnusson, Jamie (1988): An attributional analysis of reactions to stigmas. In: Journal of Personality and Social Psychology, Jg. 55, H. 5, S. 738–748.

Werner, Micha H. (2006): Verantwortung. In: Düwell, Marcus; Hübenthal, Christoph; Werner, Micha H. (Hg): Handbuch Ethik. 2. Aufl. Stuttgart: J.B. Metzler .

Wessel, Theo; Müller, Kai W.; Wölfling, Klaus (2009): Computerspielsucht: Erste Fallzahlen aus der Suchtkrankenhilfe. In: DHS (Hg): Jahrbuch Sucht 2009. Geesthacht: Neuland (Jahrbuch Sucht), S. 153–158.

White, William L.; Popovits, Renee M. (2001): Critical Incidents: Ethical Issues in the Prevention and Treatment of Addiction. 2. Aufl. Bloomington, IL: Chestnut Health Systems/Lighthouse Institute.

(1946): Preamble to the Constitution of the World Health Organization as adopted by the International Health Conference. signed on 22 July 1946 by the representatives of 61 States (Official Records of the World Health Organization, no. 2, p. 100) and entered into force on 7 April 1948. Herausgegeben von WHO. New York.

WHO (2007): International Statistical Classification of Diseases and Related Health Problems. 10th Revision. (10.03). Online verfügbar unter http://www.who.int/classifications/apps/icd/icd10online/, zuletzt geprüft am 26.11.2010.

Wiesemann, Claudia (2000): Die heimliche Krankheit. Eine Geschichte des Suchtbegriffs. Stuttgart-Bad Cannstatt: Frommann-Holzboog.

Wiesing, Urban (2004): Wer heilt, hat Recht? Über Pragmatik und Pluralität in der Medizin. Stuttgart: Schattauer.

Wiesing, Urban (2007): Die Medizin kann auf eine allgemeine Definition von Krankheit verzichten und die Medizintheorie sollte andere Fragen stellen. In: Erwägen Wissen Ethik, Jg. 18, H. 1, S. 136–138.

Wiesing, Urban; Marckmann, Georg (2009): Freiheit und Ethos des Arztes. Herausforderungen durch evidenzbasierte Medizin und Mittelknappheit. Orig.-Ausg. Freiburg: Alber.

Wilken, Udo (2000a): Faszination und Elend der Ökonomisierung des Sozialen. In: Wilken, Udo (Hg): Soziale Arbeit zwischen Ethik und Ökonomie. Freiburg im Breisgau: Lambertus .

Wilken, Udo (Hg) (2000b): Soziale Arbeit zwischen Ethik und Ökonomie. Freiburg im Breisgau: Lambertus.

Williams, S. J. (2005): Parsons revisited: from the sick role to…? In: Health, Jg. 9, H. 2, S. 123–144.

Willrodt, Julia (2009): Drogen und Geschlecht im Jugendalter. Zu geschlechtsspezifischen Risiko- und Schutzfaktoren jugendlichen Drogenkonsums. Fachhochsch., Diplomarbeit--Kiel, 2004. Saarbrücken: VDM Verl. Dr. Müller.

Winstanley, C. A. (2007): The orbitofrontal cortex, impulsivity, and addiction: probing orbitofrontal dysfunction at the neural, neurochemical, and molecular level. In: Annals of the New York Academy of Sciences, Jg. 1121, S. 639–655.

Wiswede, Günter (1979): Soziologie abweichenden Verhaltens. Stuttgart: Kohlhammer.

Wolf, Julia (2003): Auf dem Weg zu einer Ethik der Sucht. Neurowissenschaftliche Theorien zur Sucht und deren ethische Implikationen am Beispiel der Alkohol- und Heroinsucht.

Zurhold, Heike (2005): Entwicklungsverläufe von Mädchen und jungen Frauen in der Drogenprostitution. Eine explorative Studie. Univ., Diss.--Bremen, 2004. Berlin: VWB-Verl. (Studien zur qualitativen Drogenforschung und akzeptierenden Drogenarbeit, 42).

8 Anhang

8.1 Anschreiben Konstrukttest

EBERHARD KARLS UNIVERSITÄT TÜBINGEN
INTERFAKULTÄRES ZENTRUM FÜR ETHIK IN DEN WISSENSCHAFTEN (IZEW)
INTERDEPARTMENTAL CENTRE FOR ETHICS IN THE SCIENCES AND HUMANITIES IZEW

IZEW – Interfakultäres Zentrum für Ethik in den Wissenschaften
Universität Tübingen · Wilhelmstr. 19 · D-72074 Tübingen

Wilhelmstr. 19· D-72074 Tübingen
Tel.: 0 70 71 / 29 - 7 75 55
Fax: 0 70 71 / 29 - 52 55
e-mail: robert.bauer@izew.uni-tuebingen.de
http://www.izew.uni-tuebingen.de

Datum

Erhebung von Interprofessionellen Ansichten zu Abhängigkeit und Rückfall

Sehr geehrte Damen und Herren,

Die Arbeit mit Abhängigen ist, dass wissen Sie sicherlich am besten, ein komplexes Berufsfeld. In der Suchthilfe arbeiten zahlreiche Professionen miteinander und oft wird behauptet, die einzelnen Gruppen (v.a. Mediziner, Psychologen, Sozialpädagogen und Sozialarbeiter) würden jeweils anders über Sucht denken und daher anders entscheiden. Doch wir wissen in Deutschland noch zu wenig, um mit Sicherheit sagen zu können, ob und welche Unterschiede in den Ansichten existieren und welche Auswirkungen diese auf Entscheidungen im Umgang mit Abhängigen haben. In einer Kooperation des Interfakultären Zentrums für Ethik in den Wissenschaften mit dem Institut für Psychologie und dem Institut für Erziehungswissenschaften der Eberhard-Karls-Universität Tübingen soll eine Erhebung an Mitarbeitern in der Suchthilfe durchgeführt werden, um mehr über diese postulierten Unterschiede sagen zu können. Wir glauben, dass die Ergebnisse der Umfrage in letzter Instanz Ihrer täglichen Arbeit und vor allem den Abhängigen selbst zugute kommen.

Wir würden Ihre Einrichtung gerne in die Erhebung mit aufnehmen. Dazu müssten die Mitarbeiter Ihrer Einrichtung oder Abteilung, die direkt mit Abhängigen arbeiten (also ohne Verwaltung und Technik), einen kurzen schriftlichen Fragebogen beantworten. Die Beantwortung würde maximal 15 Minuten beanspruchen. Jeder Beteiligte erhält einen eigenen Fragebogen, den er im dazugehörigen Rückantwortkuvert ohne die Möglichkeit eines Rückschlusses auf Einrichtung oder Person an uns zurück sendet. Die Auswertung erfolgt somit vollständig anonym. Im Laufe der nächsten Tage werden wir bei Ihnen anrufen, um zu erfragen, wie viele Fragebogen wir an Ihre Einrichtung versenden dürfen. Gerne können Sie uns bei Fragen oder zur Rückmeldung auch tagsüber unter der 07071 / 29 77 555 erreichen.

Mit freundlichen Grüßen,

Robert Bauer

8.2 Versendung Konstrukttest

EBERHARD KARLS UNIVERSITÄT TÜBINGEN
INTERFAKULTÄRES ZENTRUM FÜR ETHIK IN DEN WISSENSCHAFTEN (IZEW)
INTERDEPARTMENTAL CENTRE FOR ETHICS IN THE SCIENCES AND HUMANITIES
IZEW

IZEW – Interfakultäres Zentrum für Ethik in den Wissenschaften
Universität Tübingen · Wilhelmstr. 19 · D-72074 Tübingen

Wilhelmstr. 19· D-72074 Tübingen
Tel.: 0 70 71 / 29 - 7 75 55
Fax: 0 70 71 / 29 - 52 55
e-mail: robert.bauer@izew.uni-tuebingen.de
http://www.izew.uni-tuebingen.de

Datum

Erhebung „Interprofessionelle Ansichten zu Abhängigkeit und Rückfall"

Sehr geehrte Damen und Herren,

Vielen Dank für Ihre Bereitschaft, an der Studie zu interprofessionellen Ansichten über Abhängigkeit und Rückfall teilzunehmen.

Im Anhang finden Sie die Fragebögen sowie die dazugehörigen Rückantwortkuverts. Bitte verteilen Sie diese an die Mitarbeiter der Einrichtung, die direkt mit Abhängigen arbeiten (also ohne Verwaltung und Technik). Die Bearbeitung wird etwa 10 bis 15 Minuten beanspruchen. Dabei sollen die Fragen vollständig und ohne Absprache beantwortet werden. Nur so können wir einen guten Überblick über die individuellen professionellen Ansichten erhalten und die entsprechenden statistischen Auswertungsverfahren anwenden. Die Befragung findet selbstverständlich anonym statt. Dazu müssen nach der Bearbeitung einfach die Fragebogen im Rückantwortkuvert bei der nächsten Poststelle aufgegeben werden. Eine Frankierung ist dabei nicht notwendig. Ein Rückschluss auf Ihre Mitarbeiter oder die Einrichtung ist somit ausgeschlossen.

Eine möglichst rasche Rücksendung erleichtert die Auswertung sehr. Daher würden wir uns über eine Beantwortung *bis zum 30.04.2009* sehr freuen.

Sollten Sie noch weitere Fragebögen benötigen oder Fragen haben, können Sie uns telefonisch unter der 07071/29 77 555 sowie elektronisch unter robert.bauer@izew.uni-tuebingen.de erreichen.

Mit freundlichen Grüßen,

Robert Bauer

Anhang: X Fragebögen

8.3 Fragebogen Konstrukttest

INTERFAKULTÄRES ZENTRUM FÜR ETHIK IN DEN WISSENSCHAFTEN
IZEW

Fragebogen zu Interprofessionellen Ansichten über Abhängigkeit und Rückfall

Erhebung von interprofessionellen Ansichten zu Abhängigkeit und Rückfall

Sehr geehrte Damen und Herren,

Die Arbeit mit Abhängigen ist, dass wissen Sie sicherlich am besten, ein komplexes Berufsfeld. In der Suchthilfe arbeiten zahlreiche Professionen miteinander und oft wird behauptet, die einzelnen Gruppen (Mediziner, Psychologen, Sozialpädagogen und Sozialarbeiter) würden jeweils anders über Sucht denken und daher anders entscheiden. Doch wir wissen in Deutschland noch zu wenig, um mit Sicherheit sagen zu können, ob und welche Unterschiede in den Ansichten existieren und welche Auswirkungen diese auf Entscheidungen im Umgang mit Abhängigen haben.

Daher möchten wir Sie bitten, den beigefügten Fragebogen auszufüllen. Wir glauben, dass die Ergebnisse der Umfrage in letzter Instanz Ihrer täglichen Arbeit und vor allem den Abhängigen selbst zugute kommen.

Der Fragebogen selbst befindet sich auf den folgenden fünf Seiten. Die Bearbeitung wird etwa 10 bis 15 Minuten beanspruchen. Bitte beantworten Sie die Fragen vollständig und ohne Absprache. Nur so erhalten wir einen guten Überblick über ihre individuellen professionellen Ansichten und können die entsprechenden statistischen Auswertungsverfahren anwenden.

Die Befragung findet selbstverständlich anonym statt. Dazu geben Sie nach der Bearbeitung einfach den Fragebogen im Rückantwortkuvert bei der nächsten Poststelle auf. Eine Frankierung ist dabei nicht notwendig. Ein Rückschluss auf Ihre Person oder Einrichtung ist somit ausgeschlossen.

Bitte beantworten Sie den Fragebogen *bis 30.04.2009*. Eine möglichst rasche Rücksendung erleichtert die Auswertung sehr.

Vielen Dank für Ihre Bereitschaft, etwas Zeit für den Fragebogen aufzuwenden!

Mit freundlichen Grüßen,

Robert Bauer

IZEW Interfakultäres Zentrum für Ethik in den Wissenschaften

Fragebogen zu Interprofessionellen Ansichten über Abhängigkeit und Rückfall

Eberhard Karls Universität Tübingen

Ursachen der Abhängigkeit

Im Folgenden finden Sie Aussagen über die Entstehung stoffgebundener Abhängigkeiten. Bitte markieren Sie jeweils das Kästchen, welches am besten ihre Zustimmung zu der Aussage erfasst.

	Stimme völlig zu	Stimme eher zu	Lehne eher ab	Lehne völlig ab
Psychische Faktoren spielen eine entscheidende Rolle bei der Entstehung einer Abhängigkeit.	☐	☐	☐	☐
Bei Abhängigen wurden durch den Konsum wichtige Hirnabläufe verändert.	☐	☐	☐	☐
Abhängigkeit lässt sich auf soziale Sachverhalte zurückführen.	☐	☐	☐	☐
Menschen entwickeln eine Abhängigkeit aufgrund tief liegender psychischer Probleme.	☐	☐	☐	☐
Abhängigkeit hat soziale Ursachen.	☐	☐	☐	☐
Abhängige sind willensschwach.	☐	☐	☐	☐
Die genetische Ausstattung einer Person legt deren Risiko für eine spätere Abhängigkeit fest.	☐	☐	☐	☐
Das familiäre Umfeld einer Person hat einen wesentlichen Einfluss auf deren Risiko, später einmal abhängig zu werden.	☐	☐	☐	☐
Anhand der sozialen Kontakte einer Person kann man deren Risiko für eine spätere Abhängigkeit vorhersagen.	☐	☐	☐	☐
Abhängigkeit hat psychische Ursachen.	☐	☐	☐	☐
	Stimme völlig zu	Stimme eher zu	Lehne eher ab	Lehne völlig ab
Abhängigkeit entsteht beim Versuch, psychische Probleme mit Rauschmitteln zu bewältigen.	☐	☐	☐	☐
Die Gene haben keinen Einfluss darauf, ob jemand abhängig wird.	☐	☐	☐	☐
Persönlichkeitseigenschaften legen das Risiko für eine spätere Abhängigkeit fest.	☐	☐	☐	☐
Die Ursachen für Abhängigkeit liegen innerhalb einer Person.	☐	☐	☐	☐
Abhängigkeit lässt sich auf biologische Sachverhalte zurückführen.	☐	☐	☐	☐
Soziale Vorbilder sind wichtige Determinanten einer Abhängigkeit.	☐	☐	☐	☐
Biologische Faktoren spielen eine entscheidende Rolle bei der Entstehung von Abhängigkeit.	☐	☐	☐	☐
Abhängigkeit ist hauptsächlich ein gesellschaftliches Problem.	☐	☐	☐	☐
Es ist die Wirkung von Rauschmitteln auf das Hirn, die zur Abhängigkeit führt.	☐	☐	☐	☐
Soziale Unsicherheit treibt Menschen in die Abhängigkeit.	☐	☐	☐	☐

INTERFAKULTÄRES ZENTRUM FÜR ETHIK IN DEN WISSENSCHAFTEN IZEW

Fragebogen zu Interprofessionellen Ansichten über Abhängigkeit und Rückfall

	Stimme völlig zu	Stimme eher zu	Lehne eher ab	Lehne völlig ab
Abhängigkeit ist eine Krankheit.	☐	☐	☐	☐
Abhängigkeit lässt sich auf psychologische Sachverhalte zurückführen.	☐	☐	☐	☐
Abhängigkeit hat biologische Ursachen.	☐	☐	☐	☐
Soziale Faktoren spielen eine entscheidende Rolle bei der Entstehung von Abhängigkeit.	☐	☐	☐	☐

Die Entstehung von Rückfallen

Im Folgenden finden Sie einige Aussagen über die Entstehung von Rückfallen. Mit einem Rückfall ist dabei jeder Konsum nach einer Phase der Abstinenz gemeint. Die Aussagen sind zwangsläufig generell gehalten und treffen daher sicherlich nicht jeden individuellen Fall. Bitte markieren Sie deswegen, wie sehr Sie den Aussagen in Bezug auf die Mehrheit der Abhängigen zustimmen.

	Stimme völlig zu	Stimme eher zu	Lehne eher ab	Lehne völlig ab
Ein Rückfall trifft Abhängige meistens völlig unvorbereitet.	☐	☐	☐	☐
Ein Rückfall hat nichts mit dem Willen zu tun.	☐	☐	☐	☐
Abhängige verwenden viel Zeit darauf, einen Rückfall zu planen.	☐	☐	☐	☐
Abhängige können ihren Konsum kontrollieren.	☐	☐	☐	☐
Auf den Verlauf ihres Rückfalls haben Abhängige keinen Einfluss.	☐	☐	☐	☐
Bei Abhängigen ist die Kontrolle über den Konsum eingeschränkt.	☐	☐	☐	☐
Wer genügend motiviert ist, wird nicht rückfällig.	☐	☐	☐	☐
Abhängige wissen genau, ob sie sich gerade in eine riskante Situation begeben.	☐	☐	☐	☐
Rückfälle lassen sich von Abhängigen vermeiden.	☐	☐	☐	☐
Auch Abhängige, die abstinent bleiben wollen, werden rückfällig.	☐	☐	☐	☐
Abhängige erkennen die Anzeichen für einen Rückfall im Voraus.	☐	☐	☐	☐
Abhängige haben jegliche Kontrolle über ihren Konsum verloren.	☐	☐	☐	☐
Wer wirklich abstinent bleiben will, schafft das auch.	☐	☐	☐	☐
Ein Rückfall zeigt, dass man nicht wirklich abstinent werden wollte.	☐	☐	☐	☐
Rückfälle treten ohne die Planung von Abhängigen auf	☐	☐	☐	☐

INTERFAKULTÄRES ZENTRUM FÜR ETHIK IN DEN WISSENSCHAFTEN
IZEW

Fragebogen zu Interprofessionellen Ansichten über Abhängigkeit und Rückfall

Eberhard Karls Universität Tübingen

Verantwortung von Abhängigen

Mit Verantwortung ist die Verpflichtung gemeint, für die Folgen vergangener Handlungen einzustehen bzw. die Sorge für zukünftige Handlungen zu übernehmen. In der Suchthilfe und – Forschung ist die Verantwortung von Abhängigen für bestimmte Handlungen durchaus umstritten. Wie sehr tragen Ihrer Ansicht nach Abhängige Verantwortung für die folgenden Handlungen?

	Voll und ganz	Eher volle	Eher geringe	Überhaupt keine
Die Entstehung ihrer Abhängigkeit	☐	☐	☐	☐
Die Bewältigung ihrer Abhängigkeit	☐	☐	☐	☐
Einen Rückfall außerhalb einer Maßnahme der Suchthilfe	☐	☐	☐	☐
Einen Rückfall während einer Entzugsbehandlung	☐	☐	☐	☐
Einen Rückfall während einer Entwöhnungsbehandlung	☐	☐	☐	☐

Bedeutung von Abstinenz

Im Folgenden finden Sie einige Aussagen über die Erwartung von Abstinenz während weiterführenden Maßnahmen, die über eine Entzugsbehandlung hinausgehen. Mit Abstinenz ist dabei der absolute Nullkonsum von Alkohol oder Drogen gemeint. Wie sehr stimmen Sie den jeweiligen Ansichten zu?

	Stimme völlig zu	Stimme eher zu	Lehne eher ab	Lehne völlig ab
Wer noch konsumiert oder substituiert, sollte zu Entwöhnungsbehandlungen nicht zugelassen werden.	☐	☐	☐	☐
Man sollte darauf eingestellt sein, dass nicht alle Abhängige während einer Maßnahme abstinent bleiben.	☐	☐	☐	☐
Es gibt wichtigere Ziele für eine Maßnahme als die Erreichung dauerhafter Abstinenz.	☐	☐	☐	☐
Auch für noch konsumierende Abhängige sollte die Teilnahme an weiterführenden Maßnahmen möglich sein.	☐	☐	☐	☐
Abhängige, die keine Abstinenz anstreben, haben in einer Maßnahme der Suchthilfe nichts zu suchen.	☐	☐	☐	☐
Abstinenz sollte eine zwingende Voraussetzung für die Teilnahme an weiterführenden Maßnahmen sein.	☐	☐	☐	☐
Ein Rückfall ist gleichbedeutend mit dem Scheitern einer Maßnahme.	☐	☐	☐	☐
Man sollte erwarten können, dass Abhängige, die in einer Maßnahme der Suchthilfe betreut werden, abstinent bleiben.	☐	☐	☐	☐
Das Ziel einer jeden Maßnahme der Suchthilfe sollte die dauerhafte Abstinenz sein	☐	☐	☐	☐
Abstinenz während einer Maßnahme sollte verpflichtend sein.	☐	☐	☐	☐
Abhängige sollten völlig abstinent in eine Entwöhnungsbehandlung starten.	☐	☐	☐	☐
Ein Rückfall ist eine Herausforderung für die weitere Arbeit.	☐	☐	☐	☐

IZEW Interfakultäres Zentrum für Ethik in den Wissenschaften

Fragebogen zu Interprofessionellen Ansichten über Abhängigkeit und Rückfall

Eberhard Karls Universität Tübingen

Abbruch der Behandlung durch die Einrichtung

Im Folgenden finden Sie eine Auflistung möglicher Situationen, die in Einrichtungen der Suchthilfe auftreten können und möglicher Reaktionen darauf. Bitte markieren Sie, welche Option Sie in den jeweiligen Situationen bevorzugen würden und antworten Sie auch dann, wenn eine solche Situation in Ihrer Einrichtung in der Regel nicht auftritt. Zur Auswahl stehen: eine Maßnahme gegen den Wunsch des Abhängigen zu beenden (*Entlassung*); eine Unterbrechung der Maßnahme mit dem Angebot einer späteren Wiederaufnahme (*Unterbrechung*); die Verlegung in eine andere Einrichtung (*Querverlegung*) oder spezifische, auf die Situation abgestimmte therapeutische oder beratende Reaktionen mit Verbleib innerhalb der Einrichtung (*kein Abbruch*).

	Kein Abbruch	Quer-verlegung	Unter-brechung	Entlassung
Diebstahl	☐	☐	☐	☐
Androhung von Gewalt gegen Menschen	☐	☐	☐	☐
Ausübung von Gewalt gegen Sachen	☐	☐	☐	☐
Ausübung von Gewalt gegen Menschen	☐	☐	☐	☐
Erstmaliger Rückfall während einer Entzugsbehandlung	☐	☐	☐	☐
Erstmaliger Rückfall während einer Entwöhnungsbehandlung	☐	☐	☐	☐
Erstmaliger Rückfall während der Adaption	☐	☐	☐	☐
Erneuter Rückfall in der selben Einrichtung	☐	☐	☐	☐
Der Klient/Patient leugnet einen Rückfall	☐	☐	☐	☐
Anstiftung anderer Abhängiger zum Rückfall	☐	☐	☐	☐
Weitergabe von Alkohol oder Drogen an andere Abhängige	☐	☐	☐	☐
	Kein Abbruch	Quer-verlegung	Unter-brechung	Entlassung

Vielen Dank für Ihre Bereitschaft, den Fragebogen auszufüllen. Es ist fast geschafft.

Auf der folgenden Seite finden Sie noch einige Fragen zu Ihrer Person und ihrer Einrichtung. Diese sind natürlich allgemein gehalten, um keine Rückschluss auf Sie ziehen zu können. Bitte achten Sie auch hier auf vollständige Angaben.

IZEW – Interfakultäres Zentrum für Ethik in den Wissenschaften

Fragebogen zu Interprofessionellen Ansichten über Abhängigkeit und Rückfall

Eberhard Karls Universität Tübingen

Angaben zur Einrichtung

Innerhalb Ihrer Einrichtung arbeiten Sie im wesentlichen: (Bitte nur eine Antwort ankreuzen. Orientieren Sie sich bitte an ihrer Hauptarbeitszeit)	Ambulant ☐ Teilstationär ☐ Stationär ☐
Welche Angebote bietet Ihre Einrichtung an? (Mehrfachantwort möglich)	Beratung / Kontakt ☐ Entzugsbehandlung ☐ Entwöhnungsbehandlung ☐ Nachsorge / Adaption ☐
Für welche Stoffe bietet Ihre Einrichtung Angebote an? (Mehrfachantwort möglich)	Legale Betäubungsmittel ☐ Illegale Betäubungsmittel ☐
Für welches Geschlecht stehen die Angebote Ihrer Einrichtung zur Verfügung? (Mehrfachantwort möglich)	Weiblich ☐ Männlich ☐
Bietet Ihre Einrichtung Angebote nach §35/36 BtMG (Therapie statt Strafe) oder § 63/64 StGB (Maßregelbehandlung) an? (Mehrfachantwort möglich)	§ 35/36 BtMG ☐ § 63/64 StGB ☐
Wie viele Mitarbeiter arbeiten in Ihrer Einrichtung direkt mit Abhängigen?	____________Mitarbeiter
Wie viele Abhängige können bei voller Auslastung ihrer Einrichtung gleichzeitig versorgt werden?	____________Versorgungsplätze

Persönliche Angaben

Ihr Geschlecht	Männlich ☐ Weiblich ☐
Ihr Alter	____________Jahre
Seit wie vielen Jahren arbeiten Sie in der Suchthilfe?	____________Jahre
Waren Sie in Ihrem Leben jemals selbst abhängig?	Ja ☐ Nein ☐
Verfügen Sie über eine suchtspezifische, soziotherapeutische oder psychotherapeutische Zusatzausbildung (Z.A.)? (Mehrfachantwort möglich)	Suchtspezifische Z.A. ☐ Soziotherapeutische Z.A. ☐ Psychotherapeutische Z.A. ☐
Welchen Studiengang haben Sie erfolgreich abgeschlossen? (Mehrfachantwort möglich)	Soziale Arbeit / Sozialpädagogik ☐ Pädagogik ☐ Psychologie ☐ Medizin ☐ Sonstige:________________ ☐

8.4 Dankschreiben Konstrukttest

EBERHARD KARLS UNIVERSITÄT TÜBINGEN
INTERFAKULTÄRES ZENTRUM FÜR ETHIK IN DEN WISSENSCHAFTEN (IZEW)
INTERDEPARTMENTAL CENTRE FOR ETHICS IN THE SCIENCES AND HUMANITIES
IZEW

IZEW – Interfakultäres Zentrum für Ethik in den Wissenschaften
Universität Tübingen · Wilhelmstr. 19 · D-72074 Tübingen

Wilhelmstr. 19· D-72074 Tübingen
Tel.: 0 70 71 / 29 - 7 75 55
Fax: 0 70 71 / 29 - 52 55
e-mail: robert.bauer@izew.uni-tuebingen.de
http://www.izew.uni-tuebingen.de

Datum

Erhebung von Interprofessionellen Ansichten zu Abhängigkeit und Rückfall

Sehr geehrte Damen und Herren,

Vielen Dank für Ihre Teilnahme an der Erhebung. Durch Ihre Mitarbeit haben Sie einen wesentlichen Beitrag für ein besseres Verständnis der Ansichten professioneller Fachkräfte in der deutschen Suchthilfe zu Abhängigkeit und Rückfall geleistet. Wir hoffen, die Beantwortung der Fragen war nicht nur für uns, sondern auch für Sie interessant.

Die verhältnismäßig hohe Rücklaufquote von über 50% belegt deutlich das große Interesse an der Thematik. Falls in Ihrer Einrichtung aber dennoch Fragebögen verblieben sind, möchten wir Sie darum bitten, diese innerhalb der nächsten Tage zu bearbeiten und zurückzusenden.

Mit freundlichen Grüßen,

Robert Bauer

Robert Bauer

8.5 Items

Itemformulierung	Kürzel
Psychologische Verursachung	
Psychische Faktoren spielen eine entscheidende Rolle bei der Entstehung einer Abhängigkeit.	PSY1
Menschen entwickeln eine Abhängigkeit aufgrund tief liegender psychischer Probleme.	PSY2
Abhängigkeit hat psychische Ursachen.	PSY3
Abhängigkeit entsteht beim Versuch, psychische Probleme mit Rauschmitteln zu bewältigen.	PSY4
Persönlichkeitseigenschaften legen das Risiko für eine spätere Abhängigkeit fest.	PSY5
Die Ursachen für Abhängigkeit liegen innerhalb einer Person.	PSY6
Abhängigkeit lässt sich auf psychologische Sachverhalte zurückführen.	PSY7
Soziologische Verursachung	
Abhängigkeit lässt sich auf soziale Sachverhalte zurückführen.	SOZ1
Abhängigkeit hat soziale Ursachen.	SOZ2
Das familiäre Umfeld einer Person hat einen wesentlichen Einfluss auf deren Risiko, später einmal abhängig zu werden.	SOZ3
Anhand der sozialen Kontakte einer Person kann man deren Risiko für eine spätere Abhängigkeit vorhersagen.	SOZ4
Soziale Vorbilder sind wichtige Determinanten einer Abhängigkeit.	SOZ5
Soziale Unsicherheit treibt Menschen in die Abhängigkeit.	SOZ6
Soziale Faktoren spielen eine entscheidende Rolle bei der Entstehung von Abhängigkeit.	SOZ7
Biologische Verursachung	
Bei Abhängigen wurden durch den Konsum wichtige	BIO1

Hirnabläufe verändert.	
Die genetische Ausstattung einer Person legt deren Risiko für eine spätere Abhängigkeit fest.	BIO2
Die Gene haben keinen Einfluss darauf, ob jemand abhängig wird.	BIO3
Abhängigkeit lässt sich auf biologische Sachverhalte zurückführen.	BIO4
Biologische Faktoren spielen eine entscheidende Rolle bei der Entstehung von Abhängigkeit.	BIO5
Es ist die Wirkung von Rauschmitteln auf das Hirn, die zur Abhängigkeit führt.	BIO6
Abhängigkeit hat biologische Ursachen.	BIO7
Etiketten	
Abhängigkeit ist hauptsächlich ein gesellschaftliches Problem.	SOZPROB
Abhängige sind willensschwach.	WILLSCH
Abhängigkeit ist eine Krankheit.	KRANK
Schuldfähigkeit	
Ein Rückfall trifft Abhängige meistens völlig unvorbereitet.	PLAN1
Abhängige verwenden viel Zeit darauf, einen Rückfall zu planen.	PLAN2
Abhängige wissen genau, ob sie sich gerade in eine riskante Situation begeben.	PLAN3
Abhängige erkennen die Anzeichen für einen Rückfall im Voraus.	PLAN4
Rückfälle treten ohne die Planung von Abhängigen auf	PLAN5
Ein Rückfall hat nichts mit dem Willen zu tun.	WIL1
Wer genügend motiviert ist, wird nicht rückfällig.	WIL2
Auch Abhängige, die abstinent bleiben wollen, werden rückfällig.	WIL3
Wer wirklich abstinent bleiben will, schafft das auch.	WIL4

Ein Rückfall zeigt, dass man nicht wirklich abstinent werden wollte.	WIL5
Abhängige können ihren Konsum kontrollieren.	CON1
Auf den Verlauf ihres Rückfalls haben Abhängige keinen Einfluss.	CON2
Bei Abhängigen ist die Kontrolle über den Konsum eingeschränkt.	CON3
Rückfälle lassen sich von Abhängigen vermeiden.	CON4
Abhängige haben jegliche Kontrolle über ihren Konsum verloren.	CON5
Verantwortung	
Die Entstehung ihrer Abhängigkeit	VENTSTEH
Die Bewältigung ihrer Abhängigkeit	VBEWAELT
Einen Rückfall außerhalb einer Maßnahme der Suchthilfe	VAUSMASS
Einen Rückfall während einer Entzugsbehandlung	VENTZUG
Einen Rückfall während einer Entwöhnungsbehandlung	VENTWOHN
Abstinenzstrenge	
Wer noch konsumiert oder substituiert, sollte zu Entwöhnungsbehandlungen nicht zugelassen werden.	VOR1
Auch für noch konsumierende Abhängige sollte die Teilnahme an weiterführenden Maßnahmen möglich sein.	VOR2
Abstinenz sollte eine zwingende Voraussetzung für die Teilnahme an weiterführenden Maßnahmen sein.	VOR3
Abhängige sollten völlig abstinent in eine Entwöhnungsbehandlung starten.	VOR4
Man sollte darauf eingestellt sein, dass nicht alle Abhängige während einer Maßnahme abstinent bleiben.	ERW1
Man sollte erwarten können, dass Abhängige, die in einer Maßnahme der Suchthilfe betreut werden, abstinent bleiben.	ERW2

Abstinenz während einer Maßnahme sollte verpflichtend sein.	ERW3
Ein Rückfall ist eine Herausforderung für die weitere Arbeit.	ERW4
Es gibt wichtigere Ziele für eine Maßnahme als die Erreichung dauerhafter Abstinenz.	ZIEL1
Abhängige, die keine Abstinenz anstreben, haben in einer Maßnahme der Suchthilfe nichts zu suchen.	ZIEL2
Ein Rückfall ist gleichbedeutend mit dem Scheitern einer Maßnahme.	ZIEL3
Das Ziel einer jeden Maßnahme der Suchthilfe sollte die dauerhafte Abstinenz sein	ZIEL4
Typische Situationen	
Diebstahl	DIEB
Androhung von Gewalt gegen Menschen	GANDRO H
Ausübung von Gewalt gegen Sachen	GSACH
Ausübung von Gewalt gegen Menschen	GMENSCH
Erstmaliger Rückfall während einer Entzugsbehandlung	RFENTZ
Erstmaliger Rückfall während einer Entwöhnungsbehandlung	RFENTW
Erstmaliger Rückfall während der Adaption	RFADAP
Erneuter Rückfall in der selben Einrichtung	RFERNEUT
Der Klient/Patient leugnet einen Rückfall	RFLEUG
Anstiftung anderer Abhängiger zum Rückfall	ANSTIFT
Weitergabe von Alkohol oder Drogen an andere Abhängige	WGABE
Arbeitsumfeld	
Innerhalb Ihrer Einrichtung arbeiten Sie im wesentlichen:	ATS
Welche Angebote bietet Ihre Einrichtung an? (Mehrfachantwort möglich)	ABERAT AENTZ AENTW ANACH

Für welche Stoffe bietet Ihre Einrichtung Angebote an? (Mehrfachantwort möglich)	LEGAL ILLEGAL
Für welches Geschlecht stehen die Angebote Ihrer Einrichtung zur Verfügung? (Mehrfachantwort möglich)	KWEIB KMANN
Bietet Ihre Einrichtung Angebote nach §35/36 BtMG (Therapie statt Strafe) oder § 63/64 StGB (Maßregelbehandlung) an? (Mehrfachantwort möglich)	P35 P64
Wie viele Mitarbeiter arbeiten in Ihrer Einrichtung direkt mit Abhängigen?	ANZMA
Wie viele Abhängige können bei voller Auslastung ihrer Einrichtung gleichzeitig versorgt werden?	BELEG
Personenvariablen	
Ihr Geschlecht	SEX
Ihr Alter	AGE
Seit wie vielen Jahren arbeiten Sie in der Suchthilfe?	BERFAHR
Waren Sie in Ihrem Leben jemals selbst abhängig?	SELBABH
Verfügen Sie über eine suchtspezifische, aoziotherapeutische oder psychotherapeutische Zusatzausbildung (Z.A)? (Mehrfachantwort möglich)	ZASUCHT ZASOZIO ZAPSYCHO
Welchen Studiengang haben Sie erfolgreich abgeschlossen? (Mehrfachantwort möglich)	STUDIUM SONST

8.6 Weitere Abbildungen

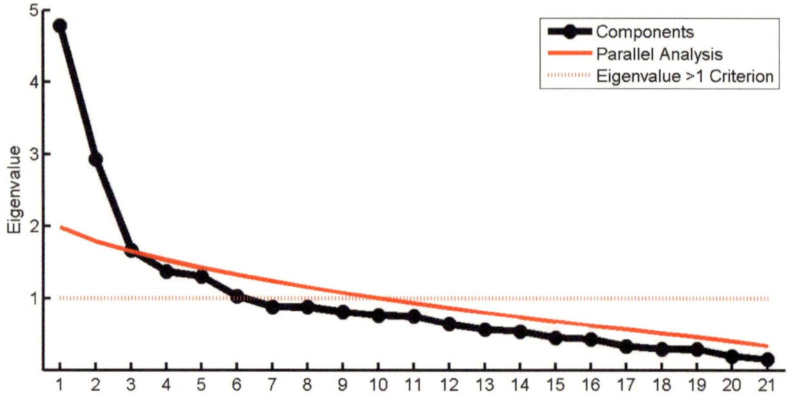

Abbildung 20: Scree Plot Antezedenzien

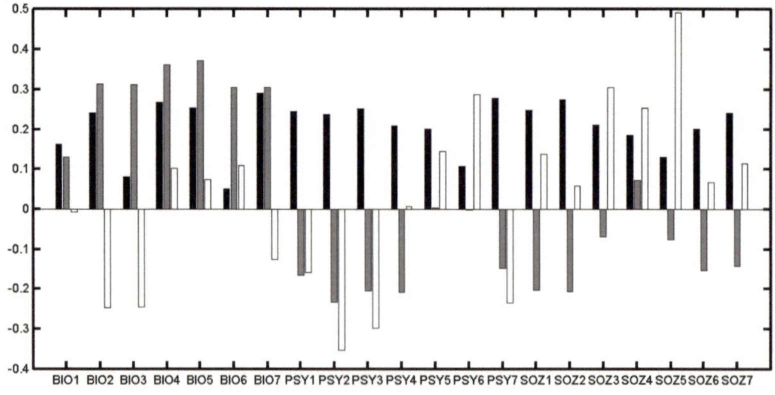

Abbildung 21: Komponentenladungen Antezedenzien

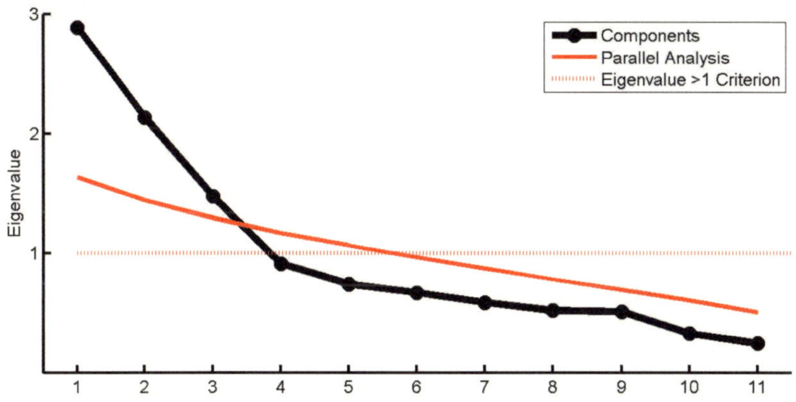

Abbildung 26: Scree Plot Entlassbereitschaft

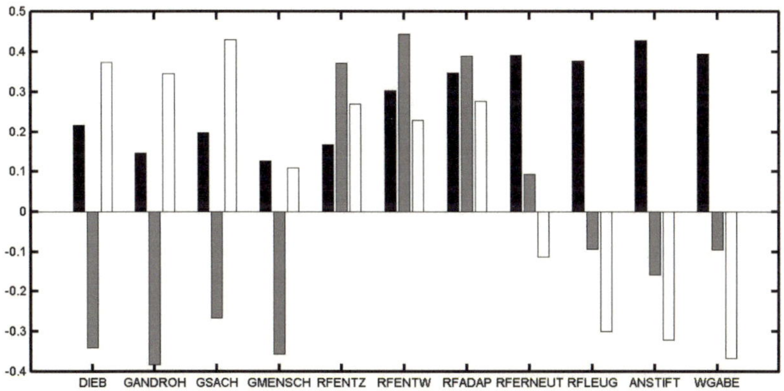

Abbildung 27: Komponentenladungen Entlassbereitschaft

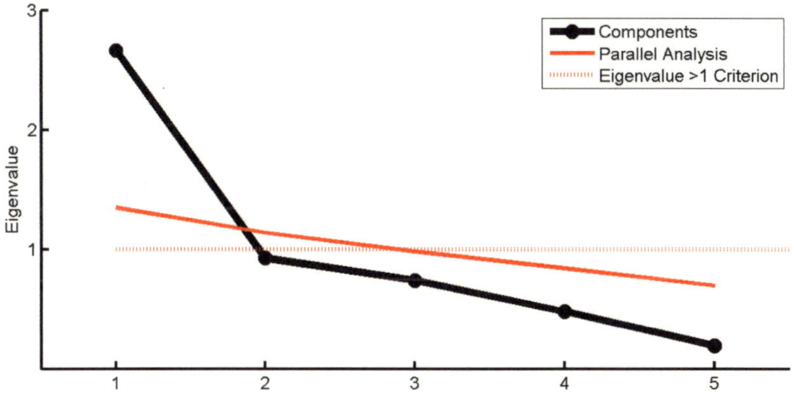

Abbildung 22: Scree Plot Verantwortungszuschreibung

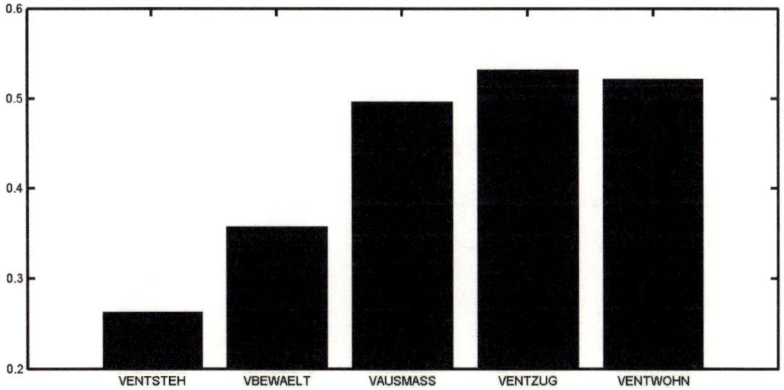

Abbildung 23: Komponentenladungen Verantwortungszuschreibung

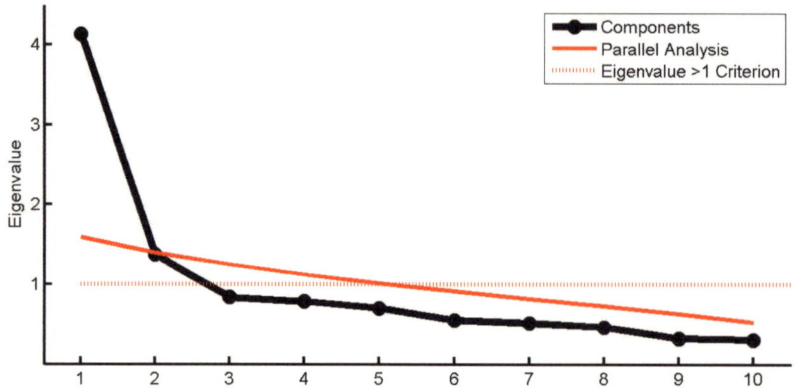

Abbildung 24: Scree Plot Abstinenzstrenge

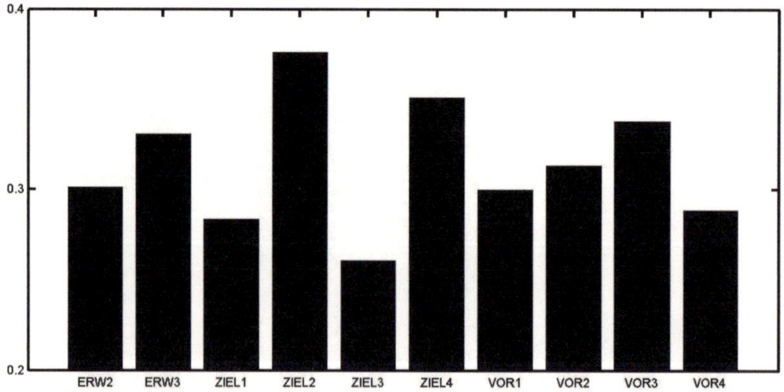

Abbildung 25: Komponentenladungen Abstinenzstrenge